现代冠心病防治系列丛书

冠心病心电图诊断
Electrocardiogram Diagnosis of Coronary Heart Disease

丛书主编：胡大一
主　　编：许玉韵　胡大一
副 主 编：李运田　陈步星　马建新　宋成运
编　　者：（按姓氏笔画排序）

马建新	解放军305医院
史旭波	首都医科大学附属同仁医院
石丽威	解放军305医院
田　婷	首都医科大学教学医院北京电力总医院
许玉韵	北京大学第一医院
李运田	解放军305医院
李桂明	解放军305医院
杨士伟	首都医科大学附属北京安贞医院
杨　虎	北京大学第一医院
杜大勇	解放军305医院
陈兆龙	解放军305医院
陈步星	首都医科大学教学医院北京电力总医院
宋成运	解放军305医院
郑　华	首都医科大学附属北京同仁医院
胡大一	北京大学人民医院
赵希哲	首都医科大学教学医院北京电力总医院
柳　杨	解放军305医院
韩晓伟	解放军305医院
赖晓辉	解放军305医院
学术秘书	李士伟　戴　晖

北京大学医学出版社

图书在版编目(CIP)数据

冠心病心电图诊断/许玉韵,胡大一主编.—北京:北京大学医学出版社,2009.9
(现代冠心病防治系列丛书/胡大一主编)
ISBN 978-7-81116-546-3

Ⅰ.冠… Ⅱ.①许…②胡… Ⅲ.冠心病—心电图 Ⅳ.R541.404

中国版本图书馆 CIP 数据核字(2009)第 122451 号

冠心病心电图诊断

主　　编：许玉韵　胡大一
出版发行：北京大学医学出版社(电话：010-82802230)
地　　址：(100191)北京市海淀区学院路 38 号　北京大学医学部院内
网　　址：http://www.pumpress.com.cn
E - mail：booksale@bjmu.edu.cn
印　　刷：北京画中画印刷有限公司
经　　销：新华书店
责任编辑：高　瑾　　责任校对：金彤文　　责任印制：张京生
开　　本：787mm×1092mm　1/16　印张：13.25　字数：329 千字
版　　次：2009 年 9 月第 1 版　2009 年 9 月第 1 次印刷
书　　号：ISBN 978-7-81116-546-3
定　　价：36.00 元

版权所有,违者必究
(凡属质量问题请与本社发行部联系退换)

本书由
北京大学医学部科学出版基金
　　　　　　　　资助出版

序

冠心病是本世纪最影响人类健康的疾病之一，其发病率之高、后果之严重众所周知，在生活水平快速提高的中国，这种特点表现得更为突出。21世纪是医学飞速发展的时期，在冠心病领域，从诊断到治疗，各种技术手段层出不穷、日益更新。然而技术的发展并不能解决临床的所有问题，并且在有些情况下，过度医疗和技术的滥用还会带来诸多临床问题。如过度依赖药物治疗以及介入、手术等手段，轻视预防环节，疏于疾病管理，使得临床医师更容易强调单一病变而忽视患者的整体状况。

本书的真正意义正是在这方面做出有益的探索，强调循证医疗规范化。在一定程度上体现人文科学主义行医态度以及重点突出冠心病的预防观念。中心精神在于体现科学的行医观念，使医生不仅要知道"做什么"更要知道"不做什么"，哪些检查手段或治疗是不能使患者受益的，以循证医学为指导代替以往经验行医的模式。提醒广大的临床医生在新医学模式下，首先具备良好的医德医风，重视人文素质的提高，时时考虑患者利益，一切为了公众健康，同时具备扎实的临床基本功，做好知识的系统更新，对交叉学科的知识进行整合，立体化、系统化、全方位地审视疾病，制定出合理的、积极的和更切实的治疗方案。本书从流行病学到治疗全面涵盖冠心病诊断及治疗相关知识，帮助心内科医师更全面地了解冠心病流行病学现状、更准确地分析和评价各项辅助检查结果，更专业地掌握各种治疗进而选择最为适宜的治疗手段，并进一步了解冠心病康复治疗的内容和意义。

最后，让我们认真学习和落实科学发展观，高举公益、规范、预防和创新四面旗帜，实现人文、临床和基本功的回归，开创我国心血管疾病防治的新局面。

胡大一
2009年8月19日

前　　言

心电图历经百余年，久盛而不衰，为人类健康作出了巨大的贡献。自 20 世纪 80 年代以来，心血管病学进展迅速，大大提高了对心血管疾病的诊断能力。但至今仍有不少心血管疾病还在依靠或主要依靠心电图进行协助诊断，尤其是心肌梗死的诊断和某些复杂心律失常的诊断。近年来，随着某些新技术的开展，如冠状动脉造影，心肌酶学检测以及影像学如二、三维超声心动图检查，多层螺旋 CT，同位素灌注扫描，核磁共振等检查与心电图互为益彰，极大地提高及促进了心电图对冠心病的诊断能力并推动了新概念的诞生。

心电图在冠心病诊断中占有重要地位，是一种快捷、方便又经济的无创检查方法，心电图的异常改变及其动态变化是协助诊断冠心病的重要依据，但其不能作为确诊冠心病的工具，有其局限性，尤其是静息心电图，稳定性冠心病的患者约 50% 以上静息心电图正常。它的敏感性不强是最大的弱点，在一些情况下特异性也不够强，易造成误诊或漏诊。因此，若要正确评价心电图在冠心病诊断中的作用，重要的是动态观察系列心电图的变化，并紧密结合临床才能作出符合实际的判断。

本书除恰当地介绍和评价心电图在冠心病诊断中的作用及新进展外，最大的特点是以病例形式为主，重点介绍我们在临床工作中阅读心电图时遇到的难点及可借鉴的识别点，介绍误漏诊病例心电图，在急诊及冠状动脉介入治疗前如何通过心电图仔细评估病情，以及梗死或病变冠状动脉误判病例的心电图表现，从心电图上的异常所见来印证冠状动脉造影所发现的病变，从而减少误漏诊发生，有助于更及时获得正确的治疗。

期望广大的内科工作者及工作在一线的基层和社区的医务工作者、医学院校的研究生和本科生可从本书中获益，造福于病人。

由于时间短促，经验不足，本书难免存在一些缺点与不足，请大家给予批评指正。

编　者
2009 年 6 月 5 日

目　　录

第一篇　冠心病心电图 ……………………………………………………………… (1)
　第一章　心电图基础知识 ……………………………………………………… (2)
　　第一节　心电图基础 ……………………………………………………… (2)
　　第二节　正常心电图 ……………………………………………………… (5)
　第二章　冠心病心电图的基本改变 …………………………………………… (11)
　　第一节　冠心病心绞痛时心电图的基本改变 …………………………… (11)
　　第二节　心肌梗死心电图改变 …………………………………………… (15)
　　第三节　无症状性心肌缺血心电图 ……………………………………… (26)
　　第四节　冠心病合并心律失常的心电图改变 …………………………… (26)
　第三章　心肌缺血心电图改变的发生机制 …………………………………… (32)
　第四章　正确评估心电图在冠心病诊断中的作用 …………………………… (35)
　　第一节　心电图在心肌梗死中的诊断作用 ……………………………… (35)
　　第二节　心电图在不稳定型心绞痛和慢性稳定型心绞痛中的诊断作用 …… (40)

第二篇　急性心肌梗死心电图诊断新进展 …………………………………………… (43)
　第一章　急性心肌梗死的再认识 ……………………………………………… (44)
　第二章　ACC/ESC 的 ST 段抬高型心肌梗死的心电图诊断标准或等价标准 …… (47)
　第三章　非 ST 段抬高型心肌梗死的心电图诊断标准 ……………………… (51)
　第四章　AHA/ACCF/HRS 关于梗死相关动脉的心电图分析 ……………… (55)
　第五章　巨"R"波形 ST 段抬高的特性及其临床意义 …………………… (57)
　第六章　碎裂 QRS 波 …………………………………………………………… (61)
　第七章　缺血性 J 波：机制与临床意义 ……………………………………… (65)
　第八章　重视 T 波改变的意义——Wellens 综合征 ………………………… (69)

第三篇　冠心病心电图新热点 ………………………………………………………… (73)
　第一章　心肌梗死心电图与梗死相关血管病例分析 ………………………… (74)
　　第一节　冠状动脉解剖及心肌血液供应 ………………………………… (74)
　　第二节　心电图预测心肌梗死相关血管 ………………………………… (75)
　　第三节　心电图误判冠状动脉梗死相关血管病例分析 ………………… (89)
　　第四节　心电图判断梗死相关动脉的局限性和难点 …………………… (92)
　第二章　多支冠状动脉病变心电图改变 ……………………………………… (101)
　第三章　心肌梗死与"正常心电图" …………………………………………… (109)
　第四章　冠状动脉造影正常与年轻人的急性心肌梗死 ……………………… (113)
　　第一节　冠状动脉造影正常的急性心肌梗死 …………………………… (113)
　　第二节　年轻人的急性心肌梗死 ………………………………………… (115)
　　第三节　临床病例分析 …………………………………………………… (115)

第五章 非冠状动脉粥样硬化性心脏病的心电图表现……………………………(123)
第六章 女性冠心病的心电图特点……………………………………………(139)
第七章 Tako-Tsubo心肌病是有别于冠心病的独立疾病？……………………(144)
第八章 心电图运动试验在冠心病诊断中的作用………………………………(152)
    第一节 心电图运动试验概述…………………………………………(152)
    第二节 运动心电图结果分析…………………………………………(157)
    第三节 运动试验对冠心病的诊断价值………………………………(159)
    第四节 运动心电图病例分析…………………………………………(161)
第九章 远程心电监测技术在冠心病诊断中的应用进展………………………(173)

第四篇 其他……………………………………………………………………(177)

第一章 急性心肌梗死合并束支传导阻滞的心电图表现………………………(178)
第二章 起搏心电图诊断急性心肌梗死的心电图标准…………………………(189)
第三章 预激合并心肌梗死的心电图表现………………………………………(193)

第一篇 冠心病心电图

第一章　心电图基础知识

第一节　心电图基础

一、心电图的定义

由于心肌细胞内外离子浓度不同，在静息和受到激动以后细胞膜对离子通透性发生改变，而产生了动作电位，所有心肌细胞电活动的综合，产生综合心电向量。综合心电向量在人体不同导联的二次投影就是心电图。心脏的电活动传导到人体表面，在人体不同部位两点间均有变化着的电位差，通过仪器记录下来，就形成了心电图；结合临床予以解释的科学就是心电图学。

二、心电图产生的原理

1. 心电图产生

（1）静息状态时心肌细胞内外钾、钠、氯离子浓度不同，细胞内钾离子浓度是细胞外的 30 倍左右，细胞外钠离子浓度是细胞内的 20 倍。

（2）细胞膜静息状态时，细胞膜内钾离子容易通过细胞膜向细胞外渗透，使阳离子渗出，但氯离子不易通过，这就造成细胞膜内比细胞膜外电位负 90mV 左右，这就是"静息电位"。

（3）当心肌细胞某处受到刺激时，细胞膜对钠离子通透性突然升高，使钠离子大量内流到细胞内，细胞内电位由 -90mV 突然变为（+20）～（+30）mV（极化状态逆转），心肌细胞激动时产生的细胞内电位变化称为"动作电位"。

2. 心肌的去极顺序及传导途径：
传导途径：

窦房结 → 心房内前、中、后结间束 → 房室交界处-房室束 → {右束支；左束支 → {左前分支；左后分支}} → 浦肯野纤维-心室肌

三、心电图的导联

人体是一个容积导电体。将两电极板放在人体表面任何部位，并用导线与心电图机相连即可记录出心动周期中心脏的电位变化。临床心电图统一规定了一些导联，常规心电图至少应为十二导联。

1. 标准导联（双极导联）：把人体看做一个圆形导体，心脏位置大致居于这个导体的中间，左肩部、右肩部和躯干的下部三处分别和心脏等距离，这三点形成等边三角形的三个顶点，心脏的位置在其中心。把电极置于左右上肢和左下肢，分别反映左右肩及躯干下

部电位。标准导联反映身体两个部位的电位差,故又称"双极导联"(图1-1-1)。

Ⅰ导（L₁导）左上肢（＋）——右上肢（－）
Ⅱ导（L₂导）左下肢（＋）——右上肢（－）
Ⅲ导（L₃导）左下肢（＋）——左上肢（－）

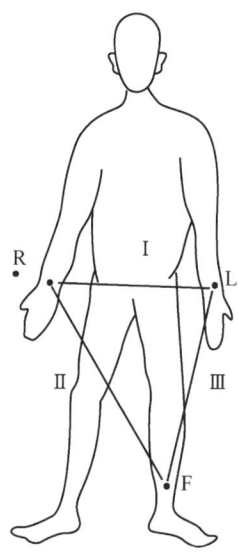

图1-1-1　标准导联的连接方式　R：右手；L：左手；F：左足

2. 单极导联

为了达到从心电图上能探查某一个部位的电位变化的目的，Wilson于1934年设计了所谓中心电端，将左上、左下、右上肢三个肢体导联各加5000Ω的电阻，以减少皮肤阻力差别的影响，互相连接起来成为一个中心电端。这个"中心电端"的电位在整个心动周期中经常差不多等于零，即基本上处于等电位状态，也叫"无干电极"。心电图机的负极与"中心电端"连接，探查电极与阳极端连接所得心电图，即代表探查电极所在部位的电位变化，称为"单极导联"。根据探查部位，可分为单极肢体导联及单极胸壁导联。

(1) 单极加压肢体导联：上述方法记录之单极肢体导联波形振幅较小，不便观察，故又出现了单极加压肢体导联。描记某一个肢体的单极导联心电图时，须将此肢体与中心电端的联系截断，如此可将肢体导联（肢导）各波幅增加半倍（50％）。加压单极肢体导联连线方式见图1-1-2。

(2) 单极胸壁导联：将"中心电端"连接心电图机的负极，把探查电极连接心电图机的正极，探查电极安放在心前区不同的位置（图1-1-3）。

四、心电图的临床应用价值

1. 分析与鉴别各种心律失常，尤其在第一度房室传导阻滞及束支传导阻滞时，心电图是为明确诊断而必须进行的检查。

2. 心肌梗死、冠状动脉供血不足、心绞痛时心电图有很重要的诊断作用。

3. 电解质紊乱的诊断（如低钾、高钾等），协助指导使用一些重要的药物，掌握某些

右上肢单极加压肢体导联 aVR：右上肢 （+） 左上肢
　　　　　　　　　　　　　　　　　　　　　左下肢 } 共同连接（-）

左上肢单极加压肢体导联 aVL：左上肢 （+） 右上肢
　　　　　　　　　　　　　　　　　　　　　左下肢 } 共同连接（-）

左下肢单极加压肢体导联 aVF：左下肢 （+） 左上肢
　　　　　　　　　　　　　　　　　　　　　右上肢 } 共同连接（-）

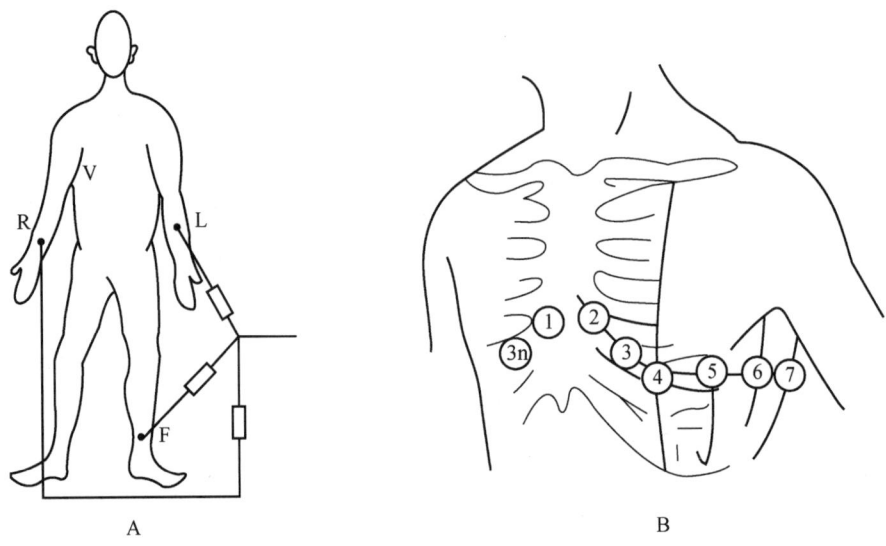

图 1-1-2　导联连接方式示意图

A：单极加压肢体导联的连接；B：胸前导联探查电极的位置

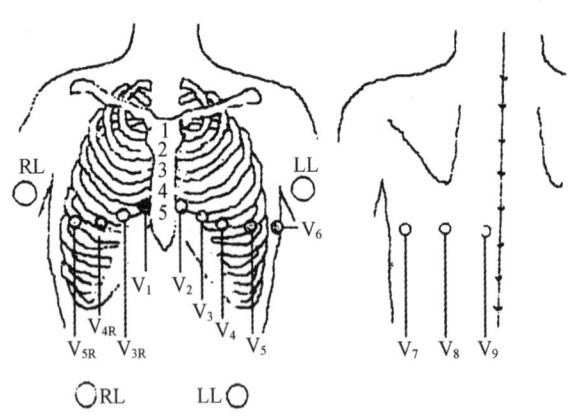

图 1-1-3　单极胸壁 18 导联位置示意图

V_1：胸骨右缘第 4 肋间　　　　　　V_{3R}：右胸前与 V_3 相对应处

V_2：胸骨左缘第 4 肋间　　　　　　V_{4R}：右胸前与 V_4 相对应处

V_3：V_2 和 V_4 连接线之中点　　　　V_{5R}：右胸前与 V_5 相对应处

V_4：左侧第 5 肋间锁骨中线　　　　V_7：左腋后线与 V_4 同一水平

V_5：左腋前线与 V_4 同一水平　　　V_8：左肩胛线与 V_4 同一水平

V_6：左腋中线与 V_4 同一水平　　　V_9：脊椎左缘与 V_4 同一水平

药物（如奎尼丁等）的剂量使用范围，以及监测治疗其他疾病时应用对心肌产生毒性的药物的临床情况（如锑剂治疗血吸虫病等）。

4. 心房和心室肥厚的诊断。

5. 心肌炎和心肌损伤的诊断。

6. 心脏监护时观察心脏情况。

7. 协助诊断其他疾病。

8. 体格检查，健康保健等。

总之，心电图作为一种临床诊断工具起着很重要的作用，但不是万能的。如：①心电图不能确定病因诊断；②不能诊断瓣膜病变；③不能确定心脏的功能状态，不能确定心力衰竭的程度。因此必须密切结合临床情况及与其他资料综合起来看，前后对比动态变化，认真分析，才能作出符合临床实际的正确诊断。

第二节　正常心电图

一、典型心电图及各波命名（图1-1-4）

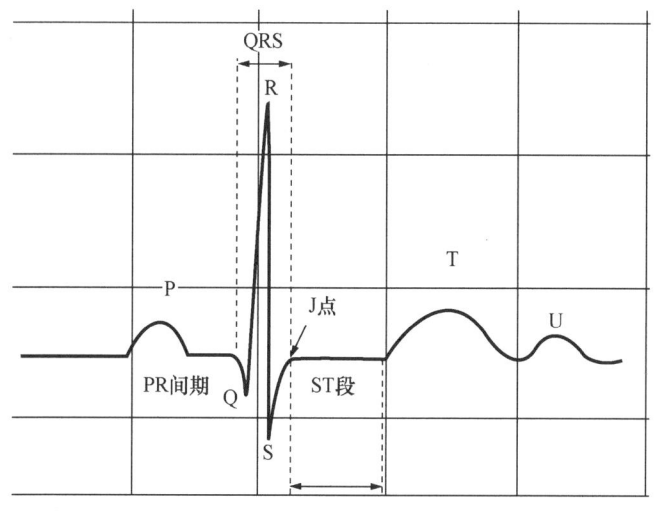

图1-1-4　典型心电图

P波：心电图中首先出现的一个振幅不高而圆钝的波形称为P波。代表两心房的除极化过程。其波形小而圆钝。

P-R间期：是指自P波开始至QRS波群开始的时间。从P波的起点到QRS波群开始间的时程，表示除极从窦房结产生，经过房室交界、房室束、束支和浦肯野纤维网到达心室肌所需要的时间。

QRS综合波：P波后第一个向下的波命名为"Q"波，继Q波后一个狭窄而高耸向上的波叫做R波，与R波相衔接的又一个向下的波命名为"S"波，合称QRS波群。它代表左右心室的激动。

S-T段：在QRS综合波之后，电位回到基线或接近基线，直到T波开始。这个短暂的等电位相叫做S-T段，是心室各部分都处于去极化状态的一个时期，S-T段也反映心室肌细胞动作电位平台期的长短。

T波：心室的复极化产生T波，它相当于动作电位的2期末和3期。

U波：心电图中有时在T波之后可见一个小的偏转，称为U波。其发生机制不详，一般推测U波与浦肯野纤维网的复极化有关。

Q-T间期：从QRS综合波的开始到T波结束，称为Q-T间期。Q-T间期的时程与心率有关，心率愈快，Q-T间期愈短。

二、分析心电图时的测量方法

1. 时间和电压的标准

心电图记录纸上的小方格为长宽为1mm的正方形。横向距离代表时间。常规记录心电图时，心电图纸向前移动的纸速为25mm/s，故每个小格1mm代表0.04s。心电图纸纵向距离代表电压，一般在记录心电图前把定准电压调到1mV＝10mm，故每个小格即1mm代表0.1mV（图1-1-5）。

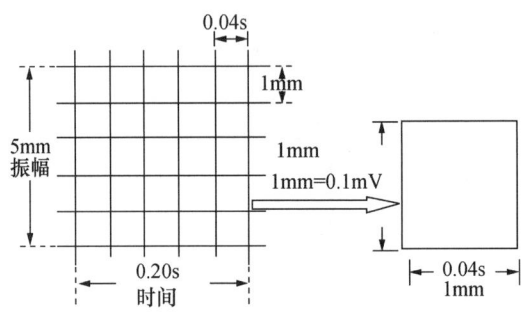

图1-1-5　心电图记录纸时间和电压的标准

有时，因为心电图电压太高，所以把定准电压改为1mV＝5mm。有时因为心电图电压太低，把定准电压调为1mV＝20mm，所以测量心电图时应注意定准电压的标准据此定标。有时尚需注意机器本身1mV发生器的准确性，如标准电池失效等会影响其准确性，若不注意会引起错误的诊断。

2. 各波间期测量方法

选择波幅较大且清晰的导联测量。一般由曲线突出处开始计算，如波形朝上应从基线下缘开始上升处量到终点，向下波应从基线上缘开始下降处量到终点，间期长短以秒计算。

3. 各波高度和深度的测量

测量一个向上的波（R波）的高度时，应自等电位线的上缘量至电波的顶端。测量一个向下的波（Q波或S波）的深度时，应自等电位线的下缘量至电波的底端。测量后，按所示定准电压的标准折合为毫伏（mV）。

三、心率的测量

测量若干个（5个以上）P-P或R-R间隔，求其平均值，若心房率与心室率不同时应分别测量，其数值就是一个心动周期的时间（秒数）。

每分钟的心率可按公式计算：心率＝60/平均 RR 间期（s）

四、心电轴

心电轴是心电平均向量的电轴，一般是指前额面上的心电轴。瞬间综合向量亦称瞬间心电轴，其与标准Ⅰ导联线（即水平线）所构成的角度即称为瞬间心电轴的角度。所有瞬间心电轴的综合即为平均心电轴。

额面 QRS 电轴的测定法

1. 目测法：目测Ⅰ、Ⅲ导联 QRS 波群的主波方向。若Ⅰ、Ⅲ导联 QRS 主波均为正向波，电轴不偏；若Ⅰ导联为深的负向波，Ⅲ导联主波为正向波，则电轴右偏；若Ⅲ导联出现深的负向波，Ⅰ导联主波为正向波，则电轴左偏（图 1-1-6）。

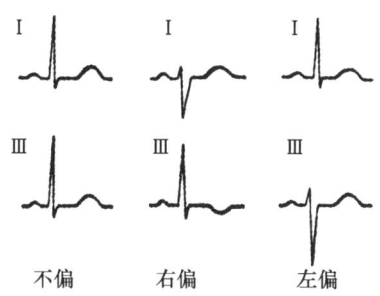

图 1-1-6　目测法测定平均心电轴

2. Baileq 六轴系统计算测定：将六个肢体导联的导联轴，保持各自的方向移置于以 0 点为中心，再将各导联轴的尾端延长作为该导联的负导联轴，得到一个辐射状的几何图形，称为 Baileq 六轴系统（每两个相邻导联轴间的夹角为 30°）（图 1-1-7，图 1-1-8）。

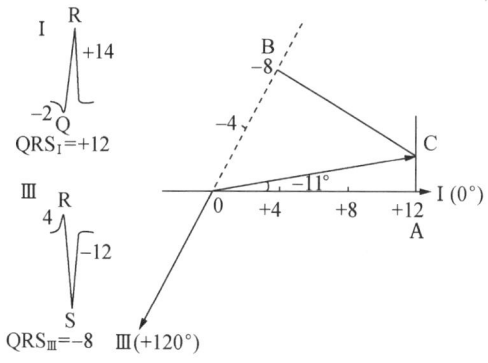

图 1-1-7　振幅法测平均心电轴

（1）画出 Baileq 六轴系统中导联Ⅰ和导联Ⅲ，0Ⅰ的方向定为 0 度，0Ⅲ的方向定为 +120°。

（2）根据心电图导联Ⅰ的 QRS 波形和电压将向上的波作为正值，向下的波作为负值计算各波的电压的代数和，然后在 0Ⅰ上定 A 点，使 0A 的长度相当于电压代数和的数值。

（3）同样根据心电图导联Ⅲ的 QRS 波形和电压，计算各波电压的代数和，然后在 0Ⅲ

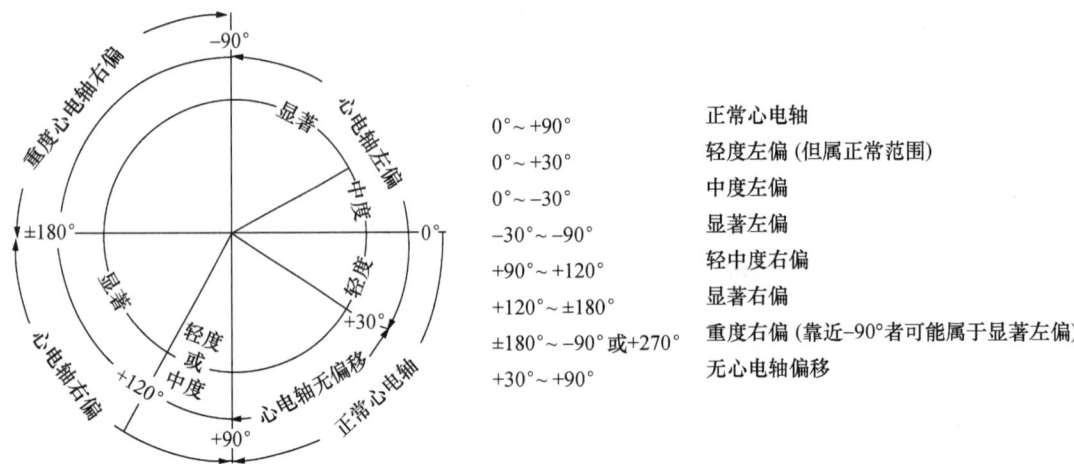

图 1-1-8 心电轴正常和心电轴偏移范围

上定 B 点，命名 0B 的长度相当于电压代数和的数值。

（4）通过 A 点作一直线垂直于 0Ⅰ，通过 B 点作一直线垂直于 0Ⅲ，这两条直线的交点为 C。

（5）联结 0C，将 0C 画为向量符号，0C 就是测得之心电轴，0C 与 0Ⅰ 的夹角就是心电轴的方向（以度数代表）。

3. 查表法：根据心电图导联Ⅰ、导联Ⅲ的 QRS 波形和电压，计算各导联波形电压的代数和，然后用电压代数和的数值查心电轴表测得心电轴数值。

五、心电图各波形正常范围

1. P 波：一般呈椭圆拱状，宽度不超过 0.11s，电压高度不超过 0.25mV，在 aVF 导联直立，在 aVR 导联倒置，在Ⅰ、Ⅱ、V_3～V_6 导联直立，V_{1ptf}<－0.03mms。

2. P-R 间期：此间期代表自心房开始除极，波动传至心室肌（包括心室间隔肌），使其开始除极的时间。正常成年人为 0.12～0.20s，P-R 间期的正常范围与年龄、心率快慢有关，例如幼儿心动过速时 P-R 间期相应缩短，7～13 岁小儿心率 70 次/分以下时 P-R 间期不超过 0.18s，而成年人心率 70 次/分以下时 P-R 间期不超过 0.20s，成人心率 170 次/分时 P-R 间期不超过 0.16s。

3. QRS 波群：代表心室肌的除极过程。

（1）QRS 波宽度：0.06～0.10s，不超过 0.12s，QRS 波群形态及命名见图 1-1-9。

（2）QRS 波群形态及命名：P 波后第一个向下的波命名为"Q"波，继 Q 波后一个狭窄而高耸向上的波叫做 R 波，与 R 波相衔接的又一个向下的波命名为"S"波（图 1-1-9）。

肢导：于 aVR 主波向下，呈 rS 型或 Qr 型，于 aVL、aVF 不恒定，aVL 以 R 波为主时，R_{aVL}<1.2mV，aVF 以 R 波为主时，R_{aVF}<2.0mV，各肢导 R+S 不应小于 0.5mV。

胸导：R 波或 S 波电压：V_1 导联 R/S<1，R_{V_1}<1.0mV，$R_{V_1}+S_{V_5}$<1.2mV

V_5 导联 R/S>1，R_{V_5}<2.5mV，$R_{V_5}+S_{V_1}$<4.0mV（男），

$R_{V_5}+S_{V_1}$<3.5mV（女）

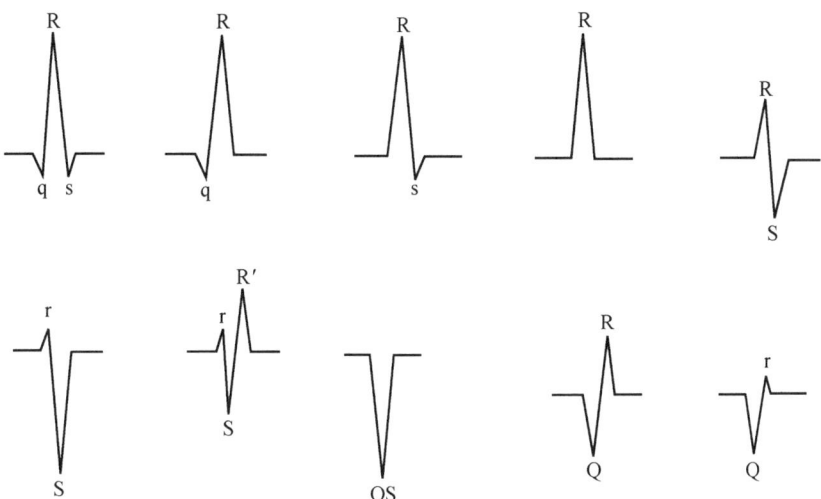

图 1-1-9　QRS 波群形态及命名

（3）Q 波：Ⅰ、Ⅱ、aVF、$V_{4\sim6}$ 导联呈 QR 型时 Q 波时间宽度不应超过 0.04s，Q 波深度 <1/4R 波。Q 波宽度比深度更有意义，V_1、V_2 导联呈 Qs 型不一定是异常，V_5、V_6 导联经常可见到正常的 Q 波。

4. ST 段：从 QRS 波终点到 T 波起点的一段水平线，其于任何导联水平下降不得超过 0.05mV。肢体导联 $V_4\sim V_6$ ST 段升高不超过 0.1mV，$V_1\sim V_3$ ST 段升高可高达 0.2mV，ST 段升高的形态更重要。

5. T 波：反映心室复极过程，T 波的方向和 QRS 波群的方向应该是一致的。正常成年人 T 波在 aVR 导联倒置，在Ⅰ、Ⅱ、$V_3\sim V_6$ 导联直立，Ⅲ、aVF、aVL、V_1 导联可直立、双向或倒置。

六、分析心电图的程序

分析心电图时将各导联心电图按惯例排列，先检查描记时有无技术上的误差，再检查时间的标记及电压的标准，一般时间标记的间隔为 0.04s（每一小格），电压的标准一般以 1mm 代表 0.1mV，在特殊情况下电压的标准可能作适当的调整。应注意：

1. 找出 P 波，注意 P 波的形状、方向、时间及大小高度是否正常。P-P 间期是否规则并测 P-P 时间，若无 P 波是否有其他波取而代之。根据 P 波的特点确定是否为窦性心律。

2. 找出 QRS 波群，注意 QRS 波群的形状、时间及大小是否正常。R-R 间期是否规则，并测 R-R 时间及 QRS 波群及各波电压。

3. P 与 QRS 波的关系，测 P-R 间期。

4. 分析 ST 段的变化，ST 段形状及位置，有无升高或降低，T 波的大小及方向，并计算 QT 间期。

5. 根据 P-P 间期、R-R 间期算出心房率、心室率，若心律不齐则至少测量 6 个 P-P 间期或 R-R 间期求其平均值，算出心率。

6. 根据Ⅰ、Ⅲ导联推算出心电轴。

7. 根据以上分析，作出心电图的初步诊断，如果曾多次做心电图应与过去的心电图比较以观察有无变化，结合临床资料作出进一步诊断。若考虑复查时则应注明复查的日期。

（杨　虎　胡大一）

参考文献

1. 黄宛. 临床心电图学. 第5版. 北京：人民卫生出版社，1998.
2. 杨虎. 心电图专业人员培训教材. 北京：北京大学医学出版社，2005.
3. 邵耕，胡大一. 现代冠心病心电图. 第2版. 北京：北京大学医学出版社，2006.
4. 许玉韵，胡大一. 心电图与冠状动脉造影. 北京：人民卫生出版社，2006.
5. 陈新. 黄宛临床心电图学. 第6版. 北京：人民卫生出版社，2006.

第二章 冠心病心电图的基本改变

第一节 冠心病心绞痛时心电图的基本改变

一、冠心病心绞痛时心电图的基本改变

冠心病心绞痛发作时，心电图可出现特征性改变，主要以 ST-T 改变为主。

（一）ST 段改变

1. 缺血型 ST 段压低　ST 段压低＞0.05mV 具有诊断意义。

（1）水平型：R 波顶点垂线与 ST 段延长线的交角等于 90°。

（2）下斜型：上述交角＞90°。计算压低程度通常是以 J 点后 0.08s 处判断。

2. 近似缺血型 ST 段压低　近似缺血型 ST 段压低具有一定的诊断意义。R 波顶点垂线与 ST 段延长线形成的交角为 81°～89°，ST 段呈上斜型压低，ST 段压低＞0.075mV（以 J 点为准至基线的距离）。此型应和单纯 J 点下移相鉴别。单纯 J 点下移（J 点型 ST 段压低）常是生理性的，由心房复极波的压低引起，常见于窦性心动过速时，特点为 J 点压低，ST 段从 J 点开始斜向上行至 T 波，其 R 波顶点垂线与 ST 段延长线所成交角≤80°。

3. ST 段水平型延长　ST 段平坦延长大于 0.15s。有部分冠心病患者心电图不出现缺血型 ST-T 改变，而仅表现为 ST 段平直延长，平直的 ST 段与 T 波的交界处常形成明显的角（称急转角，sharp angle），冠状动脉供血不足的早期可出现这种变化，但应注意排除低血钙。

最近研究发现 ST 段改变的阈值与性别、年龄和心电图（ECG）导联有关。ST 段在 J 点处压低对于任何年龄的男性和女性，于 V_2 和 V_3 导联至少达 0.05mV，其他导联至少达 0.1mV 才有意义。

（二）T 波改变

1. T 波低平　以 R 波为主的导联上 T 波振幅小于同导联 R 波的 1/10 为 T 波低平。

2. T 波双向　T 波先倒置后直立为负正双向，先直立后倒置为正负双向。

3. T 波倒置　根据倒置 T 波的降支与升支是否对称分为不对称性及对称性 T 波倒置。不对称性 T 波倒置既可以是继发性或非缺血性的，也可以是缺血性的。对称性 T 波倒置通常是缺血性的，是透壁性心肌缺血和心外膜下心肌缺血的表现。冠状动脉供血不足的 T 波特点有①冠状 T 波：倒置的 T 波两支对称，波谷变尖，基底变窄；②具有定位性，如冠状 T 波出现于前壁或下壁导联，则代表前壁或下壁心肌缺血；③有动态变化，倒置 T 波时深时浅，时而低平时而直立。

4. T_{V_1} 大于 T_{V_5} 或 T_{V_6} 时，可能是缺血性改变。

（三）U 波倒置

由劳力或冠状动脉痉挛引起的急性心肌缺血可出现 U 波倒置。在没有心脏病和其他

心电图异常的情况下，除 aVR 导联（偶尔在Ⅲ和 aVF 导联）U 波倒置外，其他导联很少见到 U 波倒置。U 波倒置的患者中合并心脏病的比例明显升高。

（四）缺血性 J 波

J 点抬高大于 0.2mV，持续时间大于 20ms，提示为缺血性 J 波。通常缺血性 J 波伴有 ST 段的抬高。

二、各种临床心绞痛类型的心电图特点

（一）稳定型心绞痛发作时心电图改变

稳定型心绞痛是指心绞痛的发作次数相对较少，而且能预测在哪些特定条件下能够诱发的心绞痛。这种特定条件是指心肌氧需求量的增加超过代谢当量（METs）的特定阈值。稳定型心绞痛发作时的心电图改变常常可以通过运动试验复制，而且最常见的表现是数个导联 ST 段呈水平型或下斜型压低。有时伴随下斜型 ST 段压低的相应导联还出现 T 波倒置。当运动试验终止后，ST 段和 T 波改变在很短的时间内恢复正常。此外还可出现可逆性 U 波倒置。在心绞痛发作过程中 QRS 波群的时限常短暂延长。

（二）不稳定型心绞痛发作时心电图改变

不稳定型心绞痛患者症状不发作时，于休息状态下心电图大多正常。心绞痛发作时最常见到的心电图改变为 ST 段水平型或下斜型下降。其下降程度与缺血严重程度有关。有时仅表现为直立 T 波变为倒置（冠状 T 波）。如 ST 段水平下降同时伴有 T 波倒置存在，此为严重缺血的表现。ST-T 改变一般在发作终止后数十分钟或数小时内恢复正常。少数心绞痛严重发作者可表现为 ST 段抬高，提示心肌全层缺血，常由冠状动脉痉挛所致。与心肌梗死超急期心电图改变不同的是发作停止后 ST 段即恢复原状，少数继之出现短时间的 T 波倒置。心绞痛发作时可出现束支传导阻滞、分支传导阻滞、房室传导阻滞以及各种快速性心律失常。休息状态下心电图如有 T 波倒置者，在心绞痛发作时 T 波可变为直立（T 波伪改善），发作过后又恢复原状。少数心绞痛发作时心电图可无明显改变，诊断应主要根据典型的临床症状，反复多次记录发作时的心电图，终将会出现心肌缺血性改变。图 1-2-1 和图 1-2-2 为一例不稳定型心绞痛患者心绞痛发作时和缓解后心电图所见，心绞痛发作时心电图显示 Ⅰ、Ⅱ、aVF、$V_4 \sim V_6$ 导联 ST 段压低 0.1～0.2mV，aVR 导联 ST 段对应性抬高；静息时心电图显示心电图恢复正常。择期行冠状动脉造影显示单支病变，前降支第一对角支发出后 90% 局限狭窄，第一对角支开口处 90% 局限性狭窄。

（三）变异型心绞痛和痉挛性心绞痛发作时心电图改变

变异型心绞痛是正常或已有病变的心外膜冠状动脉痉挛引起。心电图表现为透壁性心肌缺血。另外，能使冠状动脉收缩的药物也能引起心绞痛症状及心电图的改变，如麦角新碱。变异型心绞痛的最初描述是基于 23 例病例的临床表现，与一般心绞痛不同，其心绞痛的特征是静息状态或非应激的正常活动时出现胸痛。心电图检查发现，胸痛时出现短暂的 ST 段抬高。ST 段抬高的导联通常与冠状动脉痉挛主支的分布对应，并且常能预示将要发生心肌梗死的部位。心绞痛发作时 ST 段抬高的导联的 R 波振幅可能变得更高，而 S 波的振幅降低或消失。这种情况下，宽大的 R-ST-T 复合波酷似单相动作电位图。部分患者在心绞痛发作时，ST 段的抬高经数分钟增加到最大幅度，并且维持数分钟，然后回到基线水平。变异型心绞痛发作时常伴有心律失常，心电图 ST 段抬高越明显，发生心律

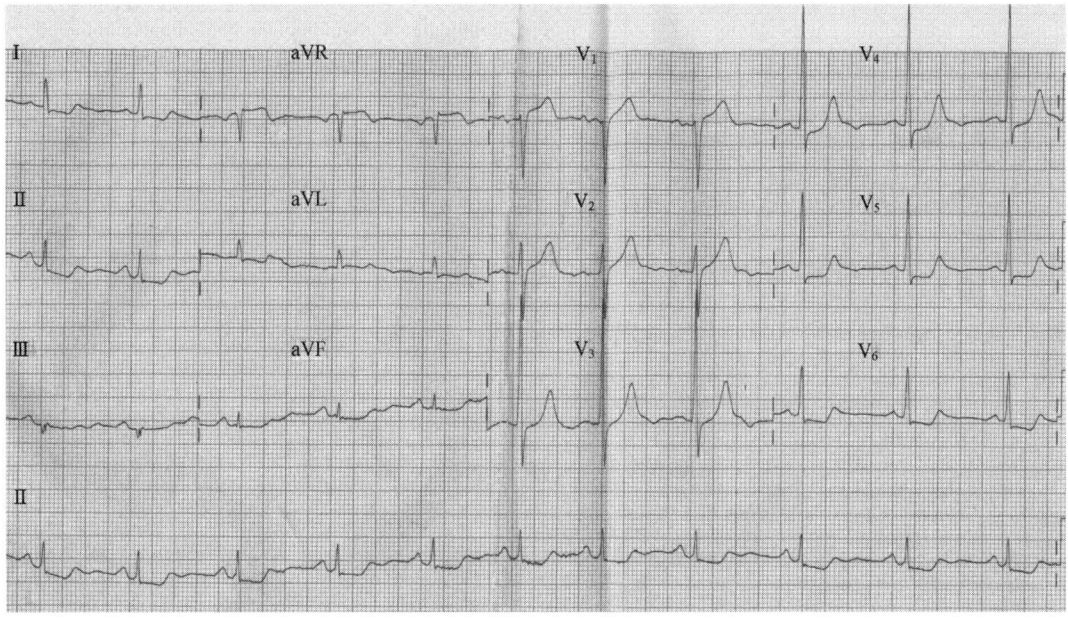

图 1-2-1 心绞痛发作时心电图

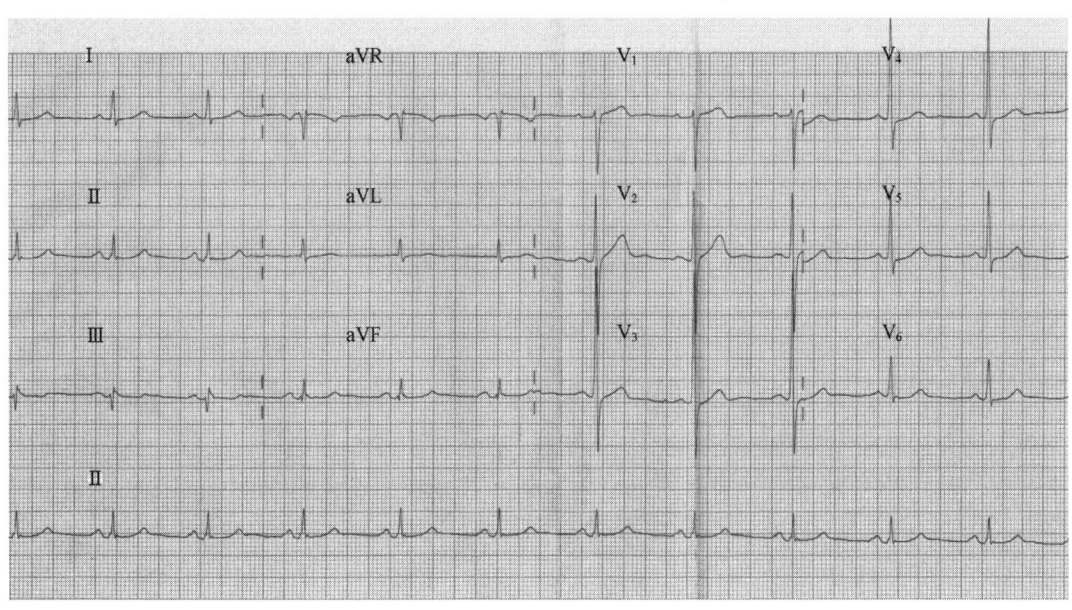

图 1-2-2 心绞痛缓解后心电图

失常的可能性越大。图 1-2-3 和图 1-2-4 显示一例变异型心绞痛患者心绞痛发作时和缓解后心电图改变，心绞痛发作时与缓解后心电图比较，发作时心电图显示 Ⅱ、Ⅲ、aVF、V_5、V_6 导联可见 ST 段抬高，Ⅰ、aVL、$V_1 \sim V_3$ 导联 ST 段对应性压低；心绞痛发作后，改变的 ST 段回复正常，遗留 Ⅱ、Ⅲ、aVF 病理性 Q 波、T 波倒置，V_6 导联 T 波倒置，V_2、V_3 导联 T 波高尖，提示有陈旧性下壁心肌梗死及后侧壁缺血损伤。冠状动脉造影结果显示左冠状动脉正常，右冠状动脉中远段有一处 80% 狭窄，心绞痛发作考虑是由于右冠状动脉在原有病变的基础上痉挛引起相应心肌全层缺血。

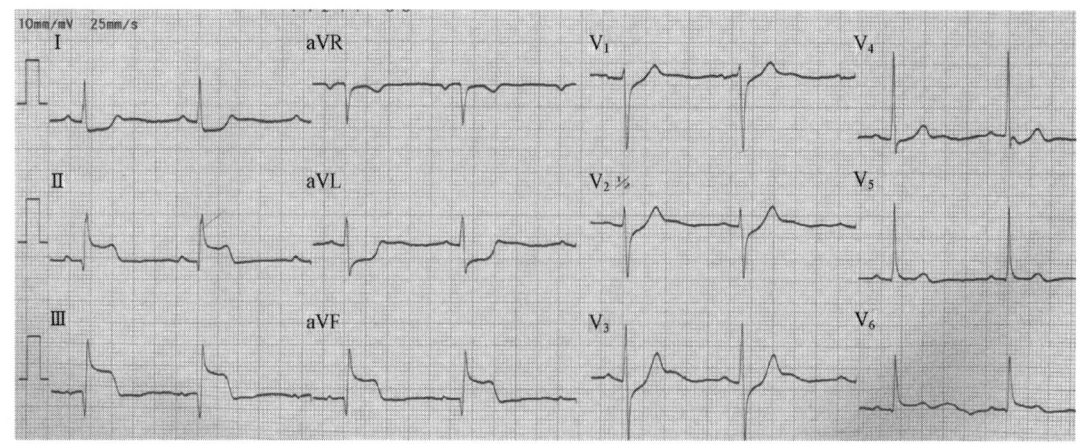

图 1-2-3　心绞痛发作时心电图

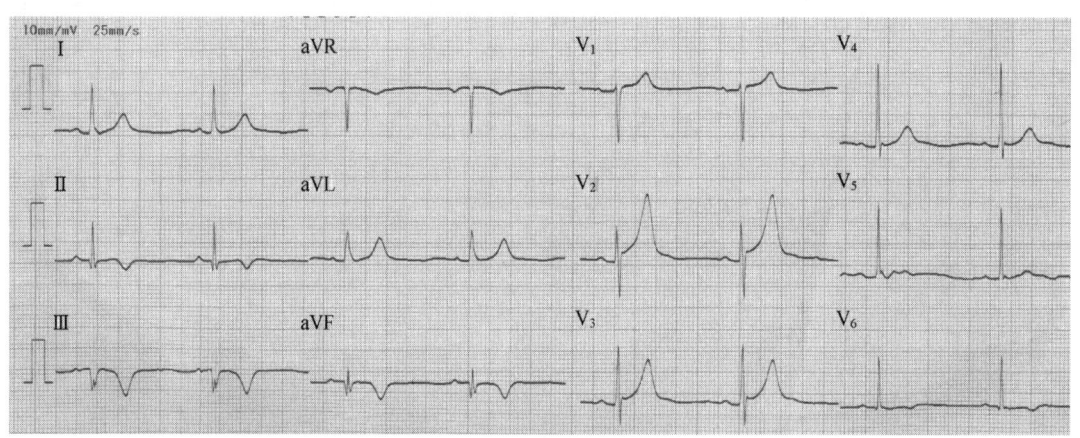

图 1-2-4　心绞痛缓解后心电图

血管痉挛性心绞痛也是指由于冠状动脉痉挛引起的心绞痛，但它与变异型心绞痛不同的是，后者心电图表现为典型的心肌全层缺血的 ST 段抬高，而血管痉挛性心绞痛，由于不同程度血管痉挛引起心绞痛发作，心电图也可以表现为 ST 段抬高、无变化或 ST 段压低。

（四）微血管性心绞痛

微血管性心绞痛是指有典型心绞痛症状，冠状动脉造影正常，运动心电图（＋/－），麦角新碱试验（－），即心脏 X 综合征。在行冠状动脉血液储备检查和放射性核素心血管造影检查时，发现在起搏负荷下出现微动脉舒缩功能障碍和运动负荷下左室功能障碍，以及冠状动脉储备能力下降，认为微动脉舒缩功能障碍是引起缺血性胸痛的主要机制。

心绞痛发作时只有部分患者出现 ST 段缺血性改变（水平下降≥0.1mV），少于心外膜冠心病心绞痛发作时所见。个案报道微血管性心绞痛发作时 ST 段抬高，易误诊为变异型心绞痛、不稳定型心绞痛和急性心肌梗死的早期改变，值得注意。最有效的鉴别方法是冠状动脉造影和麦角新碱试验，微血管性心绞痛皆为（－）。24 小时动态心电图监测可在 50%～60% 的微血管性心绞痛患者发现有 ST 段下降的心电图改变，且可见到在 ST 段下降前 15 分钟先有心动过速。在 ST 段下降达 1mm 时，平均心率在 100 次/分，出现 ST 段下降时仅少数伴有心绞痛症状。微血管性心绞痛发生高级别室性心律失常的情况和心外膜冠状动脉病变相似。微血管性心绞痛和左束支传导阻滞（LBBB）同时存在提示病情较重；收缩功能下降、超声心动图 E/A 比值下降，提示舒张功能不正常。已知病因的微血管性心绞痛，其中最重要的是高血压左心室肥厚，可有典型的劳力性心绞痛，运动试验心电图（＋），冠状动脉造影（－），麦角新碱试验（－）。

第二节　心肌梗死心电图改变

急性心肌梗死是由于冠状动脉完全闭塞引起心肌急性缺血坏死。急性心肌梗死心电图基本改变包括缺血型心电图改变、损伤型心电图改变和坏死型心电图改变。急性心肌梗死目前分为 ST 段抬高型心肌梗死和非 ST 段抬高型心肌梗死。

一、急性心肌梗死心电图演变

冠状动脉血流中断后心肌将发生急性缺血，并逐渐演变为损伤及坏死。ST 段抬高及非 ST 段抬高的心肌梗死均有心电图的演变过程。在伴有 Q 波的 ST 段抬高型心肌梗死这种演变过程分为以下四期：

（一）超急性期　梗死后数分钟至数小时。主要是心肌缺血及损伤的图形，故表现为 ST 段及 T 波的演变。

特点：①急性损伤性传导阻滞：R 波上升缓慢，室壁激动时间延长（≥0.045s）；QRS 波群时间延长（≥0.12s）；常有 QRS 波群振幅增加、类本位曲折延迟。②ST 段上斜型抬高：ST 段呈上斜型抬高，凹面向上，ST 段变直。随后变直的 ST 段显著升高与直立的 T 波融合，显得 T 波更宽，并形成单向曲线。与其相对应的导联 ST 段压低。③T 波高耸，T 波振幅增大（图 1-2-5）。

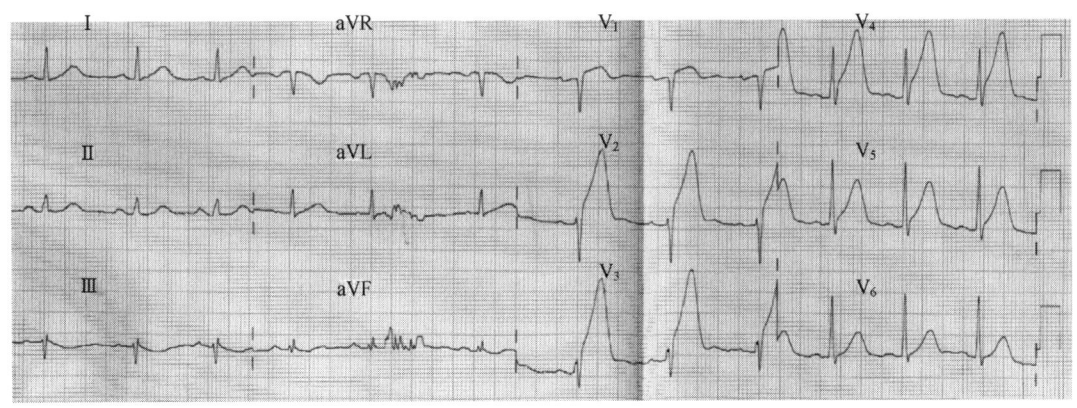

图 1-2-5　急性前壁心肌梗死超急性期心电图改变
心电图显示 T 波高尖改变伴斜直型 ST 段抬高，V_1～V_3 导联 R 波递增不良

（二）急性期　心肌梗死后数小时至数周（常为 4 周）（图 1-2-6）。主要是坏死、损伤及缺血的图形，表现为 Q 波或 QS 波、ST 段及 T 波的演变，病理性 Q 波或 QS 波的出

现提示进入急性期。

特点：①病理性 Q 波可呈 Qr 型、QR 型、QS 型；②ST 段弓背向上抬高；③T 波由直立逐渐演变成对称性倒置。

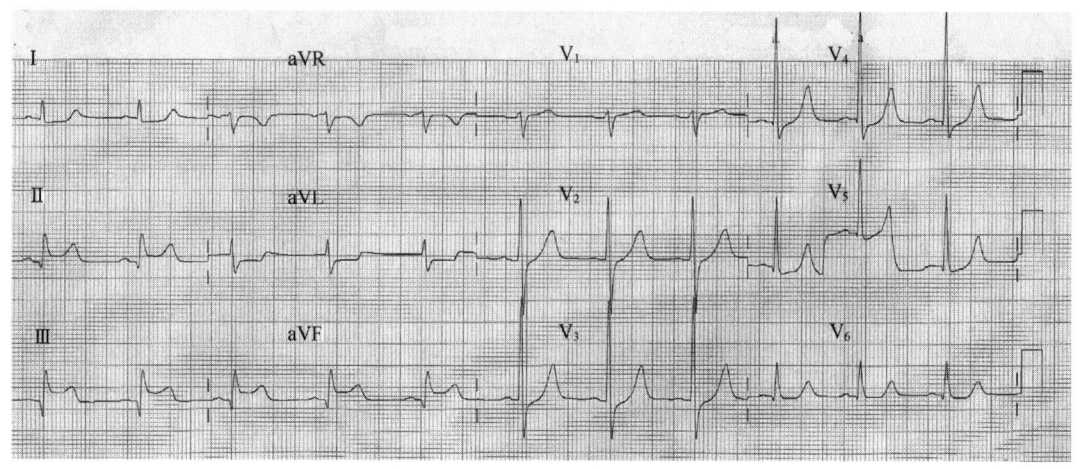

图 1-2-6　急性下壁心肌梗死急性期心电图
ST 段抬高，T 波仍直立，病理性 Q 波形成

（三）衍变期　心肌梗死后数周至数月，主要是坏死及缺血的图形，表现为 T 波的演变及恒定的病理性 Q 波，以 ST 段恢复至基线为特征（图 1-2-7）。

特点：①ST 段开始逐步下降，回到等电位线，有的病例 ST 段不能回到等电位线，若 ST 段抬高持续存在，可能合并心室壁瘤；②T 波由倒置逐渐加深呈冠状 T 波，然后又由深变浅逐渐恢复正常或停留成恒定的 T 波倒置；③病理性 Q 波持续存在，有的患者 Q 波可能逐渐变浅或出现胚胎 r 波。

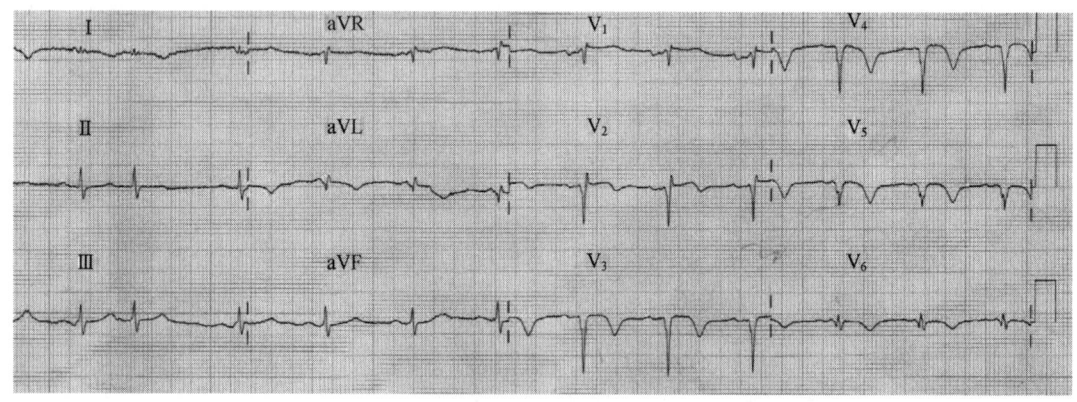

图 1-2-7　急性广泛前壁心肌梗死衍变期心电图
ST 段已经恢复基线水平，T 波倒置，病理性 Q 波形成

（四）慢性稳定期、陈旧性心肌梗死　梗死后数月至数年。主要是坏死的图形，表现为恒定的 Q 波或 QS 波，ST 段及 T 波恢复正常或 T 波倒置、低平持续不变，以异常的图形稳定不变为陈旧性的特征（图 1-2-8）。

特点：①ST-T 不再变化；②病理性 Q 波常持续存在，个别病例异常 Q 波或 QS 波随着梗死的修复可变窄或消失。

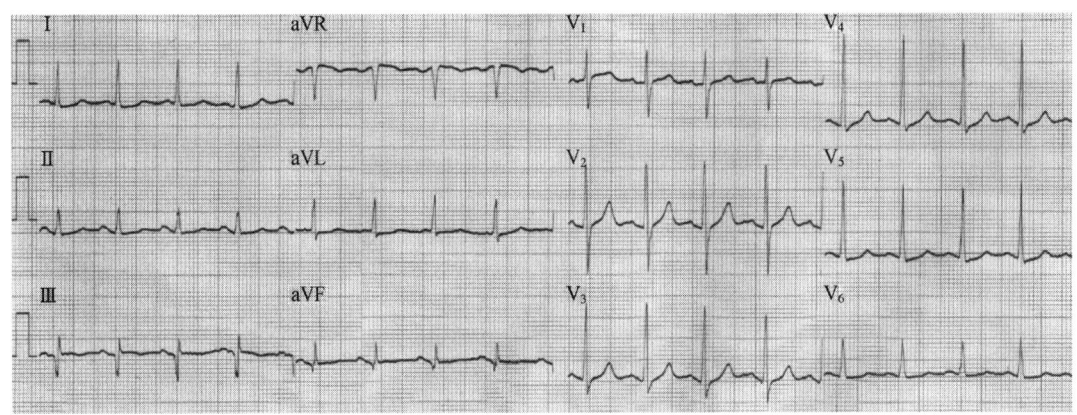

图 1-2-8　陈旧性下壁心肌梗死心电图

二、ST 段抬高型心肌梗死心电图改变

（一）ST 段抬高型心肌梗死的心电图常见类型

以 ST 段抬高为特征，常见的类型有新月形、弓背形、平顶形、斜直形及墓碑形抬高及罕见的呈"巨 R 波形"。随着时间延长，出现病理性 Q 波、ST 段抬高及冠状 T 波，也可以不出现病理性 Q 波（图 1-2-9）。

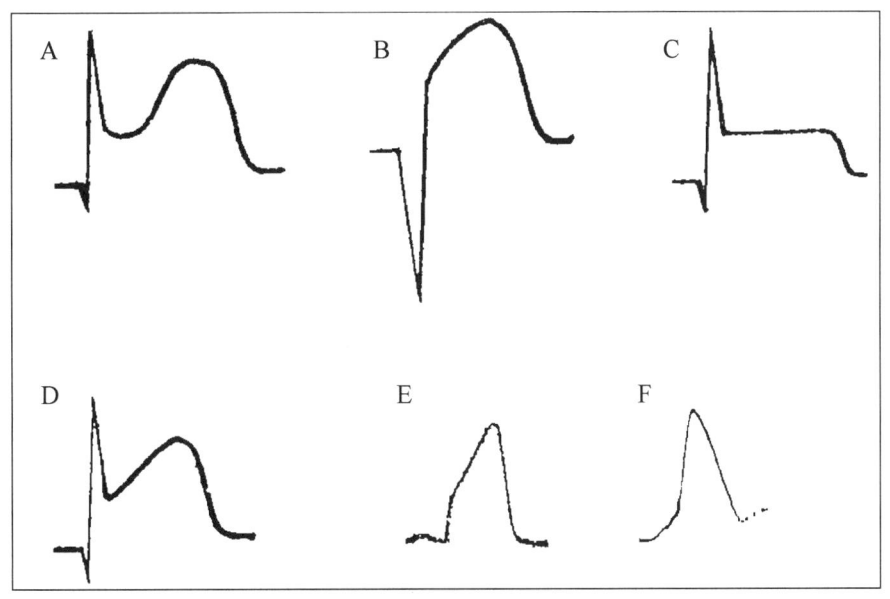

图 1-2-9　ST 段抬高类型

A：ST 段新月形抬高；B：ST 段弓背形抬高；C：ST 段平顶形抬高；D：ST 段斜直形抬高；E：ST 段墓碑形抬高；F：ST 段呈巨 R 波。

急性心肌梗死型 ST 段抬高常常为弓背向上型,即弓背形或斜直形抬高。判断是否为急性心肌梗死型 ST 段抬高可以通过连接 J 点与 T 波顶点来明确,如图 1-2-10A 所示为弓背向上型抬高,B 所示为弓背向下的凹陷型 ST 段抬高,为非急性心肌梗死型 ST 段抬高。

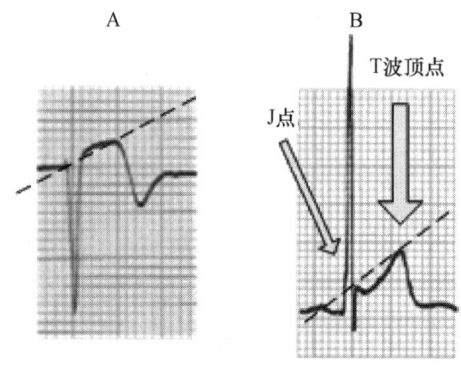

图 1-2-10

目前诊断急性心肌缺血/梗死的心电图标准要求有 2 个或 2 个以上相邻导联 ST 段抬高,ST 段在 J 点处抬高程度于 V_1、V_2 和 V_3 导联大于 0.2mV,其余导联大于 0.1mV。最新 AHA/ACCF/HRS 发布的心电图诊断标准根据年龄、性别、不同心电图导联作了如下建议:

(1) ≥40 岁的男性,ST 段在 J 点处异常抬高的阈值:V_2 和 V_3 导联 0.2mV,其他导联 0.1mV。

(2) 40 岁以下的男性,ST 段在 J 点处异常抬高的阈值:V_2 和 V_3 导联应该为 0.25mV。

(3) 女性,ST 段在 J 点处异常抬高的阈值为:V_2 和 V_3 导联 0.15mV,其他导联 0.1mV。

(4) 女性和 ≥30 岁的男性,V_{3R} 和 V_{4R} 导联 ST 段在 J 点处异常抬高的阈值为 0.05mV,30 岁以下的男性 0.1mV 更为合适。

(5) 男性和女性,$V_7 \sim V_9$ 导联 ST 段在 J 点处异常抬高的阈值应为 0.05mV。

(二) 急性心肌梗死的定位诊断

心肌梗死可在心脏的不同部位发生,而面对梗死部位的导联则能记录出特征性的坏死图形。因而根据坏死图形(病理性 Q 波或 QS 波)出现的导联,可以作出对梗死部位的定位诊断(表 1-2-1)。

1. 前间壁心肌梗死

前间壁心肌梗死是左冠状动脉前降支的室间隔分支供血障碍而导致室间隔前半部及邻近的左室前壁梗死,使这一部分心肌所产生的 0.01~0.02s 心室起始除极时向右、向前的间隔向量消失,而指向后、左方。心电图表现为 V_1、V_2(V_3)导联 QRS 波呈 QS 或 Qr 型。急性期 ST 段弓背抬高,T 波倒置(图 1-2-11)。

2. 前壁心肌梗死

左冠状动脉前降支近中段(第一对角支或间隔支后)闭塞而导致左室前壁心肌梗死。但前间隔未被侵犯,初始 0.01s 向量仍正常,但 0.02~0.04s 向量移向左后。心电图 V_3、V_4、V_5 导联可呈 QS 型或 QR 型,异常 Q 波宽 ≥0.04s,Q 波深 >1/4R 波。急性期伴 ST-T 改变(图 1-2-12)。

表 1-2-1　心肌梗死定位诊断表

	前间隔	前壁	前侧壁	广泛前壁	下壁	后壁	右室
V_1	+			+			±
V_2	+			+			
V_3	+	+		+			
V_4		+		+			
V_5		+	+	+			
V_6			+	+			
V_7						+	
V_8						+	
V_9						+	
V_{3R}							+
V_{4R}							+
V_{5R}							+
aVL			+	+			
aVF					+		
Ⅰ			+	+			
Ⅱ					+		
Ⅲ					+		

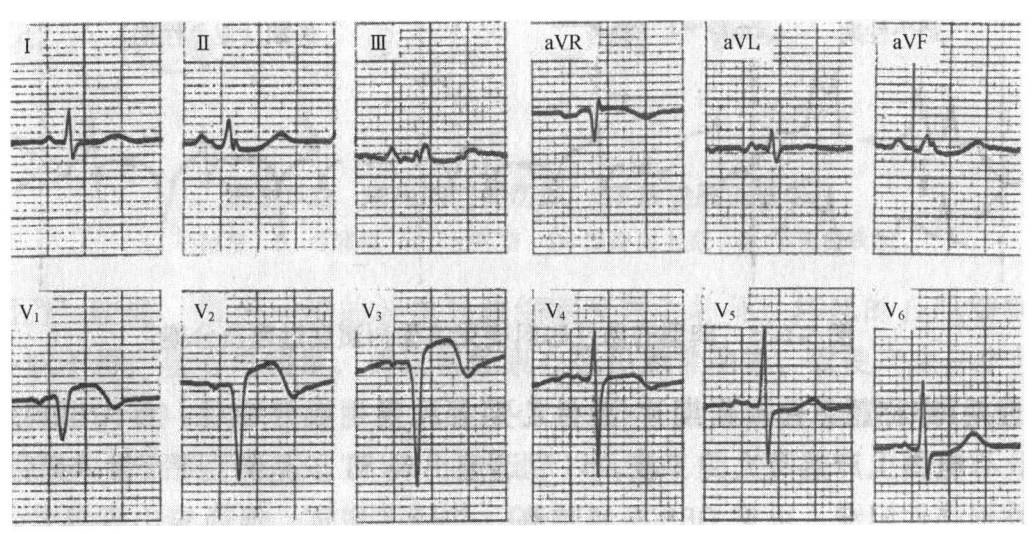

图 1-2-11　急性前间壁心肌梗死心电图

$V_1\sim V_3$ 导联呈 QS 型，ST 段抬高，T 波双向

3. 前侧壁心肌梗死

左冠状动脉前降支第一对角支发出前或合并第一对角支急性闭塞导致前壁及侧壁心肌梗死。心电图Ⅰ、aVL、V_5 可有异常 Q 波，Q 波宽≥0.04s，Q 波深＞1/4 R 波。急性期 ST 段弓背抬高，T 波改变（图 1-2-13）。

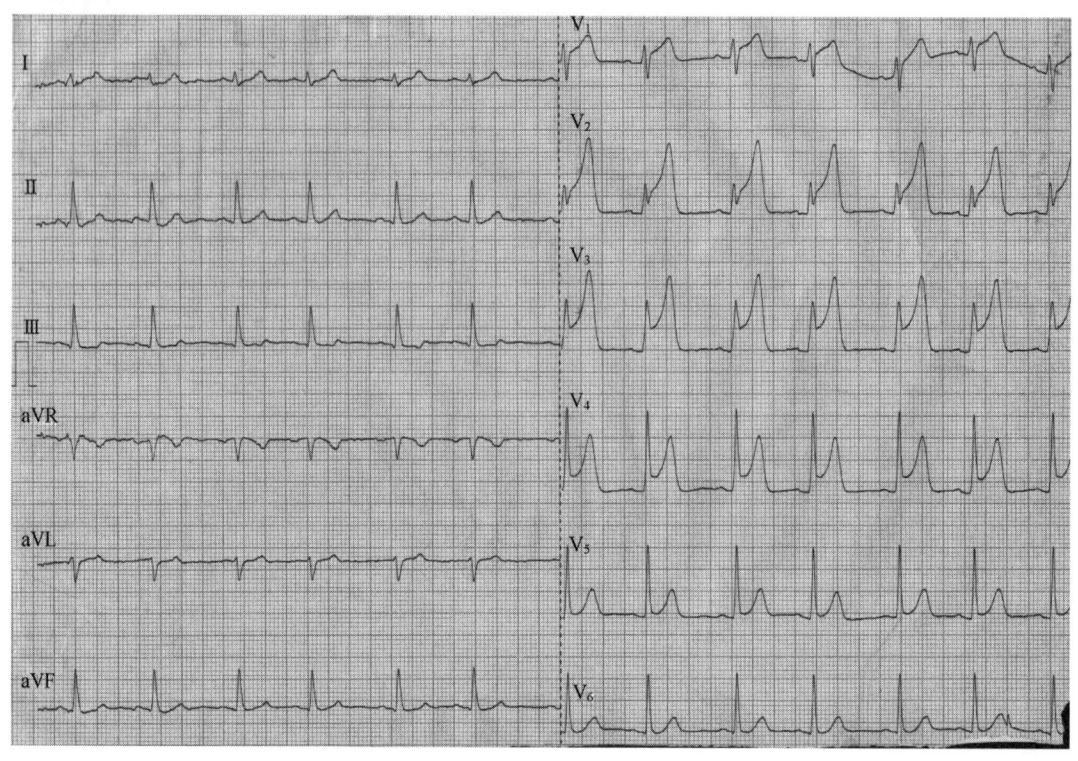

图 1-2-12 急性前壁心肌梗死心电图

心电图显示 V_1~V_5 导联 ST 段弓背向上抬高伴 T 波高尖

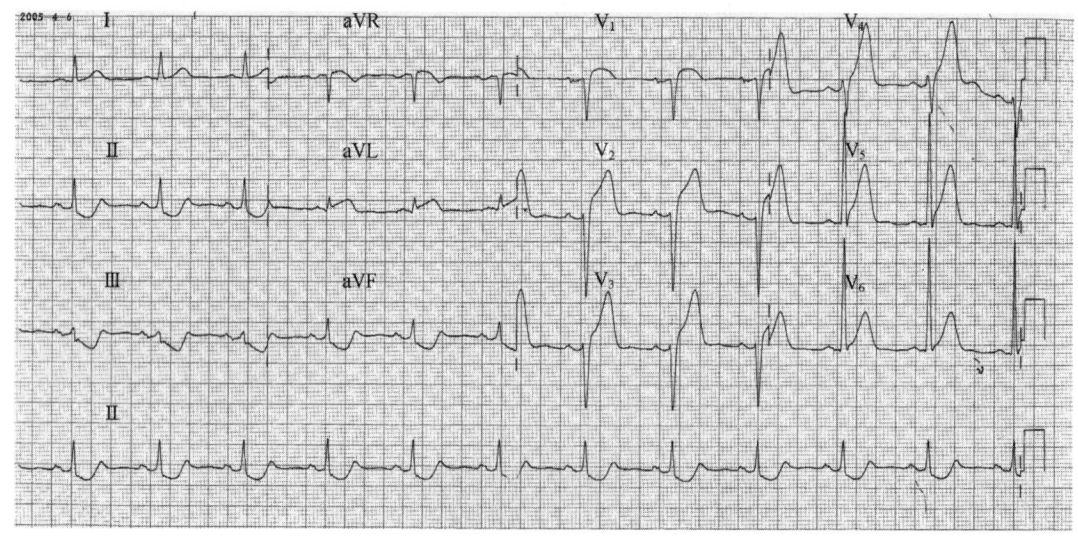

图 1-2-13 前壁、高侧壁心肌梗死心电图

心电图显示 aVL、V_1~V_6 导联 ST 段抬高，对应性 Ⅱ、Ⅲ、aVF 导联 ST 段压低，V_1 导联呈 QS 型，V_2~V_4 导联 R 波增长不良，振幅降低伴 T 波高尖，提示前壁、高侧壁心肌梗死。该例心电图表现提示梗死部位可能在第一对角支之后但在第一间隔支之前而合并有第一对角支闭塞。

4. 广泛前壁心肌梗死

广泛前壁心肌梗死系左冠状动脉前降支开口供血障碍，导致梗死累及前间隔、前壁及侧壁等部位，范围较大。心电图 $V_1 \sim V_6$、Ⅰ、aVL 出现异常 Q 波或 QS 波，急性期 ST-T 呈单向曲线抬高（图 1-2-14）。

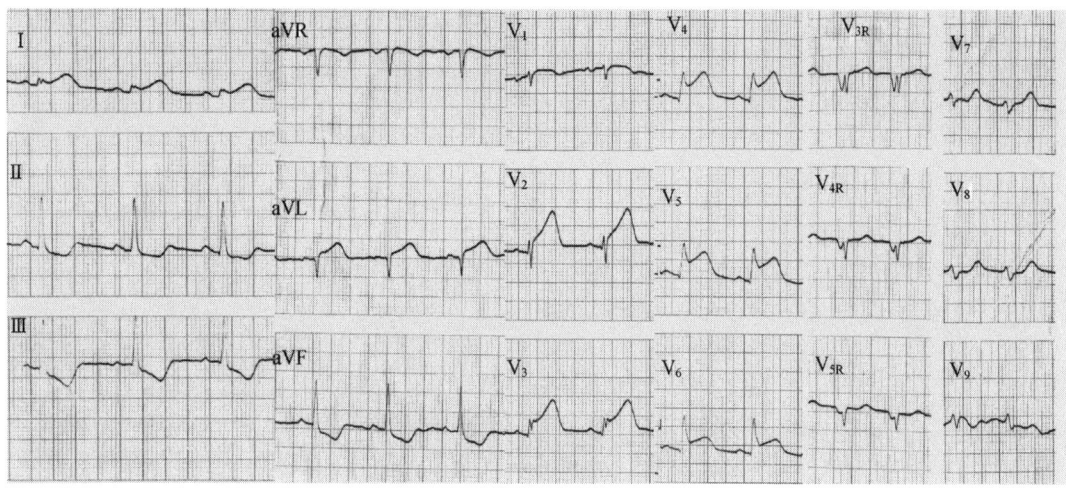

图 1-2-14 急性广泛前壁心肌梗死心电图

心电图显示 $V_1 \sim V_6$ 导联 ST 段明显抬高，Ⅰ、aVL 导联 ST 段抬高，aVL 导联呈 QS 型，$V_7 \sim V_9$、Ⅱ、Ⅲ、aVF 导联 ST 段对应性压低 $\geq 0.1mV$

5. 下壁心肌梗死

系右冠状动脉供血障碍引起下壁心肌梗死。QRS 波初始 $0.02 \sim 0.04s$ 向量向上方移位。心电图表现为Ⅱ、Ⅲ、aVF 导联出现异常 Q 波或 QS 型，急性期伴 ST-T 改变。

6. 正后壁心肌梗死（下基底部）

左心室面向背部的部位称为后壁，经心脏核磁共振检查相当于心脏后侧壁，它常合并下壁或侧壁心肌梗死（图 1-2-15）。后壁心肌梗死的心电图表现有：

（1）右心前区导联 $V_1 \sim V_3$ 出现 R 波增高、增宽，R/S>1 或 R/S=1，$V_1 \sim V_3$ 高 R 波时可以出现 $V_7 \sim V_9$ 的等位性 Q 波。V_1 导联 R 波宽 $\geq 0.04s$（75% 病例），V_2 导联 R 波宽 $\geq 0.04s$（100% 病例）。V_7、V_8、V_9 导联可出现病理性 Q 波、T 波倒置及 ST 段抬高并有衍变规律。

（2）对应性 $V_1 \sim V_3$ 导联 ST 段降低，及对应性 $V_1 \sim V_2$ 导联 T 波高耸直立对称。

7. 右室心肌梗死

右心室主要由右冠状动脉供血，部分右室前壁由前降支的第一间隔支供血。右优势型左室下壁也由右冠状动脉供血，故右室梗死大多与左室下壁梗死合并存在。心电图表现：右心前区导联，V_{3R}、V_{4R}、V_{5R} 任一导联 ST 段抬高 $\geq 1mm$，是右心室梗死的可靠指标，特别是 V_{4R}。其他导联 ST 段抬高可起辅助诊断作用：V_1 导联 ST 段抬高>1mm，V_2 导联 ST 段下降，多见于右冠状动脉闭塞累及右心室（图 1-2-16）。

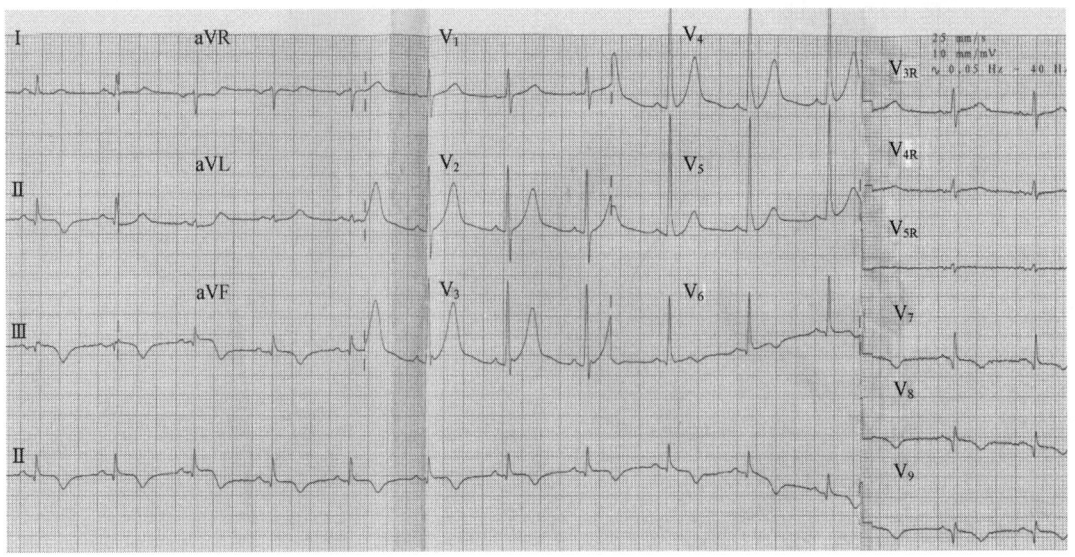

图 1-2-15　急性下壁、正后壁心肌梗死心电图改变

心电图提示Ⅱ、Ⅲ、aVF 导联 ST 段抬高 0.1mV 伴 QRS 波呈 qr 型及 T 波倒置，V_1～V_2 导联 R 波增高，V_2～V_4 导联 T 波高尖，V_6 导联 T 波倒置，V_7～V_9 导联呈 QR 型伴 T 波倒置，提示下壁、正后壁心肌梗死。

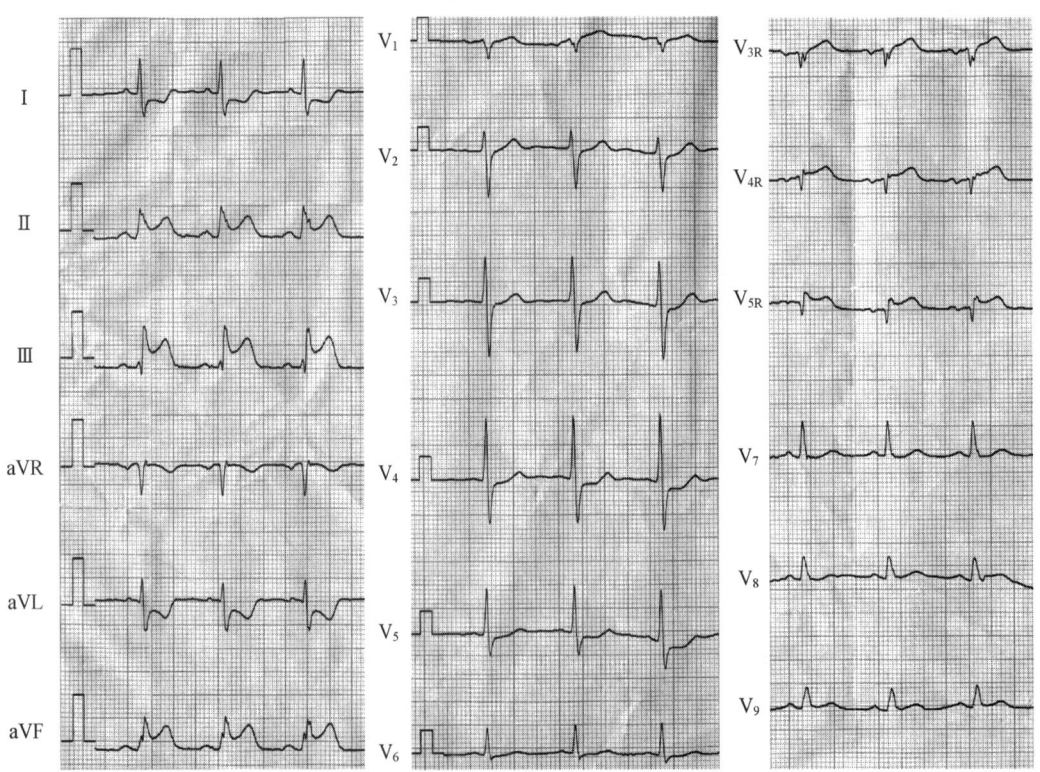

图 1-2-16　急性下壁、右心室心肌梗死心电图改变

心电图示Ⅱ、Ⅲ、aVF 导联 ST-T 弓背向上抬高 0.3mV，V_{3R}～V_{5R} 导联 ST 段抬高且 ST 段抬高 V_{5R}＞V_{4R}＞V_{3R}，V_1 导联 ST 段略抬高，V_2～V_5 导联 ST 段不抬高反而压低，提示右心室心肌梗死。

（三）容易引起混淆的非心肌梗死性 ST 段抬高的临床常见类型

1. 正常人群的 ST 段抬高和正常变异

据统计正常人群可有心前区（尤其是 V_2、V_3）导联 ST 段抬高达 2mm，多呈凹陷型 ST 段抬高，有的在 J 点处出现切迹。该导联 S 波越深，ST 段抬得越高，常伴高耸 T 波，多见于年轻男性，应紧密结合临床与早复极和缺血性 J 波相区别。一些青年人中，中间胸导联 ST 段抬高伴有 T 波倒置，也是一种正常变异，这可能是早复极模式和持续性幼稚型 T 波模式（persistent juvenile T-wave pattern）的结合。这种心电图与急性心肌梗死非常相似，常需要借助超声心动图进一步协助诊断。在大多数此种正常变异中，QT 间期短，而急性心肌梗死和心包炎的情况下 QT 间期不短。这种正常变异也不同于早复极模式，因为 T 波是倒置的，ST 段倾向于呈拱形改变（图 1-2-17）。

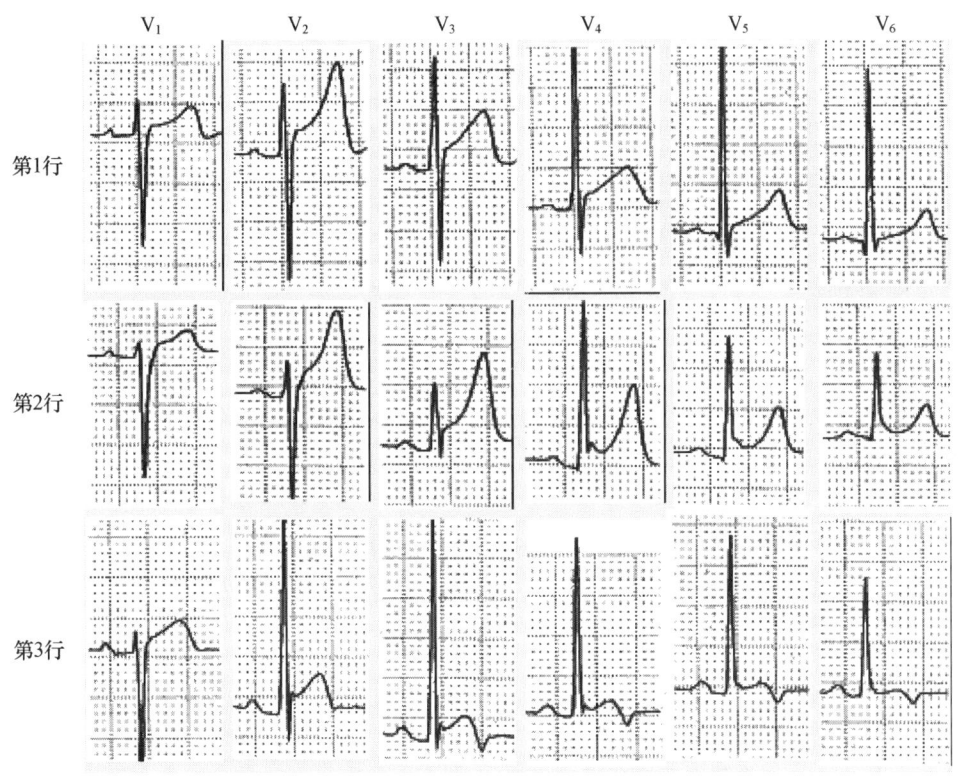

图 1-2-17 心电图所示正常的 ST 段抬高和正常变异

第 1 行显示，正常 ST 段抬高，大约 90% 健康男性在 1 个或更多心前区导联有 ST 段抬高 1~3mm。第 2 行显示早复极模式，V_4 导联 J 点有切迹，ST 段呈凹陷型抬高，T 波相对较高。第 3 行显示正常变异，终末 T 波倒置，QT 间期常缩短，ST 段可呈拱形改变。多见于年轻人。

2. 非心肌梗死 ST 段抬高的其他常见异常心电图改变

除了正常人群中的 ST 段抬高和正常变异之外，临床上有不少异常 ST 段抬高，需要与急性心肌梗死进行鉴别（图 1-2-18）。

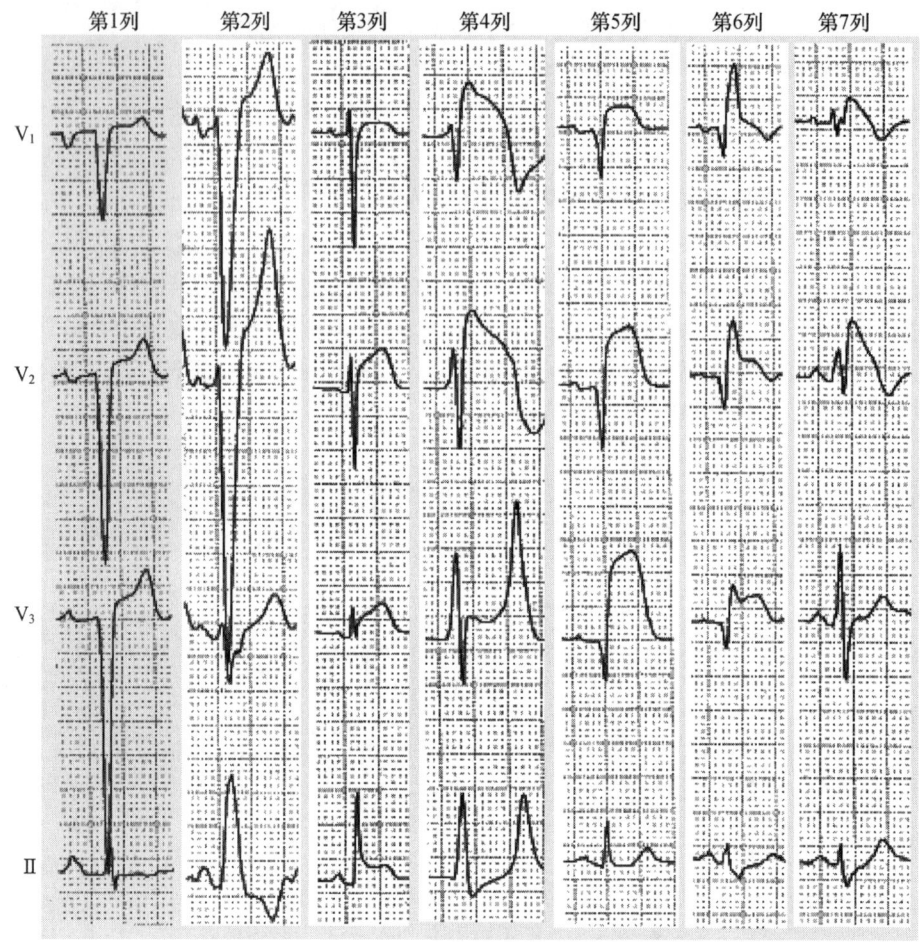

图 1-2-18 心电图显示各种情况下 ST 段抬高

第 1 列来自左室肥厚的患者，这是由于明显左室肥厚使 QRS 向量环转向后方，导致前胸 $V_1\sim V_2$ 导联呈 QS 或 rS 型伴 ST 段抬高。

第 2 列来自左束支传导阻滞的患者。

第 3 列来自急性心包炎患者，心前区导联和 Ⅱ 导联 ST 段均抬高，但 PR 段压低，虽不是特异性改变，但是鉴别的要点。

第 4 列显示疑似心肌梗死改变的高钾血症患者，其 ST 段常呈下斜型抬高，V_3 导联 T 波高、窄、尖，呈帐篷状。

第 5 列是急性前间壁心肌梗死患者。

第 6 列急性前间壁心肌梗死伴右束支传导阻滞，特点为前胸 $V_1\sim V_3$ 导联 QRS 波初始向量转向左后，出现病理性 Q 波，并出现了胚胎 r 波及原发性 ST-T 改变。

第 7 列 Brugada 综合征心电图改变，显示 rSR' 和 ST 段抬高仅限于 V_1 和 V_2 导联，ST 段从 R' 顶点开始呈下斜型下降伴 T 波倒置，既往有无晕厥史及家族史是诊断的重要依据。

三、非 ST 段抬高型心肌梗死

非 ST 抬高型心肌梗死（NSTEMI）患者，大多数是由于多支冠状动脉病变、左主干病变或等同于左主干病变导致的。根据最新 NSTEMI 标准，两个相邻导联新出现的 ST 段压低≥0.05mV 和（或）在 R 波为主或 R/S>1 的两个相邻导联 T 波倒置≥0.1mV 伴心肌生化标志物（cTnT、cTnI、CK-MB）升高和逐渐下降的动态改变，是临床诊断 NSTE-MI 的标准。图 1-2-19 和图 1-2-20 为一例非 ST 段抬高型心肌梗死患者的心电图改变。患者因持续性胸痛 2 小时急诊入院，入院时心电图提示：Ⅰ、Ⅱ、Ⅲ、aVF、V$_3$～V$_6$ 导联 ST 段压低 0.1～0.15mV，T 波直立，aVR、aVL 导联 ST 段抬高；入院后第二天心电图显示 V$_1$～V$_3$ 导联呈 QS 型，T 波双向，血清心肌酶升高，提示非 ST 段抬高型急性心肌梗死。入院后第 9 天行冠状动脉造影显示前降支在第一对角支发出部位有 90% 狭窄，提示前降支次全闭塞引起的 NSTEMI。

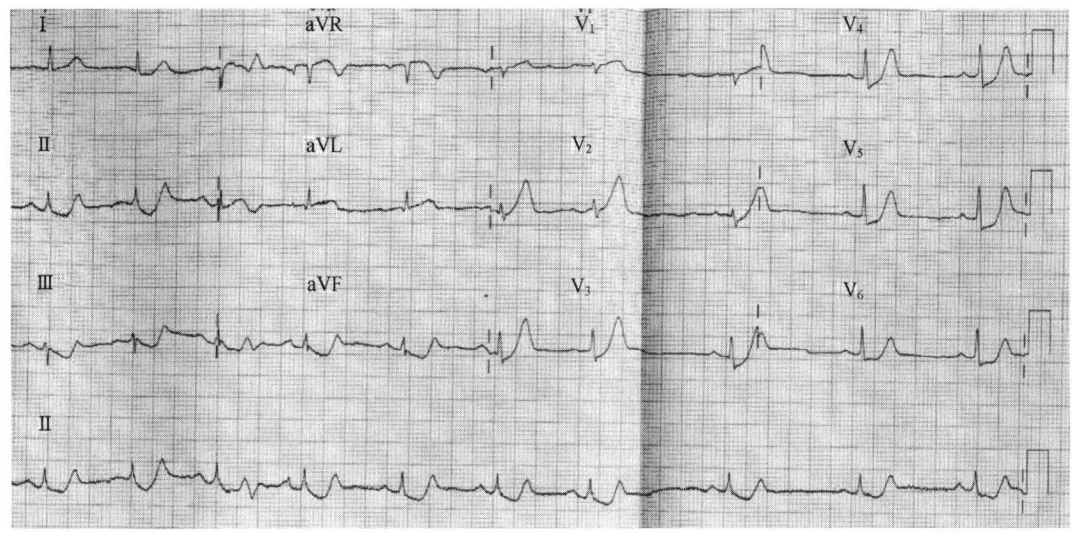

图 1-2-19　入院即刻心电图改变

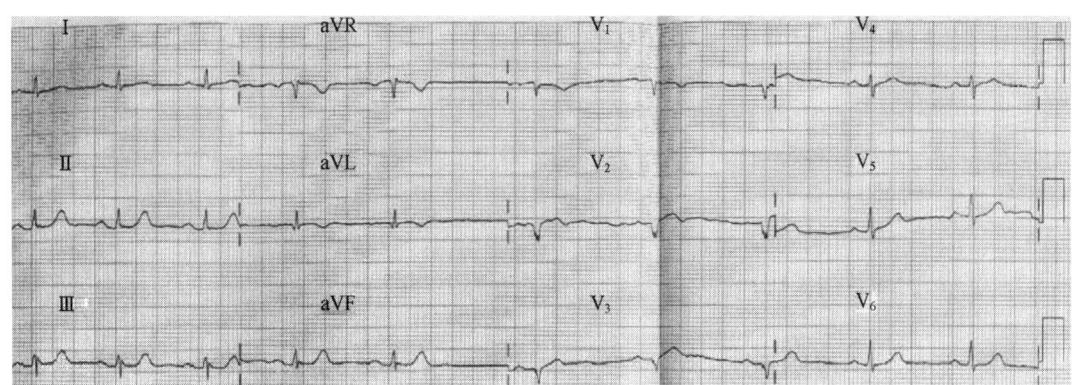

图 1-2-20　入院后第二天心电图改变

四、顿抑心肌和冬眠心肌心电图

顿抑心肌：一次较重的心肌缺血引起心电图缺血改变并出现疼痛，但缺血时间不够长未引起心肌坏死，即血运恢复，心肌缺血解除，此时胸痛即可缓解，缺血心电图改变亦在短时间内（数分钟、数小时）消失，但缺血心肌的运动障碍依然存在，而影响心脏功能

（取决于受累的心肌范围大小），此种情况下的心肌称为顿抑心肌，顿抑心肌可持续数日、数周，最后可恢复正常。少数病例心电图的恢复（主要是 T 波倒置）晚于室壁节段性运动异常的恢复，而持续数日、数周甚至数月，因而在与非 Q 波心肌梗死的心电图进行鉴别诊断时出现问题，值得注意。冬眠心肌是由于多数冠状动脉重度狭窄，造成心肌慢性缺血和室壁节段性运动障碍，但是心肌并未坏死，适时的血运重建可使之恢复正常运动。此外，在短时间内多次顿抑心肌发作的叠加，可引起冬眠心肌。冬眠心肌可有心电图缺血性改变，ST 下降，T 波倒置，但亦可无明显心电图改变，只在行超声心动图检查时发现有节段性运动异常，多巴酚丁胺可使室壁运动改善而提示心肌并未坏死。

第三节 无症状性心肌缺血心电图

无症状性心肌缺血（SMI）：是指存在冠状动脉病变或冠状动脉痉挛的患者具有心肌缺血的客观证据（心电活动、左室功能、心肌血流灌注及心肌代谢等异常），而临床无心绞痛或心绞痛等同症状。

一般人群中 SMI 发生率与取样人群中冠心病的发生率相关，约为 5%。Johns-HoPkins 医学中心研究报告有 70%～80% 的心绞痛患者存在 SMI，且 SMI 的发作频率为心绞痛发作的 3 倍。有人用动态心电图检查 SMI 在不同类型心绞痛患者中的发生率，其中劳力性心绞痛为 54%，自发性心绞痛为 71.9%，混合性心绞痛为 71%，变异性心绞痛为 79.4%。国内资料表明，用不同方法对心绞痛患者检出 SMI 的几率分别为：心电图运动试验 52.9%，运动 ^{201} 铊心肌显像 75.3%，动态心电图 58.4%。

无症状心肌缺血的诊断：

Ⅰ型：临床完全无症状的心肌缺血；

Ⅱ型：心肌梗死后的无症状心肌缺血；

Ⅲ型：心绞痛同时伴有的无症状心肌缺血。

Ⅰ型、Ⅱ型 SMI 的诊断：只要经上述检测方法检出无症状心肌缺血的证据，即可诊断。Ⅲ型 SMI 的诊断：由于已有主观症状提示心肌缺血，经上述检测方法——包括 24 小时动态心电图监测，各种负荷试验（心电图、核素显像等）出现阳性结果（提示心肌缺血）难以确定同时存在 SMI，且经上述检测各种类型 SMI 皆有一定的假阳性（特异性不是 100%），故不能单纯依靠这些检查阳性即诊断 SMI，应结合患者临床特点（静息时心肌缺血证据）、相关的无创检查及冠状动脉造影等综合判断。

第四节 冠心病合并心律失常的心电图改变

在心肌缺血发作时可出现多种类型心律失常，包括室性和室上性心律失常。

一、室性心律失常

急性心肌缺血和急性心肌梗死时出现室性心律失常，通常发生在某些特定的时期。急性期是指发生于冠状动脉堵塞后 2～30 分钟，此时严重心肌缺血引起的心肌损伤还属于可逆性的改变。急性期出现的室性心律失常呈双峰分布，可分为Ⅰa 期和Ⅰb 期。Ⅰa 期是指心律失常发生于 2~10 分钟，其机制主要是细胞电生理改变和折返机制。Ⅰb 期指心律失常发生在冠状动脉堵塞后 10~30 分钟，可能与局部儿茶酚胺聚集和心肌细胞自律性增高有关。室性心律失常的第二期，或称延迟期（delayed phase）是指冠状动脉堵塞至 72 小时出现的室性心律失常，大多在 12~24 小时出现。这些心律失常可能是由于存活的浦肯野纤维自律性异常或包括浦肯野纤维或缺血心肌在内的折返机制引起。慢性期是指发生在冠状动脉堵塞 72 小时后的心律失常，通常是由于折返机制引起，此外瘢痕、室壁瘤、心力衰竭、电解质等其他因素也可能参与心律失常的发生。

（一）室性期前收缩

常发生在心肌缺血时。在心肌梗死早期，室性期前收缩发生率为 10%~93%。常常为无症状性。发生于心肌梗死后（常>10 小时）的室性期前收缩是全因死亡和心律失常性死亡的强有力预测因素。表现为 QRS 波宽大畸形，时限>0.12s，T 波与 QRS 波群主波方向相反，其前无相关 P 波，完全性代偿间歇。

（二）室性心动过速

是指连续三个或三个以上室性期前收缩连续出现，RR 间期小于 500ms（心率>120 次/分）。室性心动过速（室速）在围心肌梗死期的发生率约为 3%~39%。在少数情况下，室速是无症状性心肌梗死的表现。室速通常根据其持续时间和形态进行分类。非持续性室速是指发生持续时间小于 30s；持续性室速指持续时间≥30s。单形性室速是指 QRS 波形态相同的室速；多形性室速是指有两种或两种以上不同形态的 QRS 波的室速。入院后出现非持续性室速的时间（≥13 小时，≤24 小时）及其特点（是否伴有先前心肌梗死和快心室率）是远期生存的强有力预测指标（图 1-2-21）。

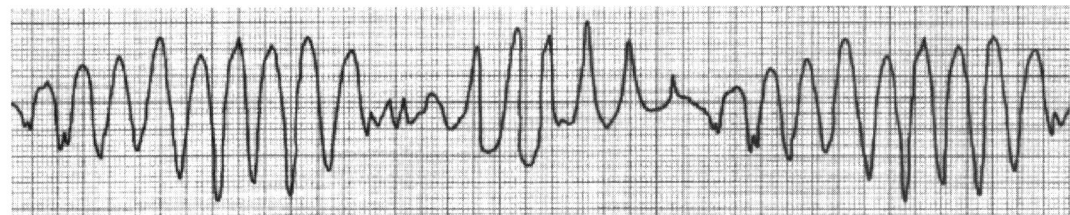

图 1-2-21　多形性室性心动过速，QRS 波形态频繁改变

（三）加速性室性自主心律

这种节律的产生是由于室性异位激动点夺获窦房结起搏点的主导节律并且进一步抑制窦房结自律性所致。其频率介于逸搏心律和室性心动过速之间，由于其频率快于心室固有频率，故这种心律是加速性的。心率为 40~100 次/分，常伴有干扰性房室脱节（房室分离）、室性融合波及心室夺获。通常发生于急性心肌梗死，特别是急性心肌梗死经溶栓治疗后（图 1-2-22）。

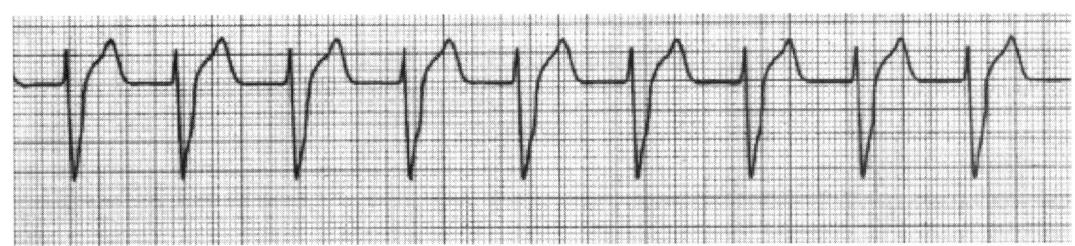

图 1-2-22　加速性室性自主心律，心室率 80 次/分

（四）心室纤颤

心室纤颤（室颤）的特点为心室内存在快速、无序、多发折返微波，导致心室收缩不一致，为无效收缩，无心排血量。它是心脏性猝死的主要机制。据报道3%的急性心肌梗死患者会出现室颤，其中60%发生在发病的4小时内，80%发生在发病12小时内（图1-2-23）。

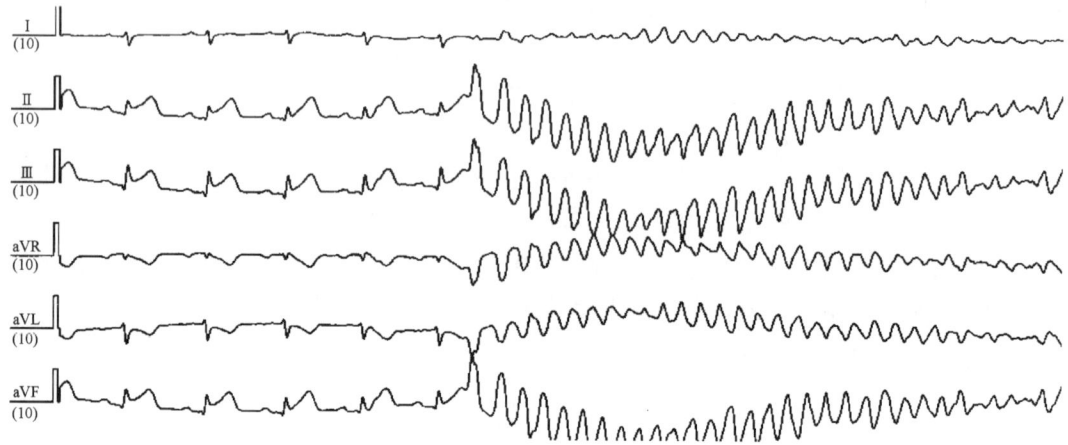

图1-2-23 急性下壁心肌梗死患者出现室颤

二、室上性心律失常

（一）窦性心动过缓

窦性心动过缓是指窦性心律＜60次/分。大约25%～40%的患者在心肌梗死的最初1小时内会出现窦性心动过缓，常见于下壁心肌梗死患者，通常是由于迷走张力增高、窦房结或房室结动脉供血受阻所致。当存在症状或血流动力学障碍的证据时才需要治疗。大多数病例对静脉注射阿托品反应较好。持续性症状性窦性心动过缓是安装临时起搏器的指征。

（二）窦性心动过速

大约30%的急性心肌梗死的患者会出现窦性心动过速。由于心肌耗氧量增加，舒张期冠状动脉血流灌注减少，会加重心肌缺血。窦性心动过速也是显著的心室功能不全、心肌缺血、镇痛剂不足、焦虑、发热和低血容量的表现。

（三）房性心动过速

心肌梗死时房性心动过速的发生率约为10%～20%，其中心房颤动是最常见的，发生率约为10%～15%。心房扑动发生率不到5%。这些心律失常通常发生在梗死后72小时内，不到3%的患者出现在极早期（＜3小时）。

心房颤动的出现与住院死亡率、远期死亡率、再梗死率、室性心律失常、心源性休克、心脏停搏、缺血性卒中等独立相关，也与冠状动脉病变广泛、梗死相关动脉灌注差有关（图1-2-24）。

三、传导阻滞

心肌缺血可以产生广泛的传导阻滞，包括房室结和房室结以下结构的传导阻滞。虽然通过溶栓早期再灌注可以缩短房室传导阻滞的时间，减少需要安装临时起搏器的可能，但是不能减少房室传导阻滞的发生率。第一度房室传导阻滞是最常见的传导阻滞，在急性心肌梗死患者中

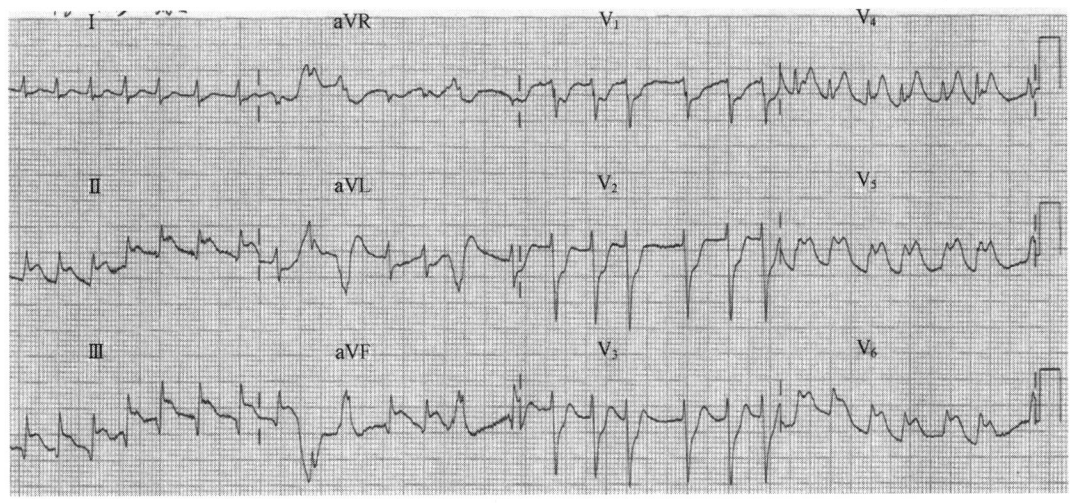

图 1-2-24　急性下壁、侧壁心肌梗死合并心房颤动心电图

发生率约为14%。常伴随着下壁心肌梗死，是迷走张力升高或房室结功能不良的表现。在希氏束以下的第一度房室传导阻滞更是常与前壁心肌梗死有关，预后不良。莫氏I型传导阻滞在急性心肌梗死患者中的发生率为4%～10%，其中第二度房室传导阻滞患者中约90%是莫氏I型。它通常是暂时性的，常伴随下壁心肌梗死。莫氏II型传导阻滞较少见，常与前壁心肌梗死有关，提示房室交界区或希氏束受损。完全性房室传导阻滞发生率约为6%，更常见于下壁/后壁心肌梗死。完全性房室传导阻滞伴前壁心肌梗死提示心肌受损面积极广泛，预后不佳。

左、右束支传导阻滞在急性心肌梗死中发生率约为10%～24%。持续性束支传导阻滞是死亡的独立预测指标。一过性阻滞的患者预后与从未出现传导阻滞者的预后相似。急性心肌梗死中广泛前壁心肌梗死，尤其是第一间隔支闭塞时易累及右束支及左前分支，左前分支阻滞的发生率为3%～5%，右冠状动脉病变易发生左束支、左后分支阻滞，其发生率为1%～2%，由于左后分支粗大，并由右冠状动脉及回旋支双重供血，故较少发生阻滞，如发生即提示有显著心肌损伤，及更高的死亡率（图1-2-25，图1-2-26）。

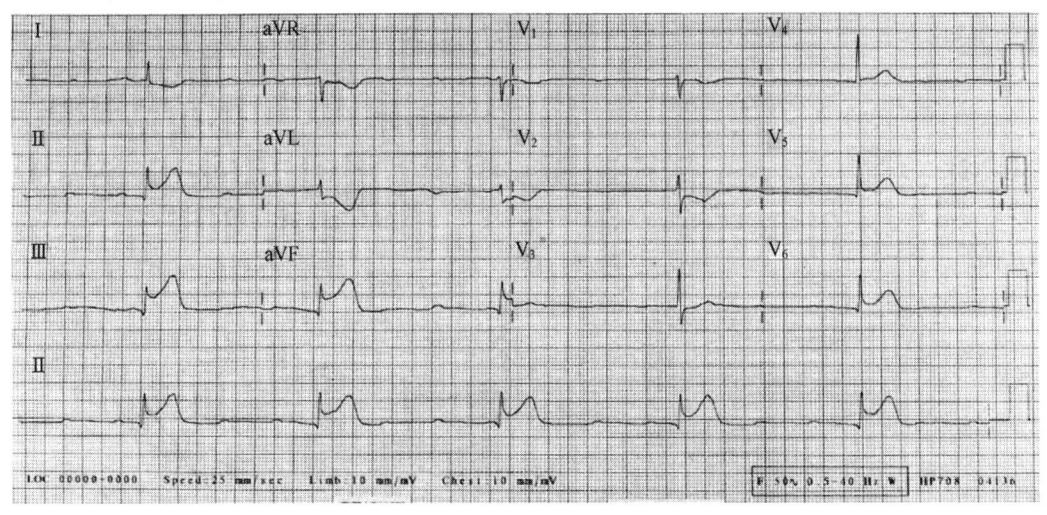

图 1-2-25　急性下壁心肌梗死合并完全性房室传导阻滞

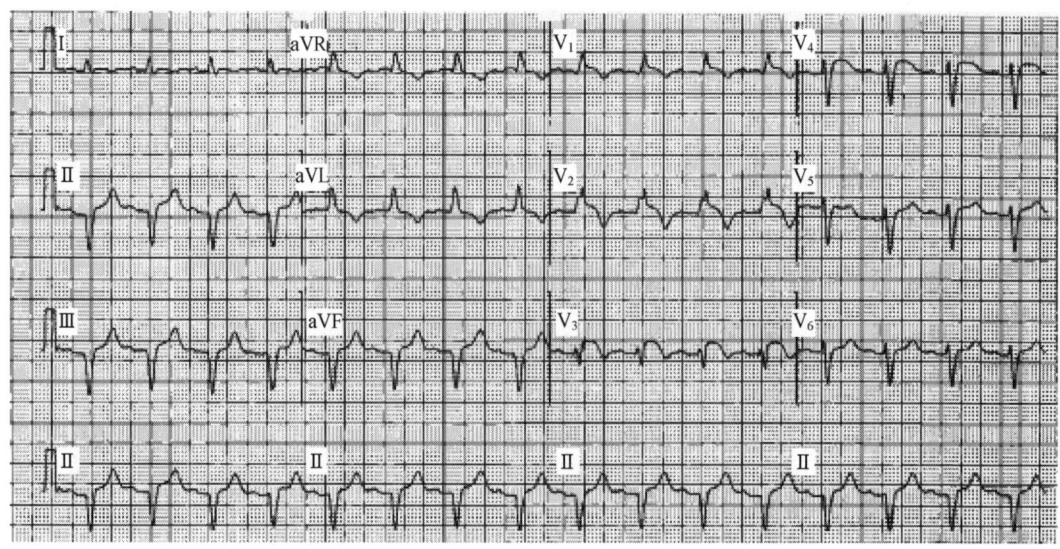

图 1-2-26　前壁心肌梗死伴右束支传导阻滞

（田　婷　陈步星）

参考文献

1. Macfarlane PW. Age, sex and the ST amplitude in health and disease. J Electrocardiol, 2001, 34 (suppl): 235-241.
2. Macfarlane PW, Browne D, Devine B, et al. Modification of ACC/ESC criteria for acute myocardial infarction. J Electrocardiol, 2004, 37 (suppl): 98-103.
3. 潘大明. 心电图学教程. 浙江: 浙江大学出版社, 2008.
4. 郭继鸿, 洪江主译. 周氏实用心电图学. 北京: 北京大学医学出版社, 2004.
5. Wagner GS, Macfarlane P, Wellens H, et al. AHA/ACCF/HRS recommendations for the standardization and interpretation of the electrocardiogram. Part Ⅵ: Acute ischemia/infarction a scientific statement from the American Heart Association Electrocardiography and Arrhythmias Committee, Council on Clinical Cardiology; the American College of Cardiology Foundation; and the Heart Rhythm Society. Circulation, 2009, 119: e262-e270.
6. 许玉韵, 胡大一. 心电图与冠状动脉造影. 北京: 人民卫生出版社, 2006.
7. Wang K, Asinger RW, Marriott HJ. ST-segment elevation in conditions other than acute myocardial infarction. N Engl J Med, 2003, 349: 2128-2135.
8. Ghuran AV, Camm AJ. Ischaemic heart disease presenting as arrhythmias. British Medical bulletin, 2001, 59: 193-210.
9. Maggioni AP, Zuanetti G, Franzosi MG, et al. Prevalence and prognostic significance of ventricular arrhythmias after acute myocardial infarction in the fibrinolytic era. GISSI-2 results. Circulation, 1993, 87: 312-22.
10. Cheema AN, Sheu K, Parker M, et al. Non-sustained ventricular tachycardia in the setting of acute myocardial infarction: tachycardia characteristics and their prognostic implications. Circulation, 1998, 98: 2030-2036.

11. Campbell RW, Murray A, Julian DG. Ventricular arrhythmias in first 12 hours of acute myocardial infarction. Br Heart J, 1981, 46: 351-357.
12. Zimetbaum PJ, Josephson ME. Use of the electrocardiogram in acute myocardial infarction. N Engl J Med, 2003, 348: 933-940.

第三章　心肌缺血心电图改变的发生机制

当心肌某一部分缺血时，将影响到心室复极的正常进行，并可以在与缺血区相关导联上发生 ST-T 异常改变。心肌缺血的心电图改变类型取决于缺血的严重程度、持续时间和缺血发生的部位。其发生机制主要与损伤电流有关。

一、心肌缺血与心电图 T 波改变的发生机制

缺血型心电图改变表现为复极时间延长即 T 波形态及方向改变。缺血型 T 波可高耸、平坦、双向及倒置，也可以呈降支与升支对称的深而尖的倒置 T 波，即冠状 T 波。

（一）心内膜下心肌缺血　该处心肌复极更加延长，但不影响复极程序，复极仍由心外膜面向内膜面进行。处于外膜面的正常心肌首先复极呈现正电位，尚未复极的内膜面缺血的心肌仍为负电位，此时复极产生的 T 波向量指向探查电极，探查电极靠近正电位侧，因此 T 波方向不变，仍为直立。最后当缺血处心肌复极形成正电位时其他部位心肌已经复极结束，失去了其他部位复极向量的综合效应，故 T 波为直立及高尖（图 1-3-1）。

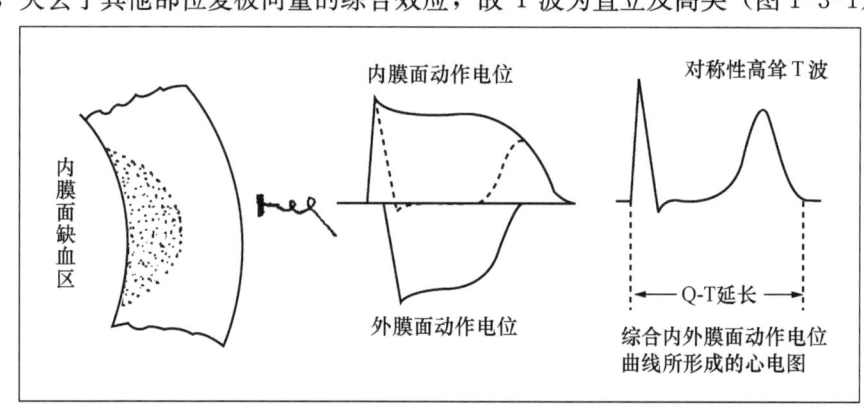

图 1-3-1　心内膜缺血 T 波变化　心内膜面缺血 T 波对称性高尖直立

（二）心外膜下心肌缺血　缺血处心肌复极延迟，迟于心内膜处的正常心肌而引起复极顺序逆转，即复极由心内膜开始向心外膜进行。处于内膜面的正常心肌首先复极，而缺血的心外膜心肌尚未复极，膜外电位仍呈相对的负性，于是出现与正常方向相反的 T 波向量。此时面向缺血区的导联记录出倒置的 T 波。最后当缺血处心肌复极形成正电位时其他部位心肌已复极结束，失去了其他部位复极向量的综合效应，故出现 T 波倒置且深而尖（图 1-3-2）。

二、心肌缺血与心电图 ST 段改变的发生机制

在心肌缺血时，除了可以出现 T 波改变外，还可以出现损伤型 ST 段改变。损伤型 ST 段偏移可表现为 ST 段压低及 ST 段抬高两种类型。ST 段偏移有 2 个原因：①动作电

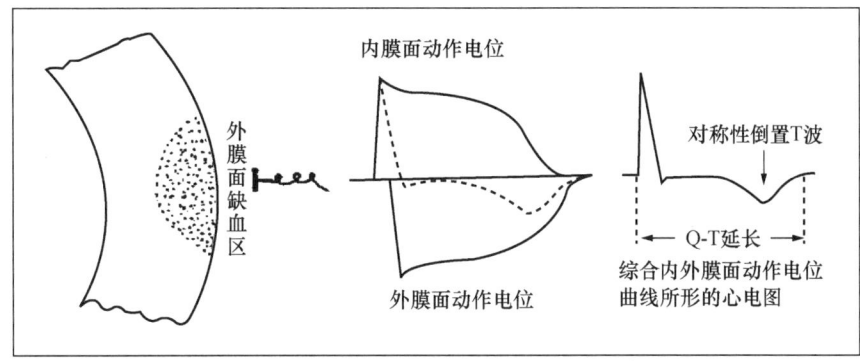

图 1-3-2　心外膜心肌缺血 T 波改变　心外膜面缺血 T 波对称性倒置

位缩短，并且振幅降低；②除极不全，即静息膜电位负值变小。心室动作电位缩短及振幅降低形成电位差，产生收缩期电流，除极形成的电位差则产生舒张期电流（图 1-3-3）。

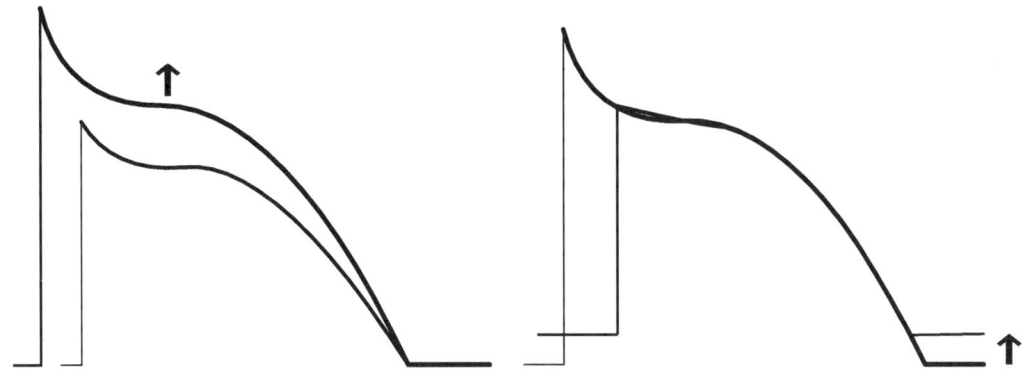

图 1-3-3　左侧的箭头表明，收缩期损伤电流产生的电位差使 ST 段发生移位；右侧的箭头表明，舒张期损伤电流产生的电位差使 T-P 段移位

收缩期损伤电流学说：心电收缩期是指动作电位期，即 0～3 相，正常情况下，除极结束后的 2 相无电流出现，不形成 ST 向量，故 ST 段呈一平段。正常心肌在除极后变为负电位，受损伤心肌则不能正常除极（除极波受阻），故除极后表现为低极化状态（除极不全），相对于正常心肌则仍为正电位，此时内外层心肌之间形成了电位差。因此在动作电位 2 相有损伤电流出现，形成 ST 向量，即引起 ST 段偏移，ST 方向指向损伤心肌（正电位）。如果损伤部位靠近心内膜，则心内膜心肌除极不全，除极结束后心内膜面心肌相对于心外膜正常心肌仍为正电位，ST 向量方向指向心内膜而背离探查电极，探查电极靠近负电位侧，故出现 ST 段压低。如果损伤部位靠近心外膜，ST 向量方向是指向心外膜而对向探查电极，探查电极靠近正电位侧，故出现 ST 段抬高。

舒张期损伤电流学说：心电舒张期指静息电位期，即第 4 相，相当于体表心电图的 TP 段。正常心肌在 4 相已完全恢复极化而无电流出现，故呈现一平段，即 T-P 段。若有损伤心肌存在，当正常心肌复极后呈现正电位，而受损伤心肌复极不全，其电位低于正常心肌，呈现负电位时，在复极后的 4 相即有损伤电流出现而引起 T-P 段偏移，其向量方向指向正常心肌，即正电位侧。心内膜下损伤时其损伤电流产生的向量方向对向探查电极，探查电极靠近正电位侧，故使 T-P 段抬高。由于习惯把 T-P 段作为基线，因此 ST 段相对于基线是压低的。心外膜下损伤时其损伤电流产生的向量方向背离探查电极，探查电极靠近负电位侧，故使 T-P 段压低，ST 段则相应抬高。

三、心肌缺血与缺血性 J 波的发生机制

缺血性 J 波发生的主要机制是由于缺血区的心外膜心肌和 M 细胞动作电位出现明显缩短，平台期消失，而其他正常的心外膜心肌和 M 细胞动作电位正常或延长，平台期明显存在心内外膜复极的不均衡。特别是在动作电位 2 相初始时，缺血可使心内外膜的瞬间外向钾电流（I_{to}）发生异常改变，导致心内外膜之间出现显著的电压梯度，形成 J 波，又由于上述机制易于形成 2 相折返，从而造成室性心动过速，严重者发生猝死。

（田　婷　陈步星）

参考文献

1. Macfarlane PW. Age, sex and the ST amplitude in health and disease. J Electrocardiol, 2001, 34 (suppl): 235-241.
2. Macfarlane PW, Browne D, Devine B, et al. Modification of ACC/ESC criteria for acute myocardial infarction. J Electrocardiol, 2004, 37 (suppl): 98-103.
3. 潘大明. 心电图学教程. 浙江：浙江大学出版社，2008.
4. 郭继鸿，洪江主译. 周氏实用心电图学. 北京：北京大学医学出版社，2004.
5. Wagner GS, Macfarlane P, Wellens H, et al. AHA/ACCF/HRS recommendations for the standardization and interpretation of the electrocardiogram. Part Ⅵ: Acute ischemia/infarction a scientific statement from the American Heart Association Electrocardiography and Arrhythmias Committee, Council on Clinical Cardiology; the American College of Cardiology Foundation; and the Heart Rhythm Society. Circulation, 2009, 119: e262-e270.

第四章　正确评估心电图在冠心病诊断中的作用

随着科学技术的迅速发展，先进的仪器和检查方法日益增多，这对于冠心病诊断和治疗水平的提高起着很大的推动作用，但是也带来了不可忽视的负性影响：对于基本的问诊、体检的忽视和不适当地滥用昂贵的诊断技术而浪费有限的资源。先进的仪器不能代替问诊和体检，如：对于心绞痛的诊断，只有通过正确的、细致的问诊才能明确是否有心绞痛，是劳力型还是自发型，是稳定型还是不稳定型。

静息心电图仍是冠心病诊断时最快捷、方便、经济的无创检查方法，在冠心病的诊断中占有重要地位，尤其心电图的异常改变及其动态变化是诊断冠心病的重要依据。利用心电图诊断冠心病有其实用性，但也有一定的局限性，尤其是静息心电图，稳定性冠心病患者中约50%以上静息心电图正常，所以静息心电图正常不能排除严重的冠状动脉病变。

第一节　心电图在心肌梗死中的诊断作用

心电图是诊断急性心肌梗死（AMI）的一种重要检查方法。检查技术简便易行、可靠，而且可多次重复进行一系列检查。在大多数 AMI 的病例中，进行一系列的心电图检查，可发现对 AMI 有诊断意义的心电图变化。AMI 的病例，约有 60% 根据第一次的心电图即可作出诊断，另有一部分病例第一次的心电图可能是正常的，而适时系列的心电图记录可明确诊断。约有 20% 的病例，虽心电图不正常，但未出现典型的心肌梗死的心电图变化，以致误诊或漏诊。因此，那种只有心电图才能诊断心肌梗死的观点是片面的，不正确的。然而，那种认为心电图在心肌梗死诊断方面所提供的信息只能供参考的看法也是不准确的。更重要的是，观察系列的心电图动态改变并紧密结合临床才能作出符合实际的判断。

一、心电图对心肌梗死的诊断价值

1. 明确心肌梗死的早期诊断：心电图诊断 AMI 敏感性高、特异性强，判断 AMI 病变部位的阳性率达 76%～99%。急性期记录一系列心电图，可以为临床提供重要的诊断和治疗依据。

2. 对典型的 Q 波心肌梗死可作出更细致、精确的诊断：可以显示心肌梗死的部位、范围、深度、病期、非心肌梗死区的心肌供血情况，以及合并心律失常的性质和类型。

3. 心电图负荷试验可以协助进行冠状动脉病变的诊断，评价有预后意义的解剖和功能性改变，评价运动耐力及治疗效果，指导患者出院后日常生活及判断预后。

二、冠状动脉介入治疗对 AMI 心电图诊断的影响

心肌梗死的部位和范围是按梗死相关冠状动脉的分布而形成的，临床常按解剖部位将

心肌梗死分为前壁心肌梗死、下壁心肌梗死或高侧壁心肌梗死，但这不一定反映闭塞的冠状动脉，例如下壁心肌梗死，其可能是右冠状动脉病变，也可能是回旋支病变，还可能是前降支主支的病变，因前降支可绕过心尖到达下壁为下壁供血；高侧壁心肌梗死可能是回旋支闭塞或前降支的对角支闭塞，一般对角支闭塞的可能性更大；左主干闭塞时心电图改变，理应是前降支加回旋支闭塞的改变，但一般可不出现 V_2～V_6、Ⅱ、Ⅲ、aVF、Ⅰ、aVL 导联 ST 段抬高，而出现 aVR、V_1 导联 ST 段抬高，且 ST 段在 aVR 导联抬高程度大于 V_1 导联，V_4～V_6 导联 ST 段下移，常伴Ⅱ、Ⅲ、aVF、Ⅰ、aVL 导联 ST 段下移。上述情况表明，心脏解剖定位不能精确反映出梗死相关冠状动脉所累及的梗死部位。但冠状动脉造影及介入治疗的开展使我们对心肌梗死心电图的认识有了大幅度的提高。

三、心电图在心肌梗死诊断中的局限性

尽管心电图已广泛应用于临床，且为诊断心肌梗死的重要客观依据，但尸检资料证明，根据常规导联心电图诊断 AMI，与尸检的符合率约为 50%～80%；陈旧性心肌梗死（OMI）病例心电图与尸检的符合率仅为 40%；OMI 与 AMI 并存者心电图与尸检的符合率也只有 50%。此外，有些正常的心电图或某些疾病所引起的心电图变化疑似心肌梗死的心电图变化，可误诊为心肌梗死。因此，仍存在相当一部分病例，心电图诊断有其局限性及困难，甚至发生误诊、漏诊，究其原因不外乎以下几种情况。

1. 未能及时检测心电图或及时重复检测心电图。AMI 发作后，需经过一定的时间，心电图上才能出现典型的变化。有一部分病例，在发病后大约第 3 天，心电图的变化有明显改善，甚或转变为正常，以后又出现 AMI 的典型表现。因此，适时重复记录心电图对诊断 AMI 是必要的。

2. 心电图变化不典型，特别是某些部位的 AMI 在常规 12 导联上未显示，又未采用附加导联。

（1）下壁 AMI：其心肌梗死图形表现于Ⅱ、Ⅲ、aVF 导联。若心脏为横位心，则 aVF 的 QRS 波很小，其 R 波及 S 波常不足 1mm，Q 波的辨认很困难，易误诊或漏诊。此外，不应仅根据Ⅲ导联出现的宽大 Q 波及倒置 T 波（$Q_ⅢT_Ⅲ$）诊断为下壁 AMI，因为此种波形可见于完全正常者。若同时出现 aVF 导联的明显 Q 波，则高度提示下壁 AMI。

还需注意，左束支传导阻滞（LBBB）或预激综合征时心电图在Ⅱ、Ⅲ、aVF 导联可呈现 QS 波，可被误认为是下壁 AMI。LBBB 或预激综合征心电图的 QS 波，在 Q 波的下降支有明显切迹，而下壁 AMI 心电图的 Q 波切迹则在其上行支上，仔细辨认，不难作出诊断。

（2）正后壁 AMI：常规 12 导联心电图上没有病理性 Q 波，只在对向后壁的 V_7～V_9 导联才能显示，但与之对应的 V_1～V_2 导联可出现高而宽的 R 波（振幅>4mm）及 T 波高尖直立。因此，在某些导联出现不正常的 R 波，其诊断意义与某些导联上出现不正常 Q 波的诊断意义相同。

（3）心房梗死：约占 AMI 的 1%～17%，临床上常漏诊，生前能诊断者较少。心电图上主要表现为 P-Ta 段移位，P-Ta 段为自 P 波开始至 Ta 波（心房复极）终末这一段时间，Ta 波位于 P-R 段（P 波结束至 QRS 波开始），并延伸至 QRS 波中，由于 Ta 波不易观察到，因此主要观察 PR 段的改变。当心室肌梗死合并有如下心电图改变和临床表现时，可考虑同时有心房梗死的可能：①系列检查中发现 P-R 段升高（≥0.5mm）或压低

（≥0.8～1.0mm）；②P波形态畸形并有动态变化；③在血流动力学稳定的情况下出现较为持久的房性异位心律。是否合并有心房梗死的临床意义并不重大，处理仍根据心脏和周身情况而定。

（4）无Q波心肌梗死：由于心电图不出现坏死性Q波，诊断主要依赖于临床症状（胸痛）及心肌损伤标记物的升高作出诊断。

3. 心电图上有其他不正常的表现、改变而掩盖了AMI的图形。

（1）复发性MI：再次出现AMI，其心电图变化受原有的心肌梗死的心电图变化的影响，以致不能显示出典型的表现。

（2）MI合并束支传导阻滞：参见本书第四篇第一章。

（3）MI合并预激综合征：参见本书第四篇第三章。

（4）利用室性期前收缩（早搏）诊断AMI：动物实验证明，室性早搏不论来自左室还是右室，其QRS波均无Q波（其QRS波为QS型者例外）。因此，若室性早搏的心电图图形有明显的Q波（不是QS型而是QR型者），则为诊断AMI的佐证（图1-4-1）。

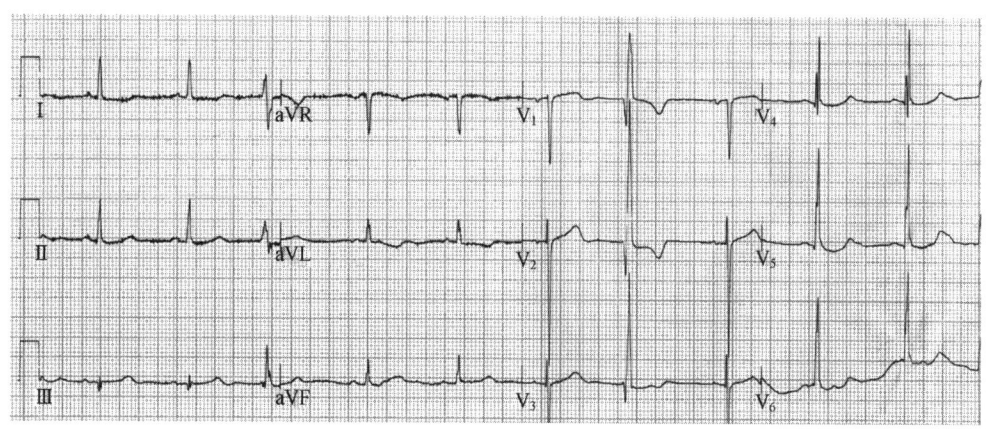

图1-4-1 患者女性，73岁，胸痛2天入院。肌钙蛋白（TnI）阳性。心电图未见坏死性Q波、缺血性ST-T改变。V_1～V_3导联可见室性早搏，呈qR型。冠状动脉造影证实左主干远端90%狭窄及前降支、右冠状动脉病变，诊断非ST段抬高型心肌梗死。

4. 某些疾病或病理生理过程可引起类似AMI的心电图改变

（1）肺源性心脏病：肺源性心脏病患者由于右室负荷过重致心脏顺钟向转位，胸前导联V_1～V_4甚至V_5、V_6均可出现Q波，可能误诊为前壁AMI。肺气肿慢性肺源性心脏病的这种胸导心电图的变化常伴有明显的R_{aVR}，使QRS_{aVR}呈qR型（电轴右偏所致）及肢体导联出现肺性P波（图1-4-2）。若胸导上ST段抬高，则应考虑伴发心肌梗死的可能。

肺栓塞急性肺源性心脏病主要是肺循环阻力突然升高，导致右心室及右心房的急性扩张和右心室劳损，心脏因之沿长轴发生顺钟向转位，所产生的影响可在心电向量图和心电图上表现出来，有些心电图表现可酷似心肌梗死（图1-4-3）：①P波：电轴右偏，出现肺性P波；②QRS波：电轴右偏，Ⅰ、aVL导联出现S波，Ⅲ、aVF导联出现Q波（同时V_1导联呈QR型，高度提示肺栓塞），V_1导联出现次R波或其振幅增加（尤其当伴有ST段抬高或正向T波时）；③ST段和T波：V_1导联ST段抬高（早期征象），胸前导联T波对称性倒置（24～48h），V_3～V_6导联T波倒置加深（$T_{V_3}>T_{V_6}$）。

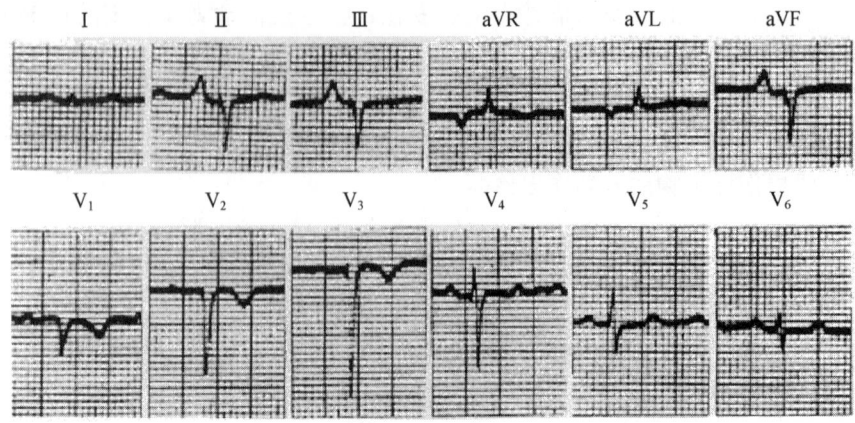

图 1-4-2 患者男，65 岁，肺气肿慢性肺源性心脏病，心电图酷似下壁、前间壁心肌梗死。冠状动脉造影未见血管狭窄。

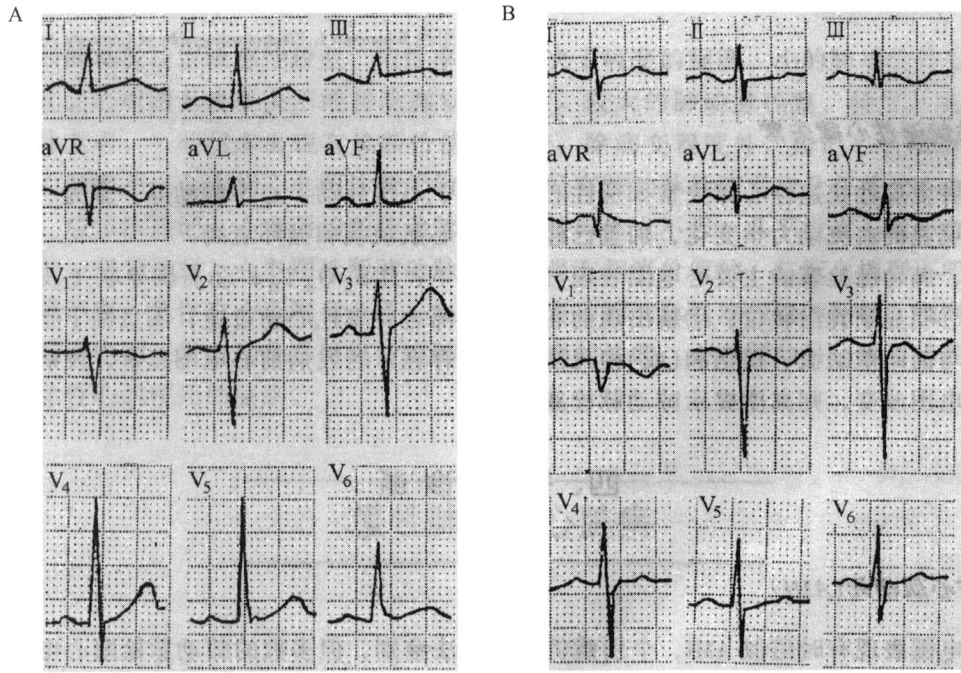

图 1-4-3 肺栓塞心电图 1 例

A：发病前心电图大致正常；B：发病后心电图 QRS 电轴右偏，肢导出现 $S_I Q_{III} T_{III}$，胸导呈顺钟向转位，$V_1 \sim V_3$ 导联 ST 段呈弓背状压低，T 波倒置。

(2) 心肌疾病：①肥厚型心肌病的几种心电图表现易与心肌梗死的心电图表现相混淆：胸前导联出现高大的 T 波或伴有 ST 段抬高，酷似 AMI 超急期改变；胸前导联 QRS 波呈 QS 型，酷似前壁间隔部心肌梗死（图 1-4-4）。但其所伴有的 QRS-ST-T 变化固定不变，不像 AMI 有其衍变过程，可资鉴别。②扩张型心肌病的异常 Q 波常出现在左胸导联，其次在肢体导联，可伴同一导联 T 波倒置。浸润型心肌病也可有异常 Q 波，超声心动图有助于鉴别诊断。③非缺血性的心肌损伤和坏死可改变心肌的电活动以致在心电图上出现病理性 Q 波及 ST-T 变化，酷似心肌梗死的变化（图 1-4-5）。

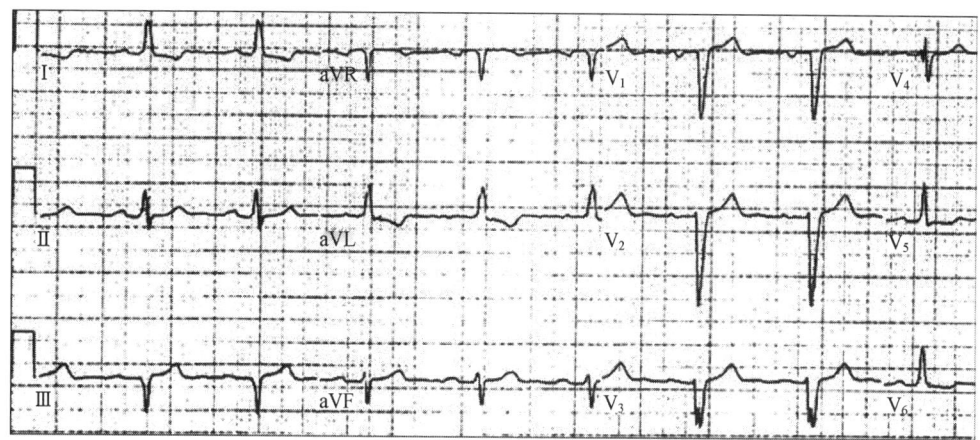

图 1-4-4　患者女性，42 岁，肥厚型心肌病。

心电图：V_1 导联 QRS 波呈 QS 型，$V_{2\sim3}$ 导联 R 波递增不良，V_4 导联 QRS 波呈 qrS 型，易误诊为前壁间隔部心肌梗死。冠状动脉造影检查未见血管狭窄。

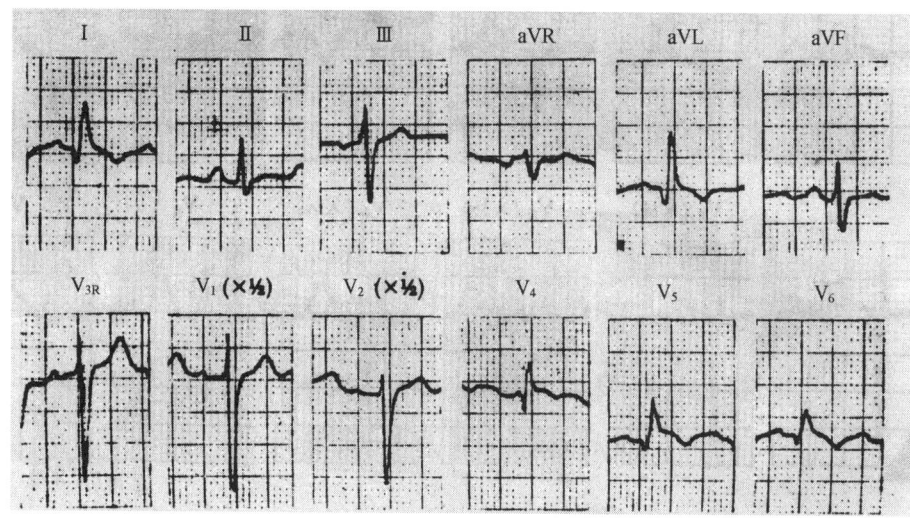

图 1-4-5　病毒性心肌炎心电图 1 例

心电图：Ⅰ、aVL、$V_{4\sim6}$ 导联 QRS 波呈 qR 型，$V_{4\sim6}$ 导联 ST 段轻度抬高，呈现急性侧壁心肌梗死的心电图改变，尸检示左室侧壁广泛病变。

（3）中枢神经系统疾病：脑血管疾病、颅内出血、蛛网膜下腔出血、颅内肿瘤、头部外伤等时心电图可出现 ST-T 改变。较典型的 ST-T 改变多在中、左胸导联有深而倒置 T 波，可与隐匿 U 波融合成宽大 T 波；或在 aVR、V_1 及Ⅲ导联出现宽而直立 T 波，伴弓背向上或水平位 ST 段抬高。演变迅速，数日可自行消失，一般不出现 Q 波（图 1-4-6）。根据 T 波的形态及其衍变不难与心肌梗死鉴别，T 波改变机制可能是应激引起大量儿茶酚胺释放直接损害心肌，或因左或右星状交感神经节、下丘脑交感神经节刺激失衡引起 T 波向量改变，又称为 Niagara 或交感介导性 T 波。

（4）消化系统疾病：急腹症患者如急性胰腺炎（多是坏死性）、急性胆囊炎伴或不伴感染性休克，胃溃疡患者进行迷走神经切除术后，因自主中枢神经受到刺激，大量儿茶酚

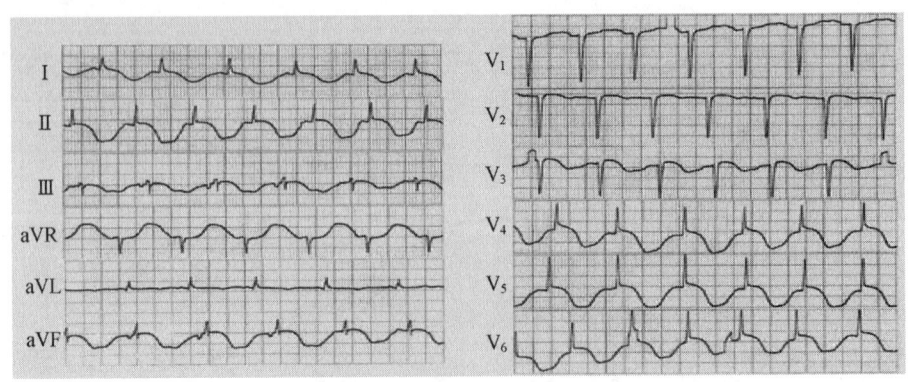

图 1-4-6 急性脑血管病心电图 1 例

Ⅱ、Ⅲ、aVF、$V_4 \sim V_6$ 导联出现巨大倒置 T 波，可见 U 波，QT 间期延长。

胺释放入血，可有胸导 V_2、V_3 巨大 T 波倒置伴或不伴 ST 段抬高或压低。其他系统疾病如严重贫血、严重胸廓畸形、漏斗胸亦可出现类似变化。

（5）电解质紊乱对 ST-T 的影响：电解质中血钾、血钙、血镁异常可引起 ST-T 改变。主要是离子浓度异常影响了心肌细胞跨膜电位，电解质浓度和活性的变化引起了心电图改变。①血钾浓度超过 5.5mmol/L 时，心电图可有高、尖、窄及锐升的 T 波，多在胸前导联，这是因心肌除极不同步引起的复极异常，QT 间期正常有别于超急期心肌梗死的高尖 T 波（图 1-4-7）。②低钾引起的心室复极延迟，在肢导和胸导可见 ST 段及 T 波渐进性压低，U 波振幅可逐渐升高而形成 TU 融合，也可表现为 U 波倒置。③钙离子浓度变化主要影响 ST 段的时限，使 ST 段水平延长从而影响 QT 间期。④低血镁、高血镁时无特征性心电图改变，低镁可加强低血钙或低血钾的心电图 ST 段或 U 波异常。

第二节 心电图在不稳定型心绞痛和慢性稳定型心绞痛中的诊断作用

一、不稳定型心绞痛

根据加拿大心血管病学会分类方法，不稳定型心绞痛（UA）包括：①新发心绞痛：新近 1 个月内发生，有加重趋势；②加重型心绞痛：心绞痛发作较前频繁，时间延长，程度加重；③静息心绞痛：休息时发作心绞痛，且持续时间 20min 以上。UA 的心电图可见 ST 段抬高，也可以没有抬高。多数 ST 段抬高者最终发生 Q 波性心肌梗死（QMI），少数发生非 Q 波性心肌梗死（NQMI）。没有 ST 段抬高者常发生 NQMI，少数发生 QMI。

ACC/AHA 处理不稳定型心绞痛和非 ST 段抬高型心肌梗死指南（2000 年第 1 版，2002 年第 2 版，2007 年再修改）指出：心电图对于 UA 患者可以早期提供独特和重要的诊断与预后信息，虽然 ST 段抬高早期猝死的危险性最高，但就诊时心电图 ST 段下移预示 6 个月时发生猝死的危险性最高，ST 段下移程度与危险性有很强的相关性。

心电图评估和处理 UA 患者的价值在于：（1）心电图不仅对临床怀疑为冠心病者提供关键证据，而且通过心电图异常的类型和程度还能提供有关预后信息：静息状态下有症状

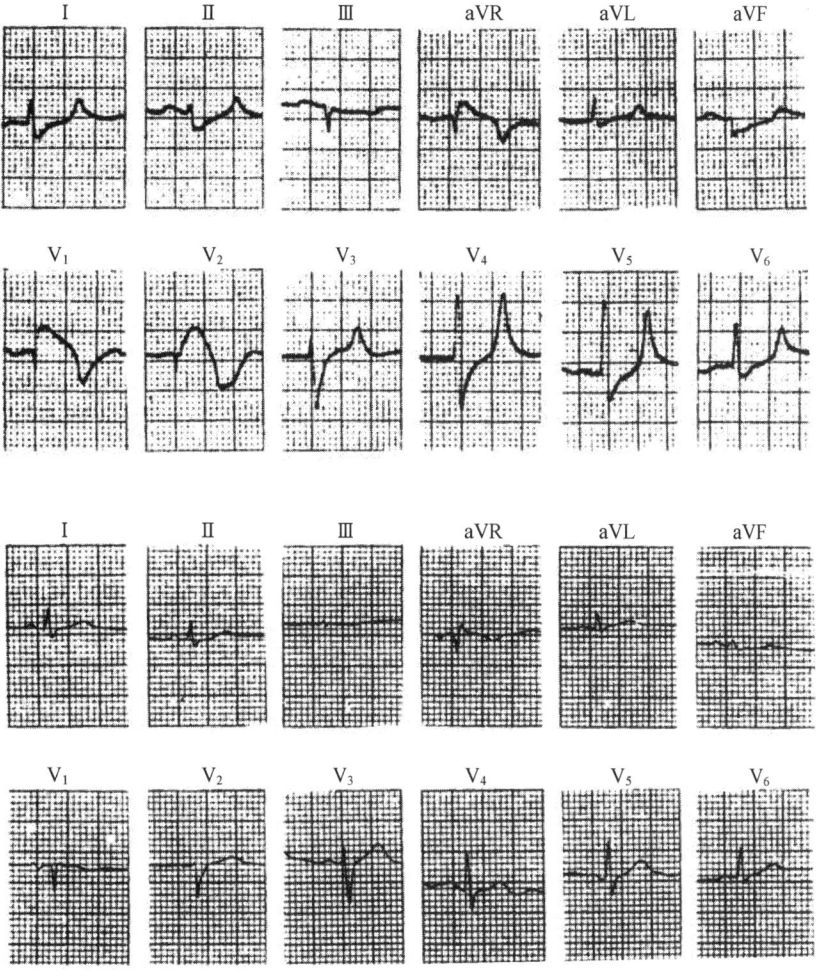

图 1-4-7 严重高血钾时心电图似前壁心肌梗死

A：血清钾升高时（8.1mmol/L）心电图：V_1、V_2 导联 ST 段明显抬高及 V_3~V_6 导联 QRS 波增宽，T 波高尖；B：血清钾纠正后（4.3mmol/L）心电图恢复正常。

时出现短暂 ST 段变化（≥0.05mV），并于症状缓解时消失，这种情况强烈提示急性心肌缺血，并极有可能有严重的冠状动脉病变。(2) 心电图在评估和处理急性心肌缺血患者的决策程序中占中心地位：①在至少 2 个相邻导联上 ST 段抬高≥0.1mV 的患者中，90% 以上最终确定为心肌梗死，此时应首先考虑急性再灌注治疗；②对于临床表现疑似急性冠状动脉综合征者，胸前导联明显的 T 波倒置强烈提示急性心肌缺血，特别是前降支有临界狭窄病变，这类患者仅给予药物治疗危险性高，血管成形术可逆转 T 波倒置。

二、慢性稳定型心绞痛

慢性稳定型心绞痛是指具有典型的心绞痛症状，在数周内无明显恶化。典型症状发生在心肌耗氧增加时，休息或服用硝酸酯类药物能很快缓解。

ACC/AHA 的处理慢性稳定型心绞痛指南（1999 年第 1 版，2002 年修改）指出：所有疑似心绞痛的患者都应记录静息时 12 导联心电图以排除非心脏性胸痛；胸痛发作时应行心电图检查。

心电图评估和处理慢性稳定型心绞痛患者的价值在于：（1）50%或更多的慢性稳定型心绞痛患者的静息心电图正常，但不能据此排除冠心病。这类患者中大约50%患者于胸痛时心电图异常，出现ST段抬高或下移有助于确定心绞痛。静息心电图上ST段下移或T波倒置的患者，胸痛时这些异常表现"假正常化"是可能有冠心病的另一个指标。（2）静息心电图异常者的危险性比静息心电图正常者高；心电图上有至少一个部位的OMI表现患者，心脏事件的危险性增加；出现持续性T波倒置常提示未来发生急性冠状动脉事件的可能性增加；心电图有各种传导阻滞、心房颤动、室性心律失常者提示心绞痛患者预后差。

综上所述，体表心电图作为一种经济简便、广泛应用、可重复的非创伤性检查方法，对冠状动脉心脏病特别是心肌梗死有着重要的实用价值。但是，不能单凭体表心电图ST-T改变来诊断冠心病，应结合临床资料作出正确判断，尤其是慢性ST-T改变，应寻找其引发疾病的原因。

（马建新）

参考文献

1. Eekhout E, Kern MJ. The coronary no-flow phenomenon: a review of mechanisms and therapies. Eur Heart J, 2007, 729.
2. 郭继鸿，洪江译. 周氏实用心电图学. 5版. 北京：北京大学医学出版社，2003，160-165.
3. Blake, TM. The Practice of Electrocardiography 5th ed. Totowa: Human Press Inc, 1994, 201-223.
4. Wagner GS. Practical Electrocardiography. 9th ed. Baltimore: Williams & Wilikins, 1994, 116-153.
5. Te-chuan Chou. Electrocardiography in Clinical Practice. 3rd ed. Philadelphia: WB Saunders Co, 1992, 259-507.
7. Goldschlager N, Goldman MJ. Principles of Clinical Electrocardiography. 13th ed. London: Appleton Lange, 1989, 300-310.
8. 方丕华. 冠心病指南中有关心电图的解读. 临床心电学杂志，2007，(16) 5：361-366.
9. 黄振平. 心电图诊断心肌梗死某些问题的评估. 中国临床保健杂志，1999，2：161-163.

第二篇 急性心肌梗死心电图诊断新进展

第一章　急性心肌梗死的再认识

一、急性心肌梗死的再认识

急性心肌梗死（acute myocardial infarction，AMI）的定义是由世界卫生组织（WHO）于1979年制定的。按照它的标准，至少符合以下两项的，将被诊断为心肌梗死：①典型心肌缺血症状（胸痛或胸闷不适）；②典型心电图变化；③血清心肌酶升高。

随着新的心肌生化标志物的临床应用和现代医学影像技术的进展，对急性心肌梗死的认识也在不断深入，因此有必要对心肌梗死进行重新认识和再次评价。欧洲心脏病学会（ESC）、美国心脏病学会（ACC）、美国心脏协会（AHA）和世界心脏联盟（WHF）联合临床、检验、心电图、心脏介入和公共卫生等方面专家共同组成的全球多学科协作团队达成共识，并于2007年10月联合发布了全球心肌梗死的统一定义。这个新的定义对以前的急性和陈旧性心肌梗死的诊断标准进行了更新。将急性心肌梗死的标准定义为：

（一）检测到心肌坏死的生化标志物（最好是肌钙蛋白，cTn）升高超过参考值上限（URL）99百分位值并有动态变化，同时伴有以下一项心肌缺血的证据：缺血性症状、心电图提示新发的缺血性改变（新发的ST段变化或左束支传导阻滞）、心电图提示病理性Q波形成或影像学证据提示新发的节段性室壁运动异常或存活心肌丢失。

（二）突发的心源性死亡（包括心脏停搏），通常伴有心肌缺血的症状、新发心电图缺血性改变或左束支传导阻滞和（或）经冠状动脉造影或尸检证实的新发血栓证据，但死亡常常发生在获取血标本或发现心肌酶学标志物升高之前。

（三）基线cTn水平正常者接受经皮冠状动脉介入治疗（PCI）后，如果心脏坏死生化标志物水平升高超过URL99百分位值，则提示围术期心肌坏死；如果心脏坏死生化标志物水平超过URL99百分位值的3倍，则定义为与PCI相关的心肌梗死。

（四）基线cTn水平正常者接受冠状动脉旁路移植术（CABG）后，如果心脏坏死生化标志物水平升高超过URL99百分位值，则提示围术期心肌坏死；如果心脏坏死生化标志物水平超过URL99百分位值的5倍，同时伴有以下任何一项：新发的病理性Q波、新发的左束支传导阻滞、冠状动脉造影证实新发桥血管或自身冠状动脉闭塞、新出现的存活心肌丢失的影像学证据，则定义为与CABG相关的心肌梗死。

（五）病理检查时发现急性心肌梗死。

二、新定义中急性心肌梗死的分型

在新的定义中，首次按病因将心肌梗死分为5型，即：

1型：自发性心肌梗死，由于原发的冠状动脉事件如斑块破裂等引起的心肌缺血；

2型：心肌梗死继发于心肌的供氧和耗氧不平衡所导致的心肌缺血，如冠状动脉痉挛、贫血、冠状动脉栓塞、心律失常或低血压等；

3型：心脏性猝死，有心肌缺血的症状和新出现的ST段抬高或左束支传导阻滞，但在采集血样之前就死亡；

4型：与因缺血性冠状动脉事件而进行的PCI相关的心肌梗死；

5型：与因缺血性冠状动脉事件而进行的CABG相关的心肌梗死。

其中，1型为经典的心肌梗死；2型在诊断时需要结合患者的具体情况，治疗主要针对原发疾病，而不是盲目地进行介入治疗；3型的危害最大，死亡率高，需要加强全民教育，特别是对高危患者要加强一级和二级预防；4型又分4a和4b两个亚型，4a型为PCI操作相关的心肌梗死，4b型为尸检或冠状动脉造影证实与支架血栓相关的心肌梗死；4型和5型实际上都是手术操作相关的并发症，但在实际工作中无法完全避免。

三、新定义中急性心肌梗死心电图改变

心电图改变一直是诊断心肌梗死以及判断梗死部位和梗死面积的重要手段，新的定义也对心肌梗死的心电图改变作了部分修正。心肌缺血的心电图改变定义为：

（一）新发生的ST段抬高在$V_2 \sim V_3$导联$\geq 0.2mV$（男性）或$\geq 0.15mV$（女性）和（或）其他导联$\geq 0.1mV$。

（二）两个相邻导联新出现的ST段压低$\geq 0.05mV$和（或）在R波为主或$R/S>1$的两个相邻导联T波倒置$\geq 0.1mV$。

（三）陈旧性心肌梗死的心电图改变定义为：$V_2 \sim V_3$导联的Q波宽度$\geq 0.02s$或呈QS型，或在Ⅰ、Ⅱ、aVL、aVF、$V_4 \sim V_6$导联Q波或QS波宽度$\geq 0.03s$且深度$\geq 0.1mV$。

（四）在以往的心肌梗死定义中，"后壁"一词是指紧邻隔面的左心室基底段，在新定义中已不再使用，建议使用"下基底部"。

（五）新的定义还建议，对于下壁心肌梗死患者应同时记录右胸导联（V_{3R}、V_{4R}）以明确是否合并右室梗死。

需要强调的是，心电图发生ST-T改变虽然反映了心肌缺血，但并不足以定义心肌梗死，最终的确诊需取决于心肌坏死生化标志物水平的升高。

（赵希哲　陈步星）

参考文献

1. Antman EM, Anbe DT, Armstrong PW, et al. ACC/AHA guidelines for the management of patients with ST-elevation myocardial infarction-executive summary：port of the American College of Cardiology/American Heart Association Task Force on Practice Guidelines (Writing Committee to Revise the 1999 Guidelines for the Management of patients with Acute Myocardial Infarction). Circulation，2004，110 (5)：588-636.
2. Antman EM, Hand M, Armstrong PW, et al. 2007 focused update of the ACC/AHA 2004 guidelines for the management of patients with ST-elevation myocardial infarction：a report of the American College of Cardiology/American Heart Association Task Force on Practice Guidelines. J Am Coll Cardiol，2008，51 (2)：210-247.

3. 方丕华，张澍. 心电学新进展. 北京：中国协和医科大学出版社，2008.
4. Wagner GS, Pahlm-Webb U, Olle P. Use of the 24-lead "standard" electrocardiogram to identify the site of acute coronary occlusion: A review paper. J Electrocardiol, 2008, 41: 238-244.
5. Trägårdh E, Claesson M, Wagner GS, et al. Detection of acute myocardial infarction using the 12-lead ECG plus inverted leads versus the 16 - lead ECG (with additional posterior and right - sided chest electrodes). Clinical physiology and functional imaging, 2007, 27 (6): 368-374.

第二章 ACC/ESC 的 ST 段抬高型心肌梗死的心电图诊断标准或等价标准

为了提高急性心肌梗死的心电图诊断水平，目前已有很多导联系统成为标准 12 导联心电图的补充方法，这些导联需要安放其他的电极，甚至需要全部的"体表图"。然而，如果我们以电极的空间位置综合考虑一下每个 12 导联的正向和负向电极的话，也可以从标准心电图中获得这些补充性数据，实际上是标准 12 导联的心电图翻转 180°，得到反向 12 导联，共 24 个导联，亦称为 24 导联心电图。可以这样认为：①ST 段压低等价于在标准导联的 ST 段抬高；②或者是负向或"反向"导联的 ST 段抬高等价于标准导联上的抬高。用一些或全部的反向标准导联来提供补充性的临床价值，没有增加电极的数量甚至没有改变标准的 10 个电极的部位。

标准 12 导联心电图上 ST 段的抬高已成为临床诊断急性心肌梗死的广为接受的方法。采用这些标准，对 ST 段抬高型心肌梗死（STEMI）诊断的特异性很高（98%），但其敏感性却很低（42%）。对左回旋支血管闭塞患者的敏感性尤其低。目前认为以 24 导联心电图的附加能力来定位受损或者潜在受损心肌的范围，能发现更小的梗死灶，并检出标准化导联可能漏诊的下基底部 AMI。

ACC/ESC 的 STEMI 的心电图诊断标准：在至少 2 个解剖上相邻的标准肢体导联（顺序从 aVL 到 Ⅲ，包括 aVR）上或者胸前导联 $V_4 \sim V_6$ ST 段抬高至少 0.1mV 或者胸前导联 $V_1 \sim V_3$ ST 段抬高至少 0.2mV。STEMI 等价标准：在至少 2 个解剖上相邻的导联或者在一个解剖上与显示 ST 段压低导联相邻的导联上出现 ST 段压低至少 0.1mV（或与 ST 段抬高导联相对位置或反向导联的相邻导联出现 ST 段压低，如 Ⅲ 导联 ST 段抬高和 aVL 导联 ST 段压低）（图 2-2-1，图 2-2-2）。

由主要的冠状动脉阻塞引起的急性透壁性心肌缺血可产生一个心外膜的损伤电流，此电流表现为朝向受累区域的 ST 段偏移。对于前降支的病变，心电图上的典型表现是胸前导联的 V_2 或 V_3 上 ST 段最大的抬高，右冠状动脉的病变表现为肢体导联 aVF 或 Ⅲ 的 ST 段最大抬高。然而，当回旋支供应后降支时，其急性阻塞的表现则代替为 V_2 或 V_3 上 ST 段最大的压低，这种 ST 段压低常常被错误地认为仅仅是心肌需求增加引起的缺血表现，因此 24 导联心电图显得非常重要。在 Martin 等研究的 58 例患者中，仅仅有 29 例可通过 ACC/ESC 的 STEMI 诊断标准鉴别出来，其余患者中的 20 例可以通过 STEMI 等价的 ST 段压低标准鉴别出来。不过，等价的 STEMI 标准的应用也把特异性从 97% 降低到 93%。Sadanandan 等在研究中用正反共 24 导联心电图来解释在有急性前壁心肌梗死时，在胸前导联典型 ST 段偏移的患者中肢体导联各种 ST 段偏移方向的意义。人们进行这项研究来检验一种假设，即联合胸前导联中表现为典型前壁和左侧壁导联的 ST 段偏移的急性前降支闭塞和在肢体导联表现为典型下壁导联 ST 段偏移的急性右冠状动脉闭塞，实际上是前降支远端闭塞的一个征象。相反，肢体导联中明显的 ST 段偏移是前降支近端闭塞的一个征象。

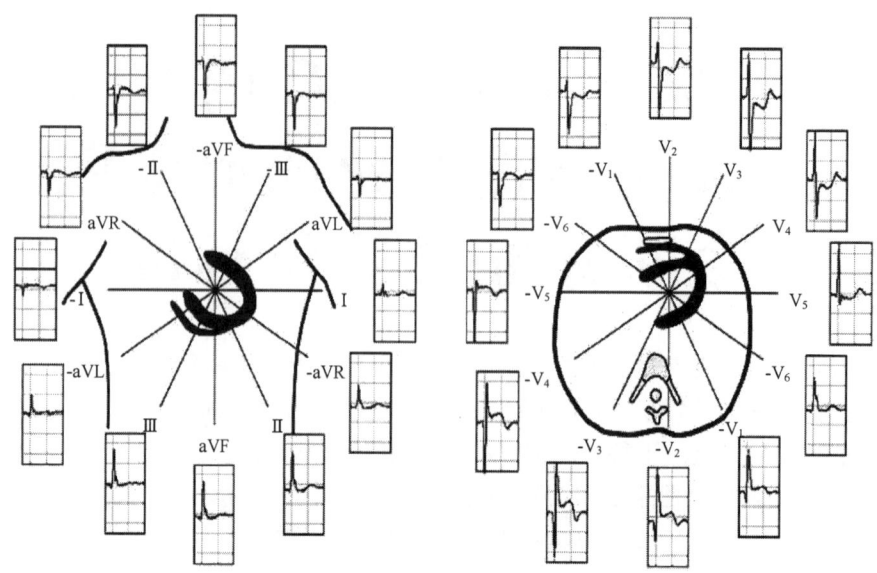

图 2-2-1　24 导联心电图

看出 $V_1 \sim V_5$ ST 段压低，但从 $-V_1 \sim -V_5$ 可见 ST 段抬高，提示急性后壁心肌梗死。

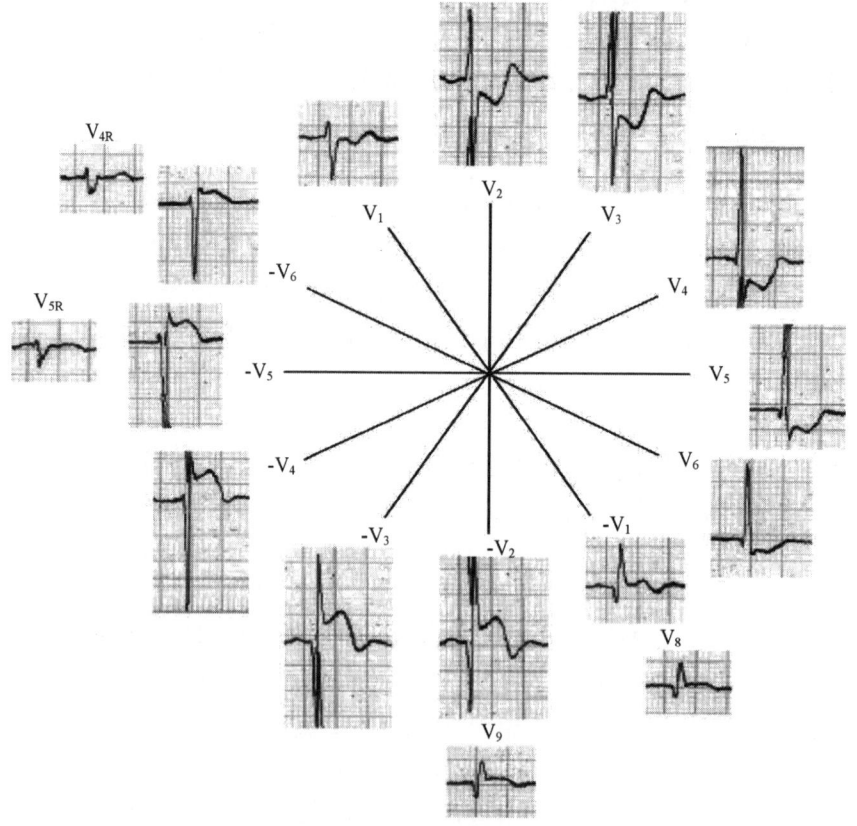

图 2-2-2　急性心肌梗死患者心电图

从标准 12 导联只可见 ST 段压低，但 24 导联可见 ST 段抬高，16 导联也可见 ST 段抬高（标准 12 导联加 V_8、V_9、V_{4R}、V_{5R}）。

尽管得到全部的反向 24 导联可为急性冠状动脉闭塞的诊断提供最高的敏感性，但是它还是会带来一个"不可接受的"特异性的降低。目前急性血栓性闭塞的治疗，无论是采用冠状动脉内的治疗还是静脉内再灌注治疗都要求有高水平的敏感性和特异性。Perron 等在选择性冠状动脉成形术中用治疗性球囊闭塞冠状动脉，对产生的 ST 段偏移方向进行了研究，他们以肢体导联的额面和胸前导联的横面钟表图作为研究的参考，附加的 V_1 导联和其他从 V_6 导联开始的顺钟向导联提供回旋支闭塞的诊断信息；附加的 $-aVF$ 导联和其他从 III 导联开始的顺钟向导联提供右冠状动脉闭塞的诊断信息；附加的 $-$III 导联和其他从 aVL 开始的逆钟向导联提供左冠状动脉对角支闭塞的诊断信息。得到的 12 反向导联中的 7 个导联可将只用标准 12 导联时 61% 的敏感性提高到 78%（$P \leqslant 0.01$），同时也将特异性从 96% 降到了 93%（$P = 0.06$）。$-aVR$ 导联可能对左室心尖部受累的诊断有用，aVR 导联已经被认为是诊断冠状动脉左主干闭塞的关键导联。

最近 Tragardh 等的报道考虑到一些基本问题，比如我们到底需要多少个心电图导联，附加的后壁和右侧电极是否能提供额外的诊断信息等。他们认为我们可以不用放置其他的电极而获得急性心肌梗死诊断的最多信息，要通过加上反向导联或者单一考虑 ST 段的偏移，而不是仅仅看标准 12 导联心电图的 ST 段抬高。但仍然需要进行进一步的研究，来判定下面几个方面的问题：

1. 对于反向导联的 ST 段抬高或者标准 12 导联的 ST 段偏移，比较两者的临床意义。
2. 在不同导联上 ST 段抬高或者压低的最佳诊断界值。
3. 与临床不可接受的特异性降低有关的 ST 段偏移。
4. 如何决定可提供无论是标准还是反向导联都无法反映的心脏电活动区域的附加电极的最佳放置位置。

这些研究的完成可以引领我们超越目前急性冠状动脉综合征领域中心电图的应用水平，对急性冠状动脉闭塞位置的判断和心肌梗死的危险心肌范围的评估也成为可能。这种标准心电图应用的创新可能会使患者诊断准确性有所提高，进一步选择恰当的再灌注治疗方法和判定标准，改善远期预后。

（赵希哲　陈步星）

参考文献

1. Antman EM, Anbe DT, Armstrong PW, et al. ACC/AHA guidelines for the management of patients with ST-elevation myocardial infarction-executive summary: port of the American College of Cardiology/American Heart Association Task Force on Practice Guidelines (Writing Committee to Revise the 1999 Guidelines for the Management of patients with Acute Myocardial Infarction). Circulation, 2004, 110 (5): 588-636.
2. Antman EM, Hand M, Armstrong PW, et al. 2007 focused update of the ACC/AHA 2004 guidelines for the management of patients with ST-elevation myocardial infarction: a report of the American College of Cardiology/American Heart Association Task Force on Practice Guidelines. J Am Coll Cardiol, 2008, 51 (2): 210-247.
3. Wagner GS, Pahlm-Webb U, Olle P. Use of the 24-lead "standard" electrocardiogram to identify the site of acute coronary occlusion: A review paper. J Electrocardiol, 2008, 41: 238-244.

4. Trägårdh E, Claesson M, Wagner GS, et al. Detection of acute myocardial infarction using the 12-lead ECG plus inverted leads versus the 16 - lead ECG (with additional posterior and right - sided chest electrodes). Clinical physiology and functional imaging, 2007, 27 (6): 368-374.
5. Martin TN, Groenning BA, Murray HM, et al. ST-segment deviation analysis of the admission 12-lead electrocardiogram as an aid to early diagnosis of acute myocardial infarction with a cardiac magnetic resonance imaging gold standard. J Am Coll Cardiol, 2007, 50: 1021-1028.
6. Sadanandan S, Hochman JSW, Kolodziej A, et al. Clinical and angiographic characteristics of patients with combined anterior and inferior ST-segment elevation on the initial electrocardiogram during acute myocardial infarction. Am Heart J, 2003, 146: 653-661.

第三章 非ST段抬高型心肌梗死的心电图诊断标准

对大量临床冠状动脉造影结果进行统计分析发现，非ST段抬高型心肌梗死（NSTEMI）大多数是由于多支冠状动脉病变、左主干病变或类似于左主干病变导致的。因此在治疗前应给予危险分层，并选择不同的治疗方法，才能减少患者的风险。危险分层主要依据临床症状、心电图表现和血清生化测定等方面。如心肌坏死生化标志物的典型升高和逐渐下降（cTnT或cTnI）或较快增高和下降（CK-MB），伴两个相邻导联新出现的ST段压低$\geqslant 0.05mV$，和（或）在R波为主或$R/S>1$的两个相邻导联T波倒置$\geqslant 0.1mV$，这是诊断NSTEMI的心电图标准。因此在疑诊为非ST段抬高型心肌梗死患者的诊断方法中，心电图依然保持着重要的地位。

一、12导联心电图

尽管目前各种有创或无创性检查技术，如冠状动脉造影术、心肌MRI或多排螺旋CT、冠状动脉造影技术等，大大增加了非ST段抬高型心肌梗死患者的早期诊断率，但不是所有的医院、诊室和急救车内都配备有这些大型仪器，而常规12导联心电图具有改变早、持续时间长、记录方法简单的特点，因此可为临床医生提供最初的线索。常见的心电图变化如下：

（一）ST段压低

心电图ST段的压低是非ST段抬高型心肌梗死的一个强烈指征，当患者心电图表现为ST段下移0.5mm以上时，随着ST段压低程度及出现导联的增多，心肌梗死诊断可能性也在增加，当6个或更多导联出现ST段下降1mm以上时，心肌梗死的诊断率可达96.5%。当压低发生在$V_2 \sim V_3$导联时提示左冠状动脉病变（敏感性为70%、特异性为96%），特别是那些伴有$V_1 \sim V_2$导联T波高尖的病例。广泛的ST段压低，最低点位于$V_4 \sim V_6$导联时常提示左前降支次全闭塞导致的侧壁心肌梗死，同时伴有T波高尖时特异性增强。以上NSTEMI患者中如果再出现侧壁（Ⅰ、aVL、V_5和V_6）导联ST段压低，其死亡率、出现冠状动脉三支病变或左主干病变的几率较不伴有这类改变的NSTEMI患者明显增加（图2-3-1）。

（二）T波倒置

对于胸痛症状明显并伴有动态T波倒置改变的患者，要警惕NSTEMI，对于深度超过1mm的对称性T波，若出现在胸前导联常与冠状动脉的左前降支病变相关。但仅凭T波倒置来诊断NSTEMI是十分困难的。如果临床有明确的心源性胸痛，或者有血清心肌坏死生化标志物水平升高，可以提示NSTEMI的诊断。此种情况下，动态观察及择期行冠状动脉造影无疑是十分必要的（图2-3-2）。

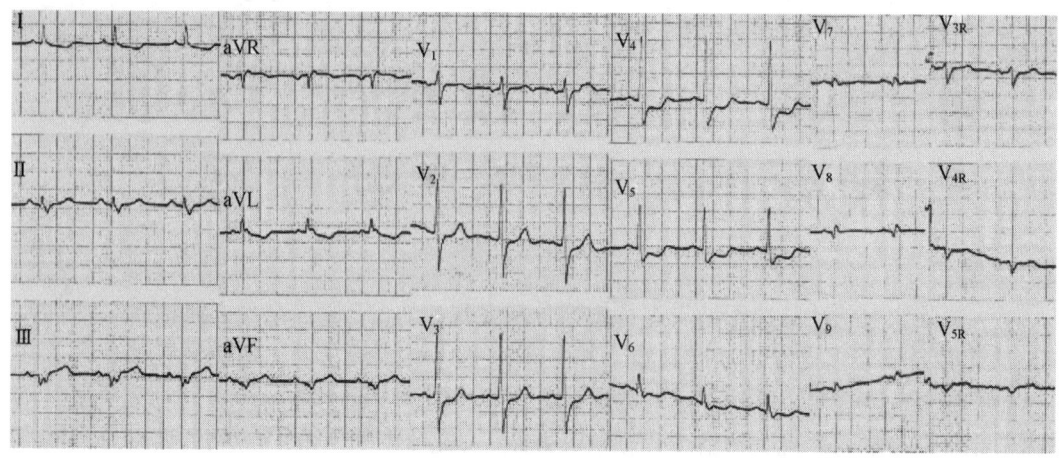

图 2-3-1　非 ST 段抬高型心肌梗死心电图

心电图显示Ⅲ、aVF 导联呈 w 型有胚胎 r，Ⅱ导联呈 qRs 型，T 波直立，aVR 导联 QRS 波有初始的小 r 波，Ⅰ、aVL 导联 ST 段斜行压低伴 T 波倒置，$V_7 \sim V_9$ 呈 QR 型，V_2 呈 Rs 型，R 波振幅增高，$V_4 \sim V_6$ ST 段明显压低（Ⅰ、Ⅱ、aVL、$V_2 \sim V_6$ ST 段均压低）。冠状动脉造影显示前降支近中段弥漫性病变，最严重狭窄为 90％，回旋支第一钝缘支开口次全闭塞，回旋支在第二钝缘支发出后 100％闭塞，右冠状动脉近段 100％闭塞。

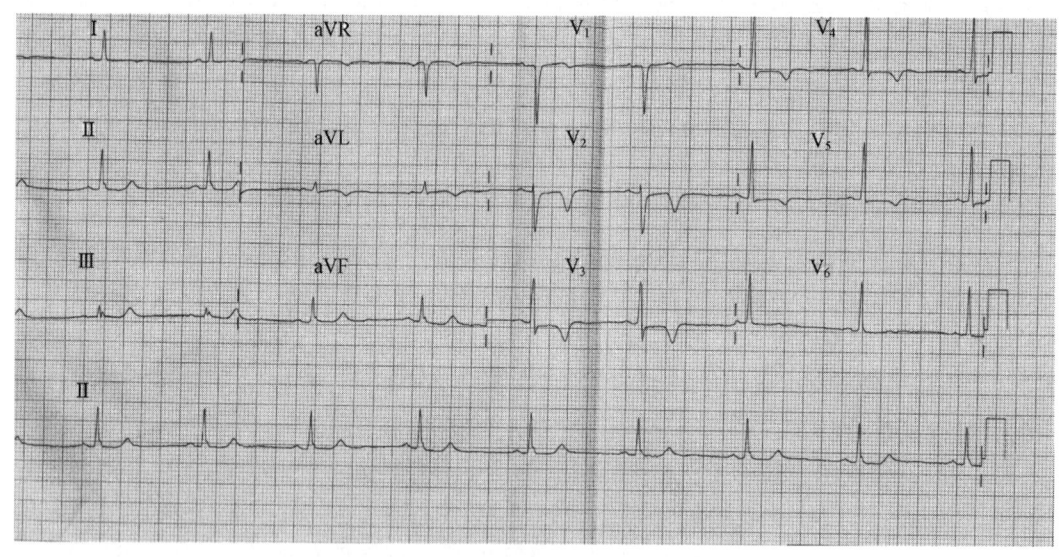

图 2-3-2　非 ST 段抬高型心肌梗死心电图

心电图显示 $V_2 \sim V_5$ 导联 ST 段压低 0.1～0.2mV，T 波倒置，Ⅱ、Ⅲ、aVF 导联 QRS 波终末段有明显切迹，心肌酶谱增高。冠状动脉造影结果显示三支血管病变，前降支近中段弥漫性病变，最窄处为 99％，回旋支近中段弥漫性病变，近中段 80％～90％狭窄，中远段 80％～90％狭窄，右冠状动脉近段管壁不规整，从右室支起始部以远完全闭塞。

（三）aVR 导联

目前发现 aVR 导联 ST 段抬高预示着患者住院死亡率、三支病变或左主干病变发生率增加（可达 66％以上）。研究认为 aVR 导联对应右室流出道和室间隔基底部，aVR 导联

ST 段的改变可见于以下几种情况：①左室侧壁导联（Ⅰ、aVL、V_5 和 V_6）心肌缺血或梗死，aVR 导联作为对应导联出现镜像性 ST 段改变；②室间隔基底部缺血或梗死，导致这种情况出现的原因包括左主干病变、前降支近端病变和三支病变；③非缺血性改变，aVR 导联 ST 段的改变还可见于肺栓塞和心律失常（图 2-3-3）。

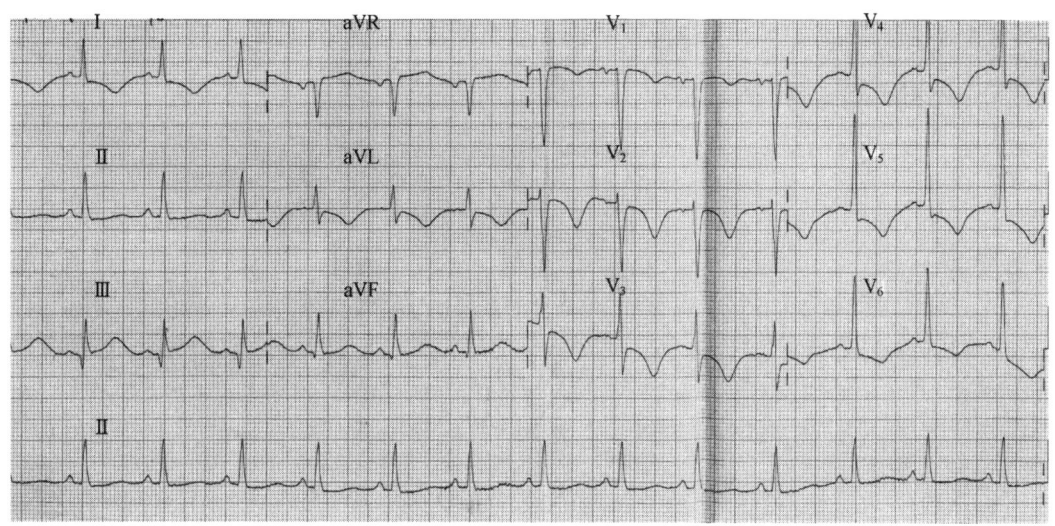

图 2-3-3　非 ST 段抬高型心肌梗死心电图（aVR 导联 ST 段抬高）

心电图显示Ⅲ、aVF 导联 ST 段轻度抬高伴 qR 型，Ⅰ、aVL 导联 ST 段压低 0.1mV，T 波倒置，aVR 导联 ST 段抬高 0.1mV，V_1～V_6 导联 T 波倒置，V_3～V_6 导联 ST 段压低 0.1～0.3mV。冠状动脉造影结果显示双支血管病变，前降支中段第一对角支发出后弥漫性 95％狭窄，中远段 70％局限性狭窄，第一对角支粗大，开口 70％狭窄，中段两处 70％～80％狭窄，回旋支细小，无明显狭窄，右冠状动脉全程弥漫性病变，近段窦房结发出后 99％狭窄，狭窄后有原发性夹层，远段后三叉前 100％闭塞。

二、容易与 NSTEMI 混淆的其他 ST-T 改变的因素

心电图诊断非 ST 段抬高型心肌梗死的主要障碍是患者合并出现以下易混淆的其他因素，即左束支传导阻滞、右束支传导阻滞、左心室高电压、起搏心电图。右束支传导阻滞不影响 QRS 起始向量，因而不影响病理性 Q 波的形成，左束支传导阻滞影响 QRS 起始向量，因此可掩盖或改变 Q 波的形成。心肌梗死合并有新发左束支传导阻滞的患者有很高的死亡率，因此这种高度提示冠状动脉阻塞的心电图必须引起内科医生的重视并给予积极的治疗。Sgarbossa 等提出在左束支传导阻滞患者中诊断心肌梗死的 3 个独立征象：①在 QRS 主波向上的导联出现 ST 段上抬大于 1mm 以上；②V_1～V_3 导联 ST 段压低 1mm 以上；③QRS 主波向下的导联 ST 段抬高 5mm 以上。已经证实这些指标在临床诊断中有很大帮助。详见其他章节。

三、增加导联

胸痛而 12 导联正常的患者，约 10％为急性冠状动脉综合征的患者。因此获得更多的心电信息很重要，增加记录的导联数可以达到这一目的，增加后壁导联 V_7～V_9 可以提高对后壁心肌梗死的诊断，增加 V_{4R}、V_8、V_9 三个导联可以使心肌梗死的诊断率从 47％提

高到 59%，但不增加特异性。

可通过增加胸导联的检查范围来提高心电图诊断的敏感性，包括检测右室、高侧壁、后壁等范围的心电信号。随着非 ST 段抬高型心肌梗死病例数目不断增长，临床中越来越重视这类疾病的早期诊断。心电图技术作为早期诊断工具，尽管提供的信息有限，但是由于其使用方便、及时、普及、经济，且在病房、急诊室、基层医院及急救车内普遍使用，所以心电图在 NSTEMI 诊断中的地位不可替代，它可以帮助心内科及其他内科医生更好地诊断和评估患者的风险程度。

（赵希哲　陈步星）

参考文献

1. Antman EM, Anbe DT, Armstrong PW, et al. ACC/AHA guidelines for the management of patients with ST-elevation myocardial infarction-executive summary: port of the American College of Cardiology/American Heart Association Task Force on Practice Guidelines (Writing Committee to Revise the 1999 Guidelines for the Management of patients with Acute Myocardial Infarction). Circulation, 2004, 110 (5): 588-636.
2. Antman EM, Hand M, Armstrong PW, et al. 2007 focused update of the ACC/AHA 2004 guidelines for the management of patients with ST-elevation myocardial infarction: a report of the American College of Cardiology/American Heart Association Task Force on Practice Guidelines. J Am Coll Cardiol, 2008, 51 (2): 210-247.
3. Wagner GS, Pahlm-Webb U, Olle P. Use of the 24-lead "standard" electrocardiogram to identify the site of acute coronary occlusion: A review paper. J Electrocardiol, 2008, 41: 238-244.
4. Trägårdh E, Claesson M, Wagner GS, et al. Detection of acute myocardial infarction using the 12-lead ECG plus inverted leads versus the 16-lead ECG (with additional posterior and right-sided chest electrodes). Clinical physiology and functional imaging, 2007, 27 (6): 368-374.
5. Martin TN, Groenning BA, Murray HM, et al. ST-segment deviation analysis of the admission 12-lead electrocardiogram as an aid to early diagnosis of acute myocardial infarction with a cardiac magnetic resonance imaging gold standard. J Am Coll Cardiol, 2007, 50: 1021-1028.
6. Sadanandan S, Hochman JSW, Kolodziej A, et al. Clinical and angiographic characteristics of patients with combined anterior and inferior ST-segment elevation on the initial electrocardiogram during acute myocardial infarction. Am Heart J, 2003, 146: 653-661.
7. Perron A, Lim T, Pahlm-Webb U, et al. Maximal increase in sensitivity with minimal loss of specificity for diagnosis of acute coronary occlusion achieved by sequentially adding leads from the 24-lead electrocardiogram to the orderly sequenced 12-lead electrocardiogram. J Electrocardiol, 2007, 40: 463-469.
8. Tragardh E, Engblom H, Pahlm O. How many ECG leads do we need? Cardiol Clin, 2006, 24: 317-330.
9. Wagner GS, Macfarlane P, Wellens H, et al. AHA/ACCF/HRS Recommendations for the Standardization and Interpretation of the Electrocardiogram. J Am Coll Cardiol, 2009, 53: 1003-1011.

第四章 AHA/ACCF/HRS 关于梗死相关动脉的心电图分析

目前诊断心肌梗死和缺血的心电图，是通过测量解剖学相邻 2 个和 2 个以上导联的 J 点的变化值来判断的。这些 ST 段的抬高和降低与梗死的区域密切相关，这些区域与相关冠状动脉也密切相关，因此，ST 段的抬高和降低与冠状动脉病变密切相关，目前也已发表了大量有关心电图与冠状动脉造影对比分析的资料。

前壁心肌梗死与前降支闭塞有关，心电图表现为 $V_1 \sim V_6$ 导联的 ST 段一部分或全部抬高。不论前降支近端还是远端闭塞，心电图均表现为胸导 ST 段抬高，其他导联可能有 ST 段的抬高和压低。如果在第一对角支和第一间隔支以上的前降支闭塞，梗死范围包括左室前壁，还包括侧壁和室间隔。心电图表现：$V_1 \sim V_4$、Ⅰ、aVL 导联的 ST 段抬高，有时也包括 aVR 导联；ST 段压低出现在 Ⅱ、Ⅲ、aVF 导联，有时也包括 V_5 导联。如果在第一对角支和第一间隔支以下的前降支近端闭塞，心电图不表现 V_1、aVL、aVR 导联的 ST 段抬高，在 Ⅱ、Ⅲ、aVF 导联上多无 ST 段压低。如果在第一对角支和第一间隔支出现闭塞，梗死涉及室间隔，心电图 V_1 导联 ST 段将不会升高，ST 段向量朝向 aVL 方向，因此 aVL 导联 ST 段升高，相反 Ⅲ 导联 ST 段压低。

Ⅱ、Ⅲ、aVF 导联 ST 段抬高，表示下壁心肌梗死，与右冠状动脉和回旋支有关。但是与右冠状动脉还是与回旋支有关，取决于后降支由哪支冠状动脉发出。右冠状动脉闭塞，ST 段向量朝向右侧，Ⅲ 导联的 ST 段变化＞Ⅱ 导联，可在 Ⅰ、aVL 导联出现 ST 段压低。在右冠状动脉近端闭塞，可同时出现右室梗死，心电图可出现 V_{3R}、V_{4R} 导联 ST 段抬高，有时也可能在 V_1 导联出现 ST 段抬高，其中 V_{4R} 导联最有价值。回旋支闭塞，ST 段向量朝向左侧，Ⅱ 导联的 ST 段变化超过 Ⅲ 导联，在 Ⅰ、aVL 导联的 ST 段可无变化或出现抬高。

总之，冠状动脉闭塞部位与心肌梗死定位之间有良好的相关性，可以用心电图来无创性分析梗死相关血管（IRA）；但由于诸多因素（如多支血管病变、病变部位及严重程度、有无侧支循环等）对心肌梗死定位有一定的影响，因此心电图对判断梗死相关动脉仍存在一定的局限性与难点。

（赵希哲 陈步星）

参考文献

1. Antman EM, Anbe DT, Armstrong PW, et al. ACC/AHA guidelines for the management of patients with ST-elevation myocardial infarction-executive summary: port of the American College of Cardiology/American Heart Association Task Force on Practice Guidelines (writing committee to revise the 1999 guidelines for the management of patients with acute myocardial infarction). Circulation, 2004,

110 (5): 588-636.
2. Antman EM, Hand M, Armstrong PW, et al. 2007 focused update of the ACC/AHA 2004 guidelines for the management of patients with ST-elevation myocardial infarction: a report of the American College of Cardiology/American Heart Association Task Force on Practice Guidelines. J Am Coll Cardiol, 2008, 51 (2): 210-247.
3. Martin TN, Groenning BA, Murray HM, et al. ST-segment deviation analysis of the admission 12-lead electrocardiogram as an aid to early diagnosis of acute myocardial infarction with a cardiac magnetic resonance imaging gold standard. J Am Coll Cardiol, 2007, 50: 1021-1028.
4. Sadanandan S, Hochman JSW, Kolodziej A, et al. Clinical and angiographic characteristics of patients with combined anterior and inferior ST-segment elevation on the initial electrocardiogram during acute myocardial infarction. Am Heart J, 2003, 146: 653-661.
5. Perron A, Lim T, Pahlm-Webb U, et al. Maximal increase in sensitivity with minimal loss of specificity for diagnosis of acute coronary occlusion achieved by sequentially adding leads from the 24-lead electrocardiogram to the orderly sequenced 12-lead electrocardiogram. J Electrocardiol, 2007, 40: 463-469.
6. Tragardh E, Engblom H, Pahlm O. How many ECG leads do we need? Cardiol Clin, 2006, 24: 317-330.
7. Wagner GS, Macfarlane P, Wellens H, et al. AHA/ACCF/HRS Recommendations for the standardization and interpretation of the electrocardiogram. J Am Coll Cardiol, 2009, 53: 1003-1011.

第五章 巨"R"波形 ST 段抬高的特性及其临床意义

［本文引自吴祥，蔡思宇. 巨 R 波形 ST 段抬高的特性及其临床意义. 中华心血管病杂志，2004，32（8）.］

以往根据心电图出现病理性 Q 波、ST 段移位及 T 波改变，将心肌梗死（MI）分为急性、亚急性和陈旧性 3 个时期。近年发现，MI 早期心电图多不能显示 MI 典型图形，往往只有 ST-T 改变。本文旨在探讨超急性期 MI 罕见的"巨 R 波形"ST 段抬高的特性及其临床意义。

一、巨"R"波形（GRWS）ST 段抬高的特性

1993 年 Madias 首先提出 GRWS ST 段抬高的概念，其常见于 MI 超急性期，尤其是前壁 MI，偶见于下壁。此外，还可见于心肌急性严重缺血时，如不稳定型心绞痛、变异型心绞痛以及运动负荷试验、心房起搏及经皮腔内冠状动脉成形术（PTCA）中。GRWS ST 段抬高的心电图表现为：①QRS 波与 ST-T 融合在一起，ST 段呈尖峰状抬高或下斜，J 点消失。R 波下降支与 ST-T 融合浑然成一斜线下降，致使 QRS 波、ST 段与 T 波形成单个三角形，呈峰尖边直底宽的宽波，难以辨认各波段的交界，酷似巨 R 波形。Madias 称之为"GRWS 心电图综合征"。②GRWS 常出现在 ST 段抬高最明显的导联，这与 ST 向量的方向不同有关。指向缺血坏死区域的导联 ST 段抬得最高，最易出现 GRWS；而与心肌缺血坏死垂直描记的导联 ST 段偏移最小，R 波振幅变化亦小甚或正常。③急性心肌缺血损伤时，R 波增高的幅度变化范围很大，可以是轻中度增高，亦可形成 GRWS，需有缺血发作前心电图对照，才能准确判断增高幅度。④出现 GRWS 时，S 波减小，且 ST 段抬高与 S 波减小呈正比，凡 ST 段抬高最显著导联 S 波减小也最明显甚或消失，但在一系列心电图改变中，QRS 波起始向量不变。⑤QRS 波本身时限可略增宽，QT 间期亦可相应轻微延长。

出现 GRWS 时需与其他心电图异常鉴别，如束支传导阻滞。规则的 GRWS 连续出现，特别当心率增快时，P 波融合于前面 T 波中不易辨认，易误诊为室性心动过速（室速）或室上性心动过速（室上速）伴束支传导阻滞（或室内差异性传导），需要加以鉴别。如能同步描记 12 导联心电图并仔细分析不难判断。室速或室上速者各个导联均见异常快速激动，而 GRWS 仅见于病变受累导联，如某一导联可辨认出 P 波或可见 R 波与 ST-T 融合的切迹和一定弧度，则有利于 GRWS 的诊断。

二、发生率

确切发生率尚不清楚，动物实验中 GRWS 很常见。David 等对 9 条犬的实验性急性冠

状动脉缺血模型中,于心表心电图均记录到 GRWS 图形,Barnhill 等在 7 条犬实验性缺血模型中,5 条犬也记录到此 GRWS。但临床上尚属罕见,推测有以下原因:①GRWS 常于心绞痛发作 1 小时或数小时内出现,此时患者可能尚未入院,缺乏心电图记录;②GRWS 一般呈一过性,仅持续数分钟,心肌缺血一旦改善或恶化即消失,非连续记录则易漏诊;③在发病早期,严重心肌缺血损伤或小灶性坏死只局限于心内膜下心肌,使典型的超急性心肌损伤图形在很短时间内未能显露;④可能将 GRWS 误判为室性心动过速或室上性心动过速伴束支传导阻滞及室内差异性传导;⑤人体体表心电图记录导联数少,阳性率低。据推测 GRWS 的实际发生率比文献报道要多,需结合病史,并进行连续心电图观察才能作出正确判断。近年来报道,在 PTCA 术中连续进行 3 导联动态心电图记录,可提高 GRWS 检出率。

三、发生机制

传统认为 R 波振幅高低与左室内径及心腔血容量有关,当心腔血容量增多,R 波振幅增高,称为 Brody 效应,但临床上未取得一致意见。此外,心率、胸壁厚度及肺容量均可引起 QRS 波振幅变化。近年来研究发现心室内传导延缓是影响 QRS 波振幅的主要决定因素。

(一) 缺血周围阻滞

MI 超急性期,急性损伤使心肌组织传导缓慢,除极过程通过损伤区减慢,致使心室除极终末激动延迟。此种传导延迟现象称为缺血周围阻滞,适时描记心电图可记录到 GRWS。由于心肌组织尚未坏死,故仅呈现 GRWS ST 段抬高,而无病理性 Q 波出现(图 2-5-1)。GRWS 出现的 R 波增高,可能是由于终末心室除极向量不再被远侧健康部位心室肌较早的除极向量所平衡或抵消所致。GRWS 出现的 QRS 波增宽主要是 R 波降支与 ST-T 融合酷似"R 波",致使 QRS 波增宽。MI 超急性期室内传导障碍引起 QRS 波增宽并不常见,但心肌局部严重缺血引起传导障碍可使 QRS 波轻微增宽及 QT 间期相应延长。David 等在犬实验性超急性期心肌缺血模型中,从 Frank 导联记录 R 波振幅及心室内传导时间,观察到在结扎冠状动脉后 2~3min 内缺血区传导速度呈同步双相反应:初始 30s 缺血区心室传导加速,R 波振幅之和(ΣRWA)降低,于第 2 相时缺血区心室传导减慢,ΣRWA 增大。提示急性心肌缺血时,R 波振幅取决于心室内传导速度,而不单是血流动力学改变。Barnhill 等对 5 例变异型心绞痛患者于心绞痛发作时记录正交导联心电图,同时对 7 条实验性急性心肌缺血模型犬进行电生理检查,观察缺血区 R 波振幅变化,发现 QRS 波振幅变化与心肌内传导速度密切相关。强烈提示变异型心绞痛发作时,缺血区内心肌传导速度减慢,引起心室终末除极延迟,最终导致 QRS 波终末 40ms 电压增高。

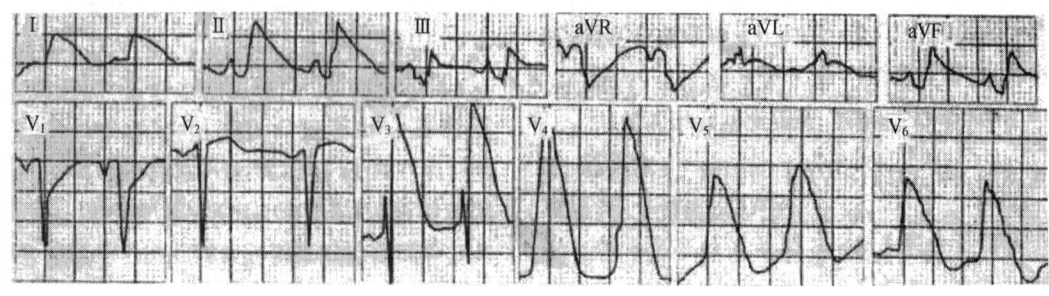

图 2-5-1 GRWS ST 段抬高,无病理性 Q 波。

（二）梗死周围阻滞

GRWS ST 段抬高常发生在梗死性 Q 波出现以前阶段，即超急性损伤期。有时亦可发生于 AMI 充分发展期，即在异常梗死性 Q 波出现之后，这是由于 MI 周围阻滞，反映了 MI 周围的存活心肌传导缓慢和激动延迟。此时心电图亦可描记到 GRWS，但与超急性期出现的 GRWS 不同，QRS 波呈"qR 型"（图 2-5-2）。此 q 波标志着 MI 已进入充分发展期（部分心肌坏死），而后继 GRWS 系坏死心肌周围存活的心肌激动延缓，由心内膜向心外膜通过迂回途径缓慢除极形成。

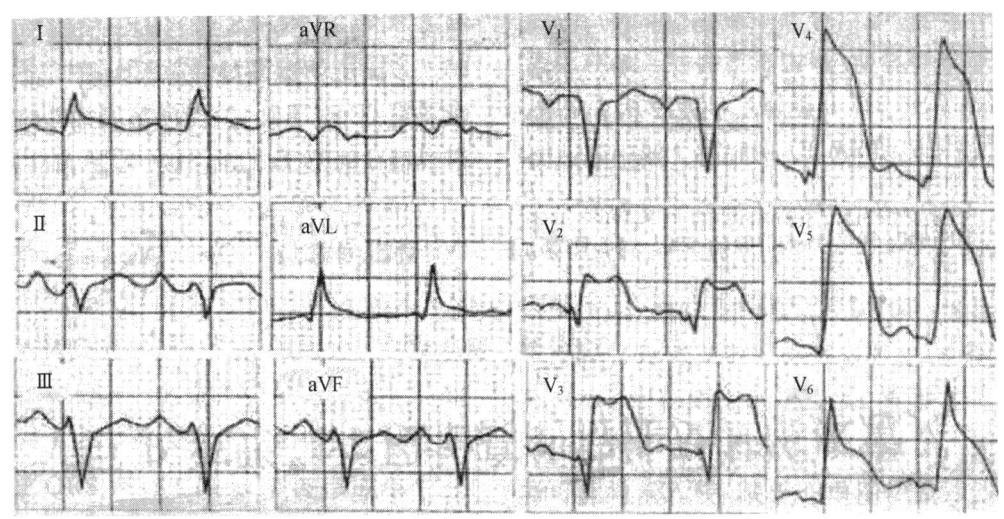

图 2-5-2 **GRWS ST 段抬高，QRS 呈 qR 型。**

缺血诱致室内传导障碍有 2 种类型：①缺血直接影响浦肯野纤维的特殊传导系统，但病理生理研究显示浦肯野纤维对缺血不如普通心肌敏感，缺血对特殊传导系统的影响较小，故一过性心肌缺血较少引起束支、分支传导阻滞。②心肌内传导阻滞即可逆性心肌缺血使心内膜至深层心肌传导延缓，足以引起 QRS 波变化，从而导致 R 波及 S 波改变，可能与心肌细胞外钾浓度有关。当心肌供血急剧减少时，细胞内无氧代谢增加，酸性代谢产物堆积，细胞膜通透性改变，细胞内钾离子外溢增多，造成细胞外钾浓度增高，间质血钾浓度轻度升高时可引起心肌传导加速，而浓度明显升高时心肌传导速度减慢。这也许可解释实验性急性心肌缺血模型中心肌传导速度呈双相反应，初始 30s 传导速度加快以后则减慢。

三、临床意义

超急性期心电图表现是以心肌细胞病理学改变为基础的。在超急性心肌缺血时，心肌细胞仅存在生化方面和超微结构变化，诸如肌糖原减少、线粒体肿胀或致密化、类脂或溶酶体增多、核染色质浓集并有收缩带形成、线粒体与肌浆网囊性变等，或仅有少量灶性心肌细胞坏死。此时心电图可能呈现超急性期 MI 的典型表现，如 T 波高耸、ST 段斜直型抬高及罕见的 GRWS ST 段抬高。动物实验已证明，超急性 MI 时，如对闭塞的冠状动脉给予再灌注，可以避免心肌坏死；临床上观察到部分不稳定型心绞痛患者出现上述心电图改变，经积极治疗后可不发展为 MI。晚近研究表明，MI 的缺血区与正常心肌之间存在边缘区，即使是缺血区其缺血程度也不均匀。此时虽然冠状动脉有严重供血不足，但心肌仍处于可逆性阶段。如早期采取有效措施,增加心肌供氧、减少心肌耗氧量,则可保护边缘区,缩小梗死面积,从而减少泵衰竭和严重心律失常的发生,大大改善预后。最后,MI后数小时至十余小时,室颤的发生率高,在超急性损伤期心室的舒张期极化状态有显著改变,并且在损伤组织与周围健康组织之间也存在显著不同的电病理状态,即一种时相混乱状态。加之损伤区内传导延缓,引起损伤性传导阻滞以及房室传导障碍等,促使电病理状态进一步恶化,从而导致室颤发生。若能及早诊断,采取有效措施可降低猝死率。及时识别超急性损伤期 MI 的心电图改变,诸如罕见的 GRWS ST 段抬高,对早期诊断 AMI、降低死亡率具有非常重要的临床意义。

(吴 祥 蔡恩宇)

参考文献

1. Madias J E. The "giant R waves" ECG pattern of hyperacute phase of myocardial infarction. A case report. J Electrocardiol, 1993, 26 (1):77-82.
2. Madias J E, Attari M, Bravidis D. R-waves in a patient with an acute inferior myocardial infarction. J Electrocardiol, 2001, 34 (2):173-177.
3. Surawicz B, Orr CM, Hermiller JB, et al. QRS changes during percutaneous transluminal coronary angioplasty and their possible mechanisms. J Am Coll Cardiol, 1997, 30 (2):452-458.
4. Bimbaum Y, Hale SL, Kloner RA. Changes in R wave amplitude: ECG differentiation between episodes of reocclusion and reperfusion associated with ST-segment elevation. J Electrocardiol, 1997, 30 (3):211-216.
5. 吴祥. 急性心肌梗死 ST 段抬高形态及其临床意义. 心电学杂志, 2001, 20 (3):189-192.
6. Zimetbaum PJ, Josephson ME. Use of the electrocardiogram in acute myocardial infarction. N Engl J Med, 2003, 348 (10):933-940.

第六章 碎裂 QRS 波

体表心电图上的病理性 Q 波是透壁心肌梗死的标志。但近年来随着溶栓、急诊介入或冠状动脉旁路移植术等早期再灌注治疗策略的广泛应用,部分透壁心肌梗死患者心电图上并不出现 Q 波。研究表明,Q 波心肌梗死的比例已由过去的 66.6% 降至 37.5%,而非 Q 波心肌梗死的比例则相应增加;还有 25%～63% 的 Q 波心肌梗死患者随着病程的延长 Q 波逐渐减小或消失,这都限制了 Q 波在心肌梗死诊断及预后判断中的价值。因此,至少 2/3 的陈旧性心肌梗死患者无法通过体表心电图上的病理性 Q 波进行识别。40 余年前已有学者发现,QRS 波形态改变与心肌梗死后瘢痕组织的形成有关,这些形态改变包括室内传导阻滞或 QRS 波碎裂(fragmentation of QRS complexes)等,但由于各种原因一直未受到充分重视。直至 2006 年,美国科学家 Das 首次明确提出了碎裂 QRS 波(fragmented QRS complexes,fQRS)的完整概念并对其进行了定义,即体表心电图上除外束支传导阻滞,至少 2 个连续导联 QRS 波宽度<120ms 且伴有以下情形之一者:①>1 个 R 波(即出现 R'波);②R 波有切迹;③S 波有切迹(图 2-6-1)。少数心肌病或心脏病患者也可出现破碎 QRS 波,应当注意鉴别。

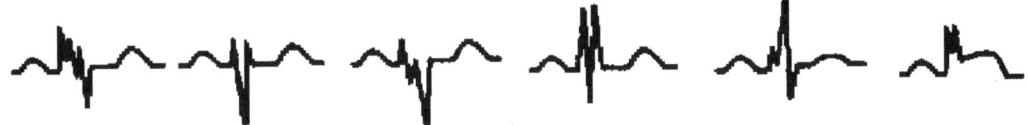

图 2-6-1 fQRS 波的不同表现形式

一、fQRS 波诊断陈旧性心肌梗死的价值

Das 等连续观察了 479 例通过静息/负荷 Tc-99m 核素心肌扫描证实的陈旧性心肌梗死患者的心电图,记录了各个导联上出现的病理性 Q 波及 fQRS 波。结果如表 2-6-1 所示,病理性 Q 波诊断陈旧性心肌梗死的敏感度、特异度、阳性预测值和阴性预测值分别为 36.3%、99.2%、95.7%、70.0%,而 fQRS 波则依次为 85.6%、89.4%、83.7% 及 87.6%。与病理性 Q 波相比,fQRS 波在显著提高诊断敏感度的同时保留了较高的特异度。同时,若将二者结合起来则能进一步提高心电图对陈旧性心肌梗死的诊断价值,敏感度、特异度、阳性预测值和阴性预测值可达到 91.4%、89.0%、84.2% 及 94.2%。病理性 Q 波与 fQRS 波诊断陈旧性心肌梗死操作者工作特征曲线(ROC 曲线)下面积分别为 0.82(95% 可信区间 0.78～0.86)和 0.65(95% 可信区间 0.59～0.70)。在早期再灌注治疗策略应用日益普及而病理性 Q 波阳性率显著降低的时代,这一结果对于体表心电图诊断陈旧性心肌梗死具有重要价值,因此受到学术界的重视(该研究发表在 Circulation,2006,113:2495-2501)。

表 2-6-1 病理性 Q 波及 fQRS 波对陈旧性心肌梗死的诊断价值

诊断价值	病理性 Q 波	fQRS 波	病理性 Q 波±fQRS 波
敏感度（%）	36.3	85.6	91.4
特异度（%）	99.2	89.4	89.0
阳性预测值（%）	95.7	83.7	84.2
阴性预测值（%）	70.0	87.6	94.2

二、fQRS 波诊断急性心肌梗死的价值

2007 年，Das 等继续观察了 fQRS 波对识别急性心肌梗死的价值。研究者连续观察了 200 例通过病史及心肌坏死生化标志物证实的急性心肌梗死患者的心电图，同样记录各导联上出现的病理性 Q 波、ST 段改变及 fQRS 波。结果发现，在所有的心肌梗死患者中（$n=200$），61.5% 出现新发的 fQRS 波，27.5% 出现新发的病理性 Q 波，25% 出现 ST 段抬高（$P<0.001$）。进一步分析表明，在非 ST 段抬高型急性心肌梗死患者中（$n=150$），fQRS 波及病理性 Q 波出现的几率分别为 58.7% 和 23.3%（$P<0.001$），在 ST 段抬高型急性心肌梗死患者中（$n=150$），fQRS 波及病理性 Q 波出现的几率则为 70% 和 40%（$P<0.001$）。如表 2-6-2 所示，fQRS 波诊断急性心肌梗死的敏感度、特异度、阳性预测值和阴性预测值分别为 61.5%、80.0%、86.0% 及 51.0%（该研究同样发表在 Circulation，2006，114：Ⅱ-512）。

表 2-6-2 fQRS 波对急性心肌梗死的诊断价值

fQRS 波诊断价值	ST 段抬高型心肌梗死	非 ST 段抬高型心肌梗死	合计
敏感度（%）	70.0	58.7	61.5
特异度（%）	80.0	80.0	80.0
阳性预测值（%）	63.6	81.5	86.0
阴性预测值（%）	81.2	56.3	51.0

三、fQRS 波定义的拓展及其对宽 QRS 心肌梗死的诊断价值

根据 2006 年 Das 提出的定义，fQRS 波不包括 QRS 波宽度≥120ms 的患者，在上述的两项研究中，也都排除了 QRS 波宽度≥120ms 的患者。2008 年，Das 将 fQRS 波的定义拓展到宽 QRS（fragmented wide QRS，f-wQRS）患者中，包括束支传导阻滞 fQRS（fragmented bundle branch block，f-BBB QRS）、室性早搏 fQRS（fragmented premature ventricular complex，f-PVC QRS）和起搏心律 fQRS（fragmented paced QRS，f-pQRS）。拓展后的定义仅取消了对 QRS 波宽度的限制，其他基本相同，即体表心电图至少 2 个连续导联 QRS 波出现以下情形之一者：①＞1 个 R 波（即出现 R'波）；②R 波有切迹；③S 波有切迹。

根据拓展后的定义，Das 等专门观察了 fQRS 波对宽 QRS 心肌梗死的诊断价值。研究者连续观察了 879 例宽 QRS 波患者，其中 BBB 310 例，PVC301 例，起搏心律 268 例，所有患者中符合 f-wQRS 波定义的有 415 例（47.2%），通过静息/负荷 Tc-99m 核素心肌

扫描和（或）冠状动脉造影证实的心肌梗死患者有 440 例（50%）。结果如表 2-6-3 所示，f-wQRS 波对诊断各种类型的宽 QRS 心肌梗死均具有较高的敏感度、特异度、阳性预测值与阴性预测值。这一结果的意义更大，因为病理性 Q 波或 ST 段改变对诊断宽 QRS 心肌梗死价值非常有限。

表 2-6-3　fQRS 波对宽 QRS 心肌梗死的诊断价值

诊断价值	f-wQRS	f-BBB QRS	f-LBBB QRS	f-RBBB QRS	f-PVC QRS	f-pQRS
敏感度（%）	86.8	88.6	88.6	88.5	81.4	89.8
特异度（%）	92.5	94.4	90.2	96.5	88.4	95.7
阳性预测值（%）	92.0	95.9	95.1	96.6	84.0	95.0
阴性预测值（%）	87.5	85.0	78.7	88.2	86.4	91.2

LBBB，左束支传导阻滞；RBBB，右束支传导阻滞。

四、fQRS 波对判断心肌梗死患者预后的价值

fQRS 波不仅有助于心肌梗死的诊断，对于判断预后也具有重要的价值。Das 等对 273 例窄 QRS 波（宽度<120ms）心肌梗死患者平均随访了 57 个月。结果表明，fQRS 波患者全因死亡率（34.1% vs. 25.9%）及心脏事件发生率（34.1% vs. 25.9%）均显著高于非 fQRS 波患者；Kaplan-Meier 生存曲线分析显示，fQRS 波患者累积生存率（$P=0.02$）及累积无事件发生率（$P<0.001$）均显著低于非 fQRS 波患者；多因素分析则显示，fQRS 波是心脏事件的显著独立预测因子，但不是全因死亡率的显著预测因子。Grzegorz 等同样对 fQRS 波在窄 QRS 波心肌梗死患者预后判断中的价值进行了分析。350 例 Q 波心肌梗死患者平均随访 2 个月后，277 例（79%）仍有病理性 Q 波，其余 73 例（21%）Q 波消失，187 例（53%）出现 fQRS 波，随访的主要终点事件包括心源性死亡、非致死性心肌梗死和不稳定型心绞痛。结果表明，Q 波消失的患者预后恶化（HR 2.33，$P=0.007$），而 fQRS 波并未增加总患者的终点事件（HR 0.93，$P=0.79$）。进一步分析显示，在 Q 波消失的患者中，fQRS 波患者与非 fQRS 波患者相比，终点事件显著升高约 2 倍（HR 2.68，$P=0.004$）。因此作者认为，fQRS 波不是所有心肌梗死患者预后的判断指标，但在病理性 Q 波消失的患者中 fQRS 波对判断预后具有一定的价值。Das 等对宽 QRS 波心肌梗死患者的长期随访（29±18 个月）表明，f-wQRS 波是所有宽 QRS 波心肌梗死患者死亡的显著独立预测因子。

尽管目前对 fQRS 波的研究还比较少，结果来自于少数科学家，但有限的数据表明，fQRS 波对心肌梗死的诊断及预后判断可能具有重要的意义。如果能够通过大规模、多中心的循证医学研究进一步证实，将很有可能改写未来的心肌梗死诊断与治疗指南。

总之，在有创性检查日益普及的今天，无创、低廉的心电图检查不仅没有失去其地位，反而随着研究的深入愈发显示出旺盛的生命力。简单的一份心电图可能蕴藏着丰富的生命信息，有待我们进一步挖掘。

（杨士伟　许玉韵）

参考文献

1. Reddy CV. Fragmented left sided QRS in absence of bundle branch block: sign of left ventricular aneurysm. Annals of Noninvasive Electrocardiology, 2006 (2), 11: 132-138.
2. Tibrewala AV. Association of size of myocardial scar and persistence of ST-segment elevation after healing of anterior wall myocardial infarction. American Journal of Cardiology, 2007 (8), 99: 1106-1108.
3. Mahenthiran J. Fragmented QRS complexes not typical of a bundle branch block: a marker of greater myocardial perfusiontomography abnormalities in coronary artery disease. Journal of Nuclear Cardiology, 2007 (3), 14: 347-353.
4. Chalil S. Effect of posterolateral left ventricular scar on mortality and morbidity following cardiac resynchronization therapy. Pacing and Clinical Electrophysiology, 2007 (10), 30: 1201-1209.
5. Ypenburg C. Impact of viability and scar tissue on response to cardiac resynchronization therapy in ischaemic heart failure patients. European Heart Journal, 2007, 28: 33-41.
6. Gabe BB. Effect of posterolateral scar tissue on clinical and echocardiographic improvement after cardiac resynchronization therapy. Circulation, 2006 (113), 113: 969-976.
7. Hendrikx M. Recovery of regional but not global contractile function by the direct intramyocardial autologous bone marrow transplantation: results from a randomized controlled clinical trial. Circulation, 2006 (z1), 114: I101-107.
8. Thiagalingam A, Wallace EM, Campbell CR, et al.: Value of noncontact mapping for identifying left ventricular scar in an ovine model. Circulation, 2004, 110: 3175-3180.
9. Welt FG. Cell therapy for acute myocardial infarction: curb your enthusiasm. Circulation, 2006 (10), 113: 1272-1274.
10. Nazarian D. Magnetic resonance assessment of the substrate for inducible ventricular tachycardia in patients with non-ischemic dilated cardiomyopathy. Circulation, 2005, 112: 2821-2825.
11. Pietrasik G. Prognostic significance of fragmented QRS complex for predicting the risk of recurrent cardiac events in patients with Q-wave myocardial infarction. American Journal of Cardiology, 2007, 100: 583-586.
12. Kumar AS. Fragmented QRS complexes not related to typical bundle branch block: a marker of regional myocardial scar by SPECT. Journal of Nuclear Cardiology, 2007, 36: 112-117.
13. Das MK. Significance of a fragmented QRS complex versus a Q wave in patients with coronary artery disease. Circulation, 2006, 113: 2495-2501.
14. Das MK. Fragmented QRS: a marker of increased cardiac risk. Heart Rhythm, 2007, 11: 107-112.
15. Pietrasik G. Prognostic significance of fragmented QRS complex for predicting the risk of recurrent cardiac events in patients with Q-wave myocardial infarction. Am J Cardiol, 2007, 100: 583-586.
16. Orn S. Effect of left ventricular scar size, location, and transmurality on left ventricular remodeling with healed myocardial infarction. American Journal of Cardiology, 2007, 99: 1109-1114.
17. Robles P. Myocardial calcification and subendocardial fatty replacement of the left ventricle following myocardial infarction. International Journal of Cardiovascular Imaging, 2007, 23: 667-670.

第七章 缺血性J波：机制与临床意义

一、J点与J波

正常情况下，心室肌除极方向由心内膜面向心外膜面进行，复极时受压力和温度等因素的影响，由心外膜面向心内膜面进行，结果后除极的心肌反而先复极。最后除极和最早复极的过程存在一定的过渡区，持续约10ms，这在体表心电图上仅表现为QRS波群与ST段交界处的一个突发性转折点，即J点（J point）。J点通常位于基线水平，标志着心室除极的结束和复极的开始。某些生理或病理情况下，过渡区增宽，即出现J点从基线偏移，形成具有一定幅度和宽度的顿挫波，称为J波（J wave），表现为拱顶状或驼峰状，多位于R波降支。文献对J波的命名报道甚多，如驼峰征、Osborn波、晚期δ波、低温波、J点波、帽钩连接、H波、K波、电流损伤波等，目前多数学者采用J波或Osborn波，国内更常用J波。

J波在普通人群中的检出率为2.5%～18.2%，多见于早期复极综合征，称为"生理性J波"；在器质性心脏病患者中的检出率高达27.3%～34.6%，某些特殊的病理状态下如体温过低、高钙血症、急性心肌缺血、脑外伤或蛛网膜下腔出血等，J波明显增宽（≥20ms）、增高（≥0.1mV），称为"病理性J波"。早年多认为J波是一类特殊的生理现象，近10多年来，尤其是2004年以来对急性心肌缺血早期猝死机制的研究进展，以华裔科学家严干新等为代表的一批电生理学家发现J波的出现与恶性心律失常的发生密切相关，因此日益受到临床的重视。有学者将心电图具有J波特征的临床症候群，包括Brugada综合征、特发性室性心动过速或心室纤颤、急性冠状动脉综合征超急性期和早期复极综合征统称为J波综合征（J wave syndrome）。无器质性心脏病时，特发性室性心动过速或心室纤颤（室颤）心电图上出现的J波也称为特发性J波。

二、缺血性J波

（一）定义与流行病学

冠状动脉因阻塞性病变或功能性痉挛引起严重的急性心肌缺血事件时，心电图可以出现新发J波或在原有基础上J波振幅增高或时限延长，称为缺血性J波（ischemic J wave）。缺血性J波目前仅有少数临床个例报告，缺乏大规模流行病学资料。在实验动物模型中，经连续的心电图描记证实，缺血性J波的发生率约为50%。

（二）病理生理机制

J波发生的病理生理机制至今不明，先后提出多种假说：包括"心室提前出现的复极波假说"、"部分心室肌缓慢除极假说"、"自主神经调节异常假说"等，这些假说都没有心肌细胞的电生理证据，因而未能得到公认。

20世纪80年代后期，Litovsky与Antzelevitch在研究犬心室跨壁电生理特性时，发现右室心外膜心肌细胞动作电位与左室、右室心内膜心肌细胞的动作电位明显不同，其动作电位1相和2相之初有一显著切迹，而其他部位的心肌细胞动作电位的这一切迹很小或几乎没有。两位科学家根据心电图产生的生物物理学原理，认为任何心电图的电位变化都是心脏内存在与之对应的电位梯度变化在体表的表现。正常时心室肌的除极从心内膜传到心外膜，右室心外膜心肌细胞动作电位的1相切迹时间与心电图的J波相对应，进而推测心室肌外膜与内膜细胞的跨室壁1相复极的电位差形成了体表心电图的J波。这一工作首次将体表心电图的J波与心肌细胞的电生理联系起来，但心外膜细胞动作电位的1相切迹与J波一致这一推论缺乏离子和细胞学的直接证据。此后，我国旅美学者严干新在系列的开创性研究中逐步证实心电图J波的细胞学及分子学发生的机制。

1. J波与心外膜心肌细胞动作电位的1相切迹直接对应：一次偶然机会，严干新意外发现了J波产生的细胞学基础的直接证据。他在犬心室肌楔形组织块模型上先刺激心内膜心肌，使心外膜心肌细胞的除极与复极晚于心内膜，此时在跨室壁的心电图记录到J波，J波与心外膜心肌细胞动作电位的1相切迹相对应。随后，再刺激心外膜心肌细胞使之先除极，此时心外膜动作电位的1相切迹则融合湮没在心内膜细胞的除极之中，同时心电图J波也消失了。这个意外发现说明，体表心电图的J波与心外膜细胞动作电位的1相切迹相关。

2. 心外膜细胞动作电位的切迹与Ito电流相关：Ito电流又称瞬时外向钾电流，是一种重要的钾离子流。Ito电流明显增强时，意味着将有较多的K^+带着正电荷流向细胞外，使动作电位的电压在1相明显下降，形成1相及2相起始部的向下切迹（位于2相平台期之前）。现已明确，正常时心外膜心肌细胞的Ito电流较强，并形成较深的1相切迹，而且右室心外膜心肌细胞的Ito电流更强。此外，Ito电流通道作为一种钾离子通道，自然也存在着特异性的阻断剂，临床常用的抗心律失常药物奎尼丁就是其非选择性阻断剂。

为证实动作电位1相切迹与Ito电流的关系，严干新在已制备的犬右室心肌楔形组织块中，应用浓度为5mmol/L的Ito通道阻滞剂4-氨基吡啶灌注10min后出现：①心外膜心肌细胞动作电位的1相切迹明显降低，甚至消失；②心电图原有的J波幅度同步变低，甚至消失。这一实验结果直接证实1相切迹和心电图J波形成的离子基础是Ito电流。

3. 各种生理及病理因素在J波形成中的作用：生理状态下，心室肌不同部位的Ito电流即不一致，表现在右室心肌的Ito电流比左室明显，右室心外膜心肌细胞的Ito电流明显比心内膜的Ito电流强。因此，正常心脏就存在一定程度的跨室壁复极电位差及离散度，只是程度轻微而无关大局，同时心外膜心肌细胞动作电位的1相切迹浅而窄，最终隐匿在QRS波之中而不显露。在某些生理因素，如体温、心率、运动、饮酒、药物、自主神经调节功能的变化，以及某些病理因素，如心肌缺血、高钙血症、电解质紊乱等的作用下，可使原来部分或全部隐匿于QRS波中的J波变高、变宽而最终显露。

总之，通过一系列卓有成效的基础研究，J波的发生机制最终得到确认，即J波形成的分子学机制是Ito电流增强的结果。其细胞学电生理机制是各种因素（生理或病理性）使跨室壁的电压梯度、复极的异质性及离散度加大而最终形成J波。

（三）缺血性J波的心电图特点

1. J波形态：缺血性J波的形态与其他J波，如早期复极综合征、Brugada综合征和低温性J波等形态相同。

2. J波出现的时间：可在心肌急性缺血发生的同时，也可能稍间隔后出现。

3. J波的极向：J波是存在于 QRS 和 T 环之间的一个附加环，其空间平均向量指向前下稍偏左。因此，除 aVR 导联（有时包括 V_1 导联）外，J 波在其他导联都为直立的。

4. J波出现的导联：缺血性 J 波出现的导联与心肌缺血的部位基本一致，有时出现导联的范围大于心肌缺血心电图改变的范围。也因为 J 波是向量指向左前下，所以在下壁（Ⅱ、Ⅲ、aVF）和左胸前导联（$V_3 \sim V_6$）更明显。

5. J波持续的时间：与急性缺血时超急期 T 波改变一样，缺血性 J 波持续时间可以很短，有时 1min 内就有较大的变化，J 波振幅从高变低或变窄。由于持续时间较短，常引起诊断的疏漏。但部分病例的缺血性 J 波能持续存在几个小时，甚至更长。

6. J波的心电图类型：缺血性 J 波可单独出现，也可与其他缺血性心电图改变同时出现。

（四）缺血性 J 波的诊断与鉴别诊断

1. 诊断：诊断标准是 J 点抬高≥0.1mV，持续时间≥20ms。J 波综合征的诊断，一定要严格根据标准，紧密结合患者的临床具体情况。

2. 与缺血性室内传导阻滞的鉴别：因缺血性 J 波和缺血性室内传导阻滞都由心肌缺血引发，出现的部位都在 QRS 波的终末部，因而需要鉴别，两者最重要的鉴别点是对快速心率的反应。

（1）缺血性室内传导阻滞：缺血性室内传导阻滞是心肌缺血引起心脏的希浦系传导功能下降的结果，其特点是随基础心率的增加，传导功能障碍趋向严重。当通过药物、运动及心房调搏等方法使心率加快时，缺血性室内传导阻滞的改变将加重或不变。

（2）缺血性 J 波：缺血性 J 波对基础心率增快的反应与上相反，即 J 波随之变小，而心率减慢时缺血性 J 波随之增大，这一特征称为缺血性 J 波的慢频率依赖性。

3. 与其他可导致 J 波的生理或病理情况鉴别：临床医生应注意根据 J 波的大小，有无晕厥、室性心动过速、胸部疼痛不适等症状，有无猝死家族史、体温过低、高钙血症、中枢或周围神经系统受损等进行鉴别诊断。

（五）缺血性 J 波的临床意义

有研究表明 J 波可以在急性心肌梗死时单独出现，有可能是心肌梗死早期的唯一心电图改变。但缺血性 J 波不仅是心肌缺血的超急期心电图改变，而且是猝死预警的心电图新指标。

1. 缺血性 J 波是猝死高危的预警指标：缺血性 J 波是因心外膜心肌细胞对缺血更敏感，使其动作电位 1 相的切迹加深加宽而引起的，也可能与 I_{Na} 和 I_{Ca} 的减少有关。因此，缺血性 J 波的出现提示心肌外膜与内膜 1 相及 2 相初期存在明显的复极电位差，复极的这种离散度是心脏电活动处于不稳定状态的标志，容易发生致死性室性心律失常。因此，缺血性 J 波是猝死高危的心电图预警指标。

2. 缺血性 J 波伴 ST 段抬高是猝死更高危的预警指标：当心肌缺血引起 Ito 电流的增强不仅影响到 1 相电位，同时持续贯穿整个 2 相时，则能出现缺血性 ST 段抬高，后者是室颤发生与维持的基础。

3. 缺血性 J 波、ST 段抬高与 T 波电交替三者共存是猝死最强的预警指标：大量的资料证实，T 波电交替本身就是心脏性猝死敏感性很高的心电图指标，对于微伏级及毫伏级的 T 波电交替都一样。在心肌缺血的早期，缺血性 J 波、ST 段抬高及 T 波电交替三联心电图表现同时出现，属于室颤及猝死的最强预警指标。

因此，缺血性 J 波不论单独出现，还是与其他心电图指标复合出现，都可以是猝死心电图的预警指标。

缺血性 J 波是近年提出的一种心肌缺血超急期的心电图表现，及时诊断和识别可使心肌严重缺血得到更早的诊断及干预，其离子学机制是缺血引起心外膜 Ito 电流增强的结果，这种电位差必然形成不同部位心肌复极离散度的增大，这种心电不稳定存在时，容易引发室颤及猝死。因此，提高缺血性 J 波的认识水平有着重要的临床意义。

（杨士伟　许玉韵）

参考文献

1. Osborn JJ. Experimental hypothermia：respiratory and blood pH changes in relation to cardiac function. Am J Physiol，1953，175：389-398.
2. Sridharan MR, Horan LG. Electrocardiographic J wave of hypercalcemia. Am J Cardiol，1984，54：672-673.
3. Yan GX, Lankipalli RS, Burke JF, et al. Ventricular repolarization components on the electrocardiogram：cellular basis and clinical significance. J Am Coll Cardiol，2003，43：401-409.
4. Yan GX, Kowey PR. ST segment elevation and sudden cardiac death：from the Brugada syndrome to acute myocardial ischemia. J Cardiovasc Electrophysiol，2000，11：1330-1332.
5. Antzelevitch C, Brugada P, Brugada J, et al. Brugada syndrome：1992-2002：a historical perspective. J Am Coll Cardiol，2003，41：1665-1671.
6. Riera ARP, Schapachnik E, Ferreira C. Brugada disease：chronology of discovery and paternity. Preliminary observations and historical aspects. Indian Pacing Electrophysiol J，2003，3：235-260.
7. Maruyama M, Kobayashi Y, Kodani E, et al. Osborn waves：history and significance. Indian Pacing Electrophysiol J，2004，4：33-39.
8. Suzuki H, Torigoe K, Numata O, et al. Infant case with a malignant form of Brugada syndrome. J Cardiovasc Electrophysiol，2000，11：1277-1280.
9. Alings M, Dekker L, Sadee A, et al. Quinidine induced electrocardiographic normalization in two patients with Brugada syndrome. PACE，2001，24：1420-1422.
10. Hermida JS, Denjoy I, Clerc J, et al. Hydroquinidine therapy in Brugada syndrome. J Am Coll Cardiol，2004，43：1853-1860.
11. Belhassen B, Glick A, Viskin S. Efficacy of quinidine in high-risk patients with Brugada syndrome. Circulation，2004，110：1731-1737.
12. Di Diego JM, Cordeiro JM, Goodrow RJ, et al. Ionic and cellular basis for the predominance of the Brugada syndrome phenotype in males. Circulation，2002，106：2004-2011.
13. Sahara M, Sagara K, Yamashita T, et al. J wave and ST segment elevation in the inferior leads：a latent type of variant Brugada syndrome? Jpn Heart J，2002，43：55-60.
13. Takagi M, Doi A, Takeuchi K, et al. Pilsicanide-induced marked T wave alternans and ventricular fibrillation in a patient with Brugada syndrome. J Cardiovasc Electrophysiol，2002，13：837.
14. Potet F, Mabo P, Le Coq G, et al. Novel Brugada SCN5A mutation leading to ST segment elevation in the inferior or the right precordial leads. J Cardiovasc Electrophysiol，2003，14：200-203.
15. Yan GX, Joshi A, Guo D, et al. Phase 2 reentry as a trigger to initiate ventricular fibrillation during early acute myocardial ischemia. Circulation，2004，110：1036-1041.

第八章 重视 T 波改变的意义
——Wellens 综合征

随着对急性心肌梗死（AMI）心电图认识的提高，目前的研究表明，不仅要重视 Q 波的变化，更应重视 ST 段、T 波的改变。Marriott HJ 于 2008 年 4 月介绍了心肌缺血心电图的拇指法则（rule of thumb）：绝大多数正常人 V_1 导联 T 波倒置，若出现 V_1 导联 T 波直立，则可能是急性心肌缺血或损伤的一种心电图表现。Amal Mattu 称 V_1 导联 T 波直立为心前导联 T 波渐进性缺失（loss of precordial T-wave balance，$NTTV_1$），其特点为：①正常心电图胸前导联 T 波具有渐进性，V_1 导联 T 波倒置或平坦，但左室肥大和左束支传导阻滞时 V_1 导联 T 波直立是正常的，正常老年人偶可有 V_1 导联 T 波直立；②V_1 导联 T 波直立是急性心肌缺血的信号，更可能是发展为 AMI 的早期信号；③$T_{V_1}>T_{V_6}$ 可能提示前壁或侧壁病变（特异性 84%）；④V_1 导联 T 波双相（可伴 V_2、V_3 导联 T 波高大）可能是前降支病变的高度特异性指标。

急性心肌缺血或损伤时 V_1 导联 T 波一般有以下 5 种形态（图 2-8-1）。临床医生大多对其中的 A、B、D、E 图形能够引起重视，但往往忽视 C 图，而这种图型 Marriott, HJ 等认为是快速识别急性心肌缺血或损伤的一种心电图表现，是心肌缺血的狡猾信号（subtle signs of ischemia），是需要高度重视的严重情况。

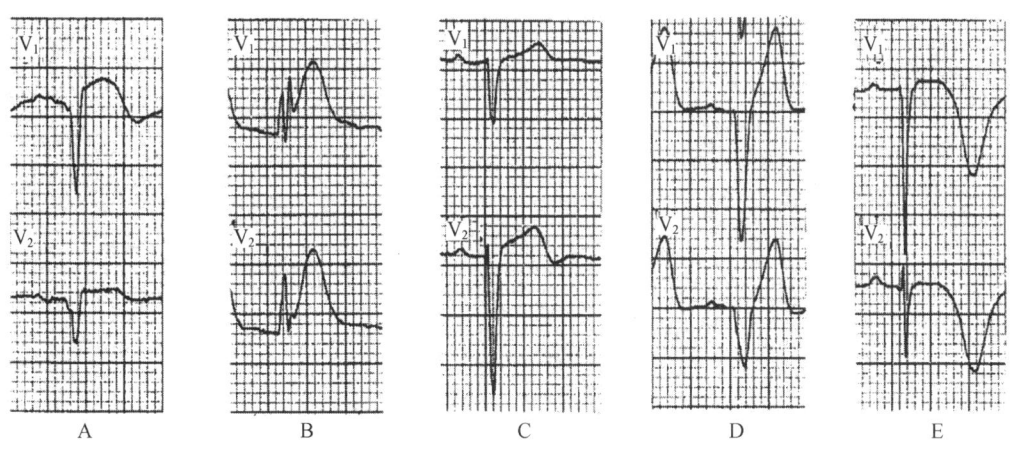

图 2-8-1　V_1 导联 T 波的 5 种形态
A：ST 段抬高伴 J 点抬高；B：ST 段上斜形抬高伴宽大 T 波；C：ST 段上斜形抬高，但 J 点不抬高，V_1、V_2 T 波直立；D：ST 段显著上斜形抬高，但 J 点不明显，伴宽大 T 波；E：对称倒置 T 波，可能有透壁梗死。

一、Wellens 综合征概念

Wellens 综合征是以心电图 T 波改变为特征，伴严重的左前降支冠状动脉近端狭窄的临床综合征，由 Wellens 于 1982 年首先提出，并命名为 Wellens 综合征，临床上又称左前降支 T 波综合征（LAD coronary T wave syndrome）。

二、Wellens 综合征产生机制

Wellens 综合征产生的机制尚不十分清楚，可能与下列因素有关：(1) 急性严重心肌缺血得到再灌注的顿抑心肌或慢性缺血的冬眠心肌的不同恢复过程中反应在心电图的相应 T 波改变，也就是说左室前壁心肌缺血严重时，可引起 T 波特征性改变，而 T 波的演变则反映了缺血区顿抑或冬眠心肌功能的恢复情况。随着心肌缺血的改善，T 波倒置程度逐渐变浅，室壁运动障碍得到改善，心功能逐渐恢复。(2) 在部分病人中可以出现心肌损伤标记物轻度增高，说明心肌有损伤、坏死，这种损伤、坏死因深度浅而不足以引起 QRS 波及 ST 段像 ST 段抬高型心肌梗死那样的动态演变过程，只能够引起 T 波的特征性演变，是心肌梗死的一种特殊类型。

三、Wellens 综合征心电图特点

1. T 波特征性改变主要出现在胸前导联，以 $V_2 \sim V_3$ 导联为主，有时可以扩展为 $V_1 \sim V_{5(6)}$ 导联，少数病例 II、III、aVF 导联也有特征性改变；

2. 无异常 Q 波或 R 波振幅下降或消失；

3. 无 ST 段移位或轻度抬高（<0.1mV）；

4. 心绞痛缓解后出现 T 波对称性深倒置或双向，以后逐渐转为直立的动态演变过程，持续时间数小时至数周不等；

5. 上述 T 波特征性改变当心绞痛再次发作之后，可以重复出现（图 2-8-2）。

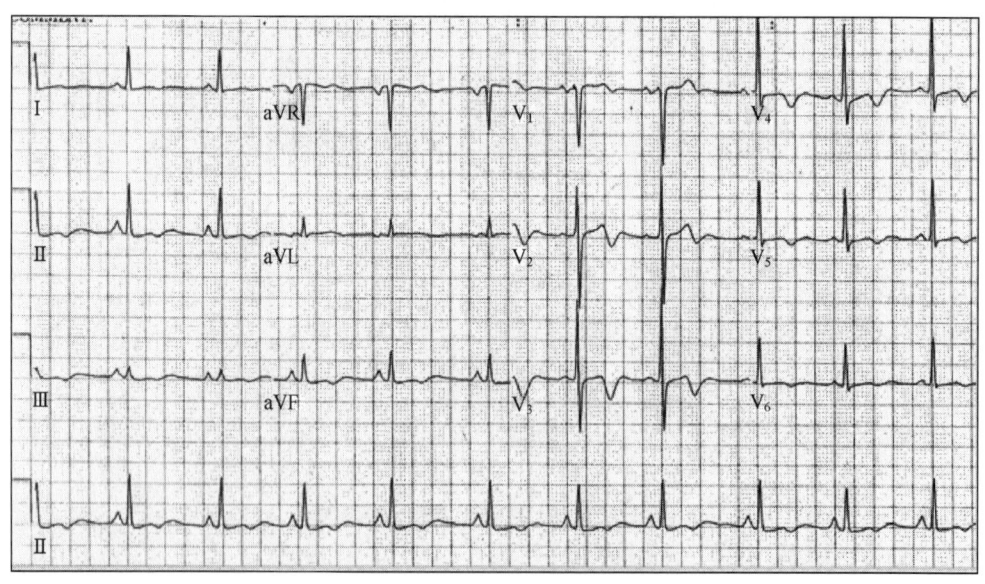

图 2-8-2 Wellens 综合征心电图

四、Wellens 综合征判断标准

1. 既往有胸痛病史；

2. 胸痛发作时心电图正常；
3. 心肌酶正常或轻度升高；
4. 无病理性 Q 波或 R 波振幅下降或消失；
5. $V_2 \sim V_3$ 导联 ST 段处于等电位线或轻度抬高（<0.1mV），呈凹面型或水平型；
6. 在胸痛消失期间，心电图 $V_1 \sim V_{5(6)}$ T 波呈对称性倒置或双向；
7. 冠状动脉造影显示左前降支近端严重狭窄。

五、临床意义

临床对 Wellens 综合征心电图 T 波改变的认识不足，常误诊和漏诊，应结合临床紧密观察，并进行针对性治疗是非常重要的，否则将带来严重后果。Wellens 综合征的出现说明左前降支冠状动脉近端有严重狭窄，这种不稳定型心绞痛属高危心绞痛，不进一步治疗很可能进展为急性广泛前壁心肌梗死，早期行冠状动脉成形术或冠状动脉搭桥术，患者可从中获益。

（赵希哲　陈步星）

参考文献

1. 杨钧国. 急性心肌梗死心电图 2008. 临床心电学杂志，2008，4（17）：246-248.
2. 王力明. 关于 Wellens 综合征. 实用心电学杂志，2008，17（3）：232.
3. Sobnosky S, Kohli R, Bleibel S. Wellens' syndrome. The Internet J Cardiology, 2006, 2006, 3: 1.

第三篇 冠心病心电图新热点

第一章　心肌梗死心电图与梗死相关血管病例分析

第一节　冠状动脉解剖及心肌血液供应

心脏由左、右冠状动脉供血。左、右冠状动脉均起始于主动脉起始段。左冠状动脉起自主动脉左冠窦，发出后至分支前的部分称为左主干（left main，LM）。左主干长短不一，一般为1～3cm，个别人无左主干。左主干在左侧冠状沟内分为前降支（LAD）和回旋支（LCX）。前降支沿室间沟下行至心尖，与右冠状动脉后降支相吻合，为室间隔和双室前壁供血，其分支包括对角支和间隔支。左回旋支沿冠状沟左行绕过心脏的左缘至左室后面，与右冠状动脉分支相吻合，为左室侧壁、部分后壁及左房供血，其分支包括前侧和后侧边缘动脉（图3-1-1）。

右冠状动脉（RCA）起自主动脉右冠窦，行走于右房室沟，向下右行，弯绕过心右缘转向心脏膈面，主要分支沿后室间沟下行（称后降支）至心尖，为右心房、右心室、心脏膈面及室间隔后部供血（图3-1-1）。

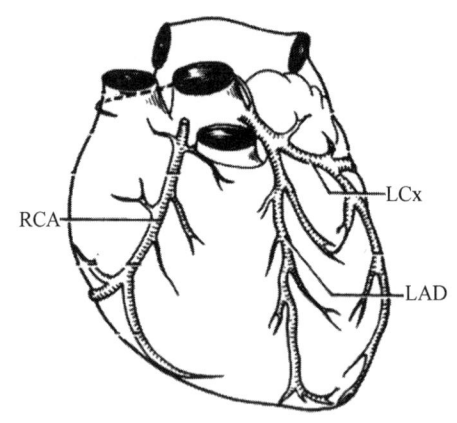

图3-1-1　冠状动脉示意图（LM-左主干，LAD-左前降支，LCX-左回旋支，RCA-右冠状动脉）

左、右冠状动脉供应左心室血流的比例不同，取决于左回旋支或右冠状动脉远端分支的数量和大小，即所谓冠状动脉优势。若后降支和左室后侧支来源于右冠状动脉则称为右优势型，此时，左心室后、下壁由右冠状动脉供血。若后降支和左室后侧支来源于左回旋支则称为左优势型，此时，左室后、下壁由左回旋支供血。如左回旋支与右冠状动脉供应左室后、下壁大致相等即为均衡型（图3-1-2）。在欧美人群中大约80％为右优势型，10％为左优势型，10％为均衡型。中国人右优势型的比例较欧美人高。

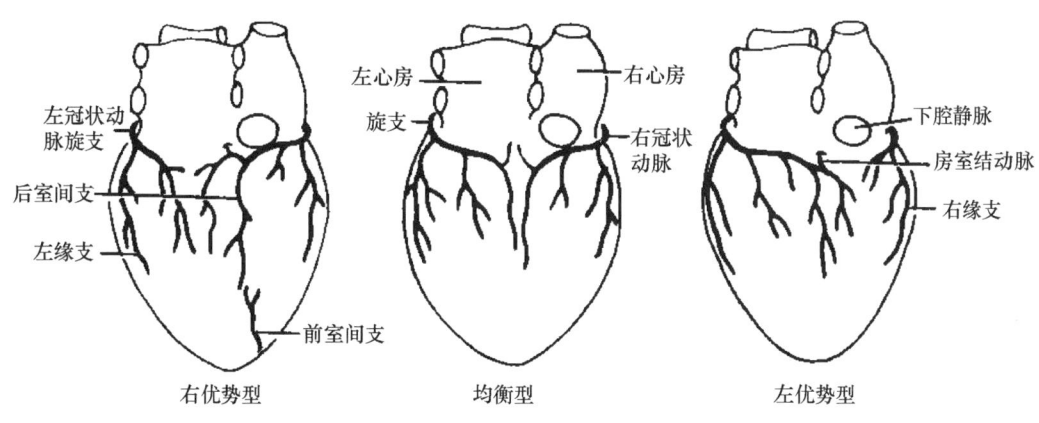

图 3-1-2　冠状动脉分布类型

（马建新）

第二节　心电图预测心肌梗死相关血管

通过描记心电图能够对心肌梗死进行诊断和定位，再结合冠状动脉的解剖特点，能进一步分析出梗死相关的闭塞血管。如果心电图Ⅱ、Ⅲ、aVF 导联出现指示性改变，提示下壁心肌梗死，由于大多数人下壁心肌由右冠状动脉供血，则可以推断，下壁心肌梗死为右冠状动脉闭塞所致（图 3-1-3）。如果在面对左室前壁或侧壁的导联（$V_1 \sim V_6$、Ⅰ、aVL）出现了指示性改变，可以推断为左冠状动脉闭塞（图 3-1-4）。表 3-1-1 总结了冠状动脉为心肌供血的一般情况。从表 3-1-1 可以看出，能够独立反映左前降支病变的心电图部位为前间壁和前壁导联；独立反映右冠状动脉的心电图导联是下、后壁及右室导联，而回旋支缺乏独立表现的部位导联。因此，在这三支冠状动脉中，左前降支病变最好判断，其次是右冠状动脉，而常规 12 导联心电图往往难于反映出左回旋支的病变（图 3-1-3、3-1-4）。

梗死相关血管（infarction relation artery，IRA）的判定指标为病变血管腔内血栓形成残余狭窄，造影显像时药物诱发血管闭塞性痉挛和左室壁局部运动异常。

Ⅰ 侧壁	aVR	V_1 间隔	V_4 前壁
Ⅱ 下壁	aVR 侧壁	V_2 间隔	V_5 侧壁
Ⅲ 下壁	aVR 下壁	V_3 前壁	V_6 侧壁

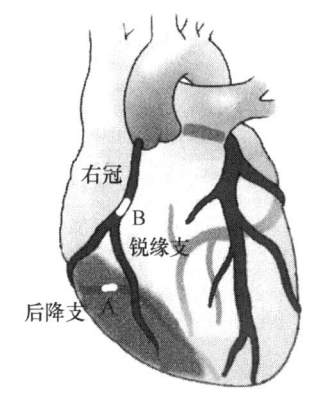

图 3-1-3　右冠状动脉闭塞引起下壁心肌梗死

心电图出现Ⅱ、Ⅲ、aVF 导联改变。

Ⅰ 侧壁	aVR	V₁ 间隔	V₄ 前壁
Ⅱ 下壁	aVR 侧壁	V₂ 间隔	V₅ 侧壁
Ⅲ 下壁	aVR 下壁	V₃ 前壁	V₆ 侧壁

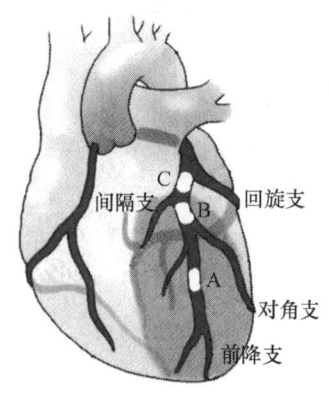

图 3-1-4 左前降支闭塞引起急性前壁梗死

心电图出现 $V_3 \sim V_4$ 导联改变。

表 3-1-1 心电图导联、冠状动脉与心室相关部位的关系

导联	前间壁	前壁	前侧壁	高侧壁	下壁	后壁	右室
Ⅰ			＋	＋			
Ⅱ					＋		
Ⅲ					＋		
aVR							
aVL				＋			
aVF					＋		
V₁	＋					－	＋
V₂	＋	±				－	±
V₃	＋	＋	±			－	±
V₄		＋	＋				
V₅		＋	＋				
V₆			＋				
V₇～V₉						＋	
V₃ᵣ～V₆ᵣ							＋
左主干							
前降支							
回旋支							
右冠状动脉							

（注：＋ 受累部位   ± 可受累部位）

一、左主干病变的心电图改变

左主干病变包括急性闭塞病变（LM 闭塞或 LAD＋LCX 闭塞）和慢性狭窄病变（狭窄≥50%）。有关左主干病变的发病率，国内外报道略有差异。国内冠状动脉造影结果统计 LM 病变发生率约 0.16%～0.35%，日本统计的结果为 1.1%，美国的统计结果表明，在选择性冠状动脉造影中 LM 病变的发生率为 0.03%～0.04%，在急诊 PCI 中则占 0.37%～2.96%。

1. 左主干急性闭塞的心电图改变

左主干闭塞或次全闭塞的患者往往表现为 V_1 和 aVR 导联 ST 段抬高，同时Ⅰ、Ⅱ和 V_4～V_6 导联 ST 段压低（阳性预测值 62%，阴性预测值 78%）。

1993 年，Gorgel 等首先报道 aVR 导联 ST 段抬高提示 LM 急性闭塞，所有导联 ST 段改变绝对值之和≥18mm，预测 LM 病变的敏感性为 90%。2001 年，Yamaji 等报道 aVR 导联 ST 段抬高＞0.05mV，aVR 导联 ST 段抬高程度＞V_1 导联 ST 段抬高者，对诊断 LM 急性闭塞的敏感性为 81%，特异性为 80%，准确性为 81%。2004 年，Kurism 等报道 LM 组 aVR 导联 ST 段抬高程度＞V_1 导联 ST 段抬高程度，aVR 与 aVL 导联 ST 段同时抬高者，预测 LM 急性闭塞的特异性达 98%；Ⅱ、Ⅲ、aVF 导联 ST 段压低明显伴 aVR ST 抬高者，预测 LM 病变的敏感性达 88%。Rostoff 等 2007 年汇总分析，aVR 导联 ST 段抬高预测 LM 急性闭塞的敏感性、特异性和准确性分别为 77.6%、82.6% 和 81.5%（表 3-1-2）。

表 3-1-2　ST 段变化预测左主干急性闭塞病变的意义

	ST 段变化	敏感性	特异性	准确性
Gorgel，1993 年	aVR 抬高，所有导联改变之和≥18mm	90%		
Yamaji，2001 年	aVR 抬高＞0.05mV，aVR 抬高＞V_1 抬高	81%	80%	81%
Kurism，2004 年	aVR 抬高＞V_1 抬高，aVR 与 aVL 同时抬高		98%	
	aVR 抬高，Ⅱ、Ⅲ、aVF 压低	88%		
Rostoff，2007 年	aVR 抬高	77.6%	82.6%	81.5%

因此，aVR 导联 ST 段抬高可能是 LM 急性闭塞最重要的心电图表现。分析其原因：aVR 导联对应于右室流出道和室间隔基底部，反映了右室流出道和室间隔上的电活动，左主干急性闭塞造成室间隔基底部缺血损伤，面对室间隔上部的 aVR 导联出现 ST 段抬高。左回旋支急性闭塞通常产生后壁缺血，后壁缺血的电活动可能会抵消前壁（V_1～V_3 导联）缺血的电活动（对应性改变），使得左主干闭塞时 V_1 导联 ST 段抬高程度低于前降支闭塞时。

需要说明的是，因多种因素影响，如果未造成明显缺血，或由于 LM（伴或不伴支段血管病变）供血范围广，缺血心肌的心电向量全部或部分抵消，或在 LM 慢性病变基础上已出现有效的侧支循环，心电图亦可以无特异改变。因此，通过 aVR 导联判断有无 LM 病变有一定的局限性及复杂性。更重要的是，不能因没有出现 LM 的心电图特点而排除 LM 病变的存在，也不能因为具备这些特点而定为诊断 LM 病变的"标准"。

2. 左主干慢性狭窄引起心肌缺血的心电图改变

左主干病变引起心肌缺血包括了 LAD 和 LCX 闭塞引起的缺血表现。但由于缺血引起的 ST 段压低比 ST 段抬高的定位诊断更有不确定性，因而给诊断带来了难点。

左主干病变的心绞痛发作时心电图特点：

（1）广泛导联 ST 段压低（Ⅰ、Ⅱ、V_4～V_6 导联）。有研究表明，ST 段压低的导联数≥5时对左主干病变的诊断具有一定的价值,占73%。在这种广泛ST段压低的导联中,常常以 V_4～V_6 导联压低更为明显。一般认为,发作时或运动试验时 V_4～V_6 导联的压低至少≥2mm,如果≥4mm更有意义。

(2) aVR 导联 ST 段抬高。aVR 导联不仅在 LM 闭塞病变引起的 AMI 的诊断中具有较大的价值,对 LM 狭窄引起的心肌缺血同样有重要的诊断价值。有研究表明,aVR 导联 ST 段抬高诊断 LM 病变的敏感性为 56.7%。分析其机制可能为 LM 狭窄通常影响 LCX 血流而产生后壁缺血,导致 aVR 和(或)V_1 导联 ST 段抬高。

高度提示左主干病变的心电图改变
■ 左主干急性闭塞 　V_1 和 aVR 导联 ST 段抬高,aVR 抬高＞V_1 抬高 ■ 左主干慢性狭窄 　Ⅰ、Ⅱ和 V_4～V_6 导联 ST 段压低 　aVR 导联 ST 段抬高

病例1:左主干急性闭塞的心电图改变

患者,男性,55岁,因剧烈胸痛伴视物模糊、听力下降、面色苍白半小时急诊入院。有高血压、高血脂、吸烟史。急诊心电图见图3-1-5。

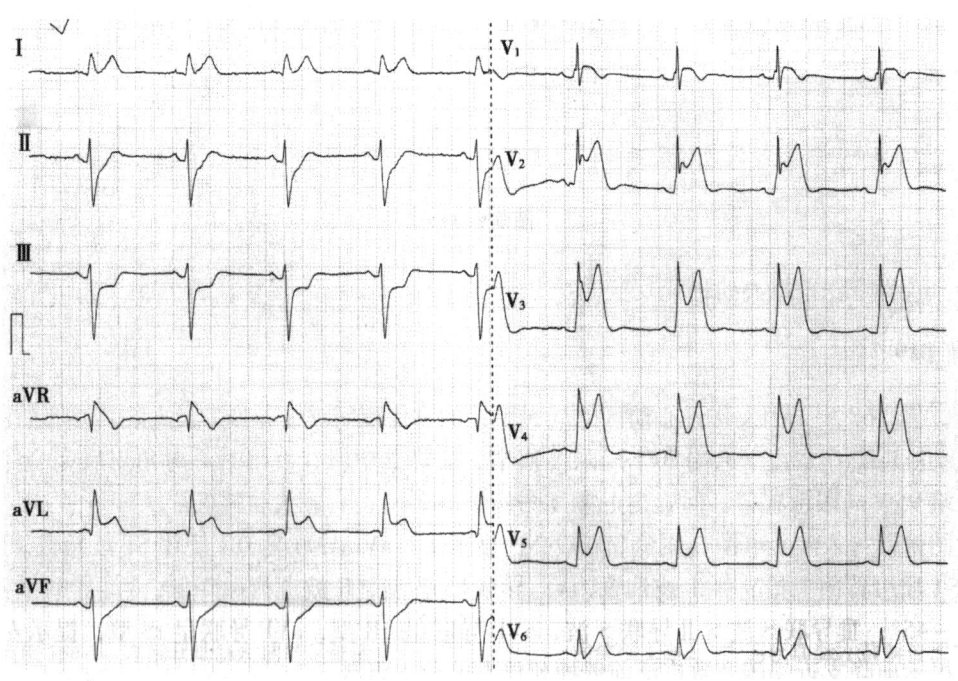

图 3-1-5　病例 1 急诊心电图

心电图解读:急诊心电图显示:Ⅰ、aVL、V_1～V_5 导联 ST 段抬高,aVR 导联 ST 段抬高程度超过 V_1 导联 ST 段的抬高,提示左主干病变。

急诊冠状动脉造影:左主干远端100%闭塞,前降支血流 TIMI 0 级,回旋支血流 TIMI 0 级,右冠状动脉正常。

病例2：左主干急性次全闭塞的心电图改变

患者，男性，70岁，因胸闷、气短10小时入院。有高血压、吸烟史十余年。急诊心电图见图3-1-6。

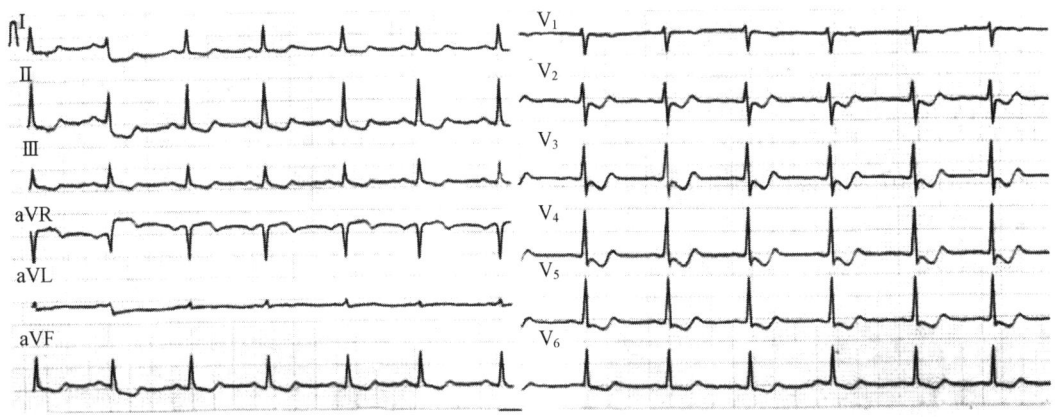

图3-1-6 病例2急诊心电图

心电图解读：Ⅱ、aVF及$V_2 \sim V_6$导联ST段压低，ST压低幅度V_6导联$>V_2$导联，提示左室后壁、基底部缺血。aVR、aVL和V_1导联ST段抬高提示第一间隔支闭塞。ST段抬高幅度aVR导联$>V_1$导联，高度提示左主干病变。

急诊冠状动脉造影：左主干远端99%闭塞，前降支中段60%狭窄，左回旋支及右冠状动脉正常。

病例3：左主干慢性狭窄的心电图改变

患者，男性，26岁，因阵发性胸痛20天入院。高血压病1个月，吸烟史10年，有冠心病家族史。入院心绞痛发作时心电图见图3-1-7。

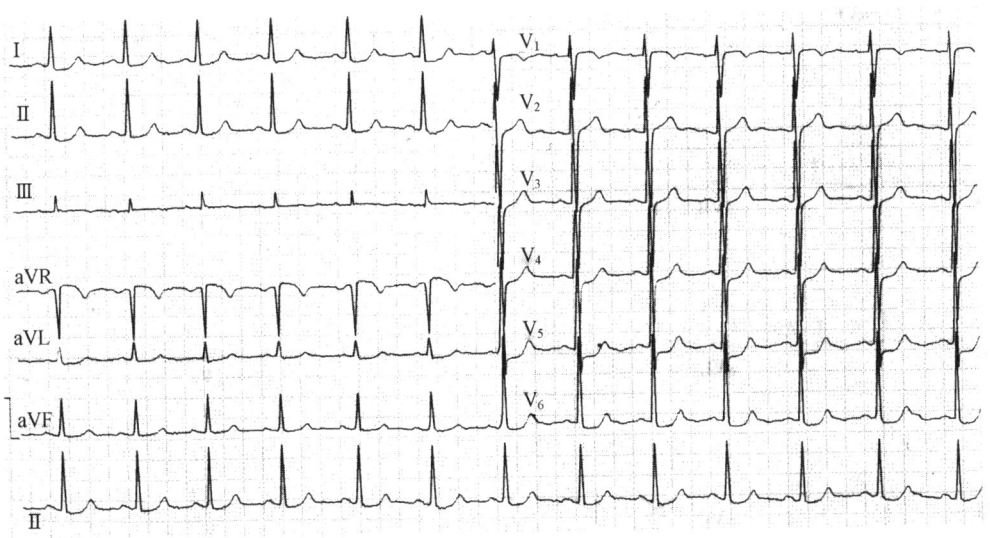

图3-1-7 病例3胸痛发作心电图

心电图解读：胸痛发作时心电图显示 aVR 导联弓形向上抬高，Ⅰ、Ⅱ、aVL、V_4～V_6 导联 ST 段压低≥0.1mV，提示左主干慢性病变引起广泛心肌缺血。

冠状动脉造影：左主干中段 90% 狭窄，前降支、回旋支及右冠状动脉正常。

二、前降支闭塞的心电图改变

研究显示，急性心肌梗死患者中梗死相关动脉以前降支最常见（44%～56%），其次是右冠状动脉（27%～39%）和回旋支（17%）。前降支为室间隔和双室前壁供血，血栓闭塞发生于前降支近端，可导致急性前间壁、前壁、前侧壁、广泛前壁梗死。前壁心肌梗死预测左前降支为 IRA 的敏感性为 90%，特异性为 95%。ST 段抬高≥0.10mV 最常见于 V_2 导联（敏感性 91%～99%），其次是 V_3、V_4、V_5、aVL、V_1 和 V_6 导联，V_2 和 V_3 导联抬高最显著。

（1）前降支近段闭塞

前降支近端闭塞时，主要缺血区域在左室基底部，因而 ST 段抬高向量指向心脏基底部（指向 aVR 和 aVL 导联），背离心尖部（背离Ⅱ、Ⅲ和 aVF 导联），V_5～V_6 导联 ST 段压低。前壁 MI 伴Ⅱ、Ⅲ、aVF 导联 ST 段同时压低≥1mm 提示前降支近段闭塞（敏感性 77%，特异性 78%）。

（2）前降支中端闭塞：当前降支闭塞部位位于第一间隔支和第一对角支之间时，主要缺血位置较高，位于左室前侧壁，ST 向量指向 aVL 导联，背离Ⅲ导联。表现为Ⅰ和 aVL 导联 ST 段抬高，Ⅲ导联 ST 段压低，V_2～V_6 导联 ST 段抬高，但 V_1 导联 ST 段不抬高。

（3）前降支远端闭塞

前降支远端闭塞，右间隔部除极较晚，V_2 导联 R 波增高，心肌损伤的 ST 向量向右向前，V_2 导联 ST 段显著抬高（>3.0mV），V_3 导联轻中度抬高，V_4～V_6 导联出现新的 q 波或 QS 波。下壁Ⅱ、Ⅲ、aVF 导联 ST 段抬高，Ⅱ导联高于Ⅲ导联。若合并Ⅱ、Ⅲ、aVF 导联 ST 段下降，则 ST 段压低程度轻于前降支近段闭塞者。

（4）第一间隔支闭塞

V_1 导联对应室间隔右侧区域，该部位由前降支、间隔支和右冠圆锥支供血，间隔支闭塞时使心室间隔基底部坏死。此时损伤电流的向量对向右肩方向，故可造成 aVR 导联的 ST 段抬高。而且，由于第一间隔支给房室结以下的房室传导系统供血，该部位冠状动脉闭塞时，可能出现希氏束和右束支传导阻滞伴或不伴左前分支传导阻滞。

（5）第一对角支闭塞

Ⅰ、aVL 导联对应左室前侧壁，由第一对角支和第一钝缘支供血。同时出现Ⅰ、aVL 导联 ST 段抬高应怀疑第一对角支为罪犯血管。第一对角支闭塞时可以呈现出独特的心电图表现，即 aVL 和 V_2 导联 ST 段抬高，同时伴有Ⅲ和 aVF（有时还伴 V_4）导联 ST 段压低。第一钝缘支闭塞时也可能出现Ⅰ、aVL 导联 ST 段抬高，但有Ⅲ、aVF 导联 ST 段抬高和 V_2 导联的 ST 段压低。

高度提示前降支闭塞的心电图改变
■ $V_{1\sim6}$、aVL 导联 ST 段抬高，以 V_2、V_3 导联明显 ■ 前降支近端：aVR、aVL 导联 ST 段抬高，aVF 导联 ST 段压低 　前降支中端：Ⅰ、aVL 导联 ST 段抬高，$V_2 \sim V_6$ 导联 ST 段抬高 　　　　　　Ⅲ 导联 ST 段压低，V_1 导联 ST 段不抬高 　前降支远端：下壁 ST 段抬高，$ST_{\text{Ⅱ}} > ST_{\text{Ⅲ}}$ 　　　　　　下壁 ST 段压低，ST 段压低轻于前降支近端闭塞 　第一间隔支闭塞：aVR 导联 ST 段抬高，可伴有新发的右束支传导阻滞 　第一对角支闭塞：Ⅰ、aVL 导联 ST 段抬高 　　　　　　　　aVL 和 V_2 导联 ST 段抬高，伴Ⅲ、aVF 导联 ST 段压低

病例 4：前降支近端闭塞的心电图改变

患者，男性，53 岁，因胸骨后憋闷胸痛 2 小时入院。2 型糖尿病半年。心肌酶谱及 TNI 增高。急诊心电图见图 3-1-8。

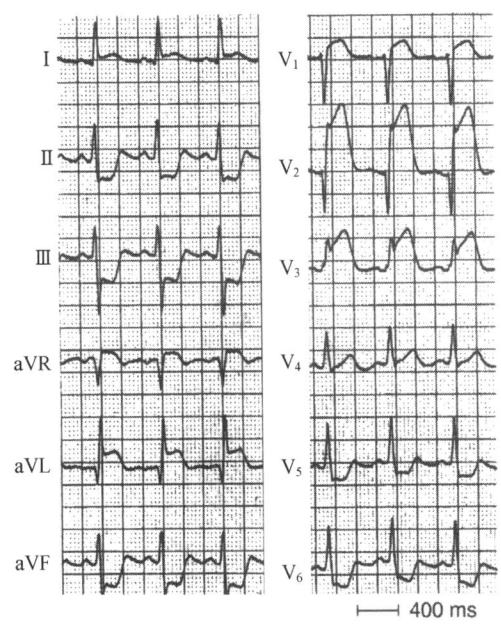

图 3-1-8　病例 4 胸痛发作心电图

引自 Hein J. The ECG in Emergency Decision Making.

心电图解读：心电图显示 aVR、Ⅰ、aVL 导联 ST 段抬高，V_2、V_3 导联 ST 段抬高明显，Ⅱ、Ⅲ、aVF 导联和 $V_5 \sim V_6$ 导联 ST 段压低。以上提示前降支近端闭塞引起广泛前壁心肌梗死。

急诊冠状动脉造影：前降支开口 100％闭塞，右冠状动脉正常。

病例 5：前降支中段闭塞的心电图改变

患者，男，50 岁，因持续性胸痛 3 小时入院。吸烟 30 年。心肌酶谱增高。急诊心电图见图 3-1-9。

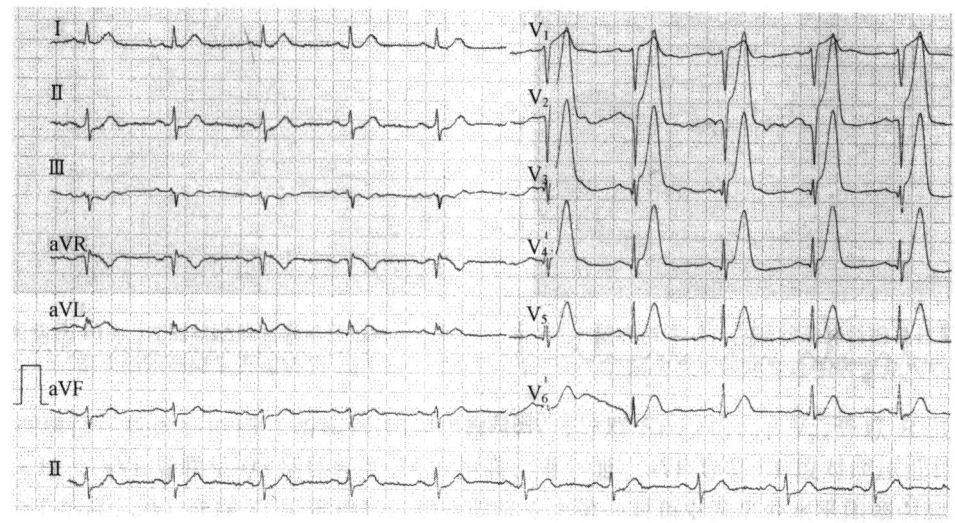

图 3-1-9　病例 5 胸痛发作心电图

心电图解读：急诊心电图显示 V_2 导联呈 qR 型，V_3 导联呈 qRS 型，q 波 $V_3 > V_4$ 伴 ST 段抬高，$V_2 \sim V_4$ 导联 T 波高尖，aVL 导联 ST 段轻度抬高，Ⅱ、Ⅲ、aVF 导联 ST 段稍压低，aVR 导联 ST 段抬高，提示前降支第一间隔支开口水平闭塞（敏感性 43%，特异性 95%）引起超急期前壁心肌梗死。

冠状动脉造影：左主干正常，前降支中段 100% 闭塞，回旋支正常，右冠状动脉正常。

病例 6：前降支远段闭塞的心电图改变

患者，男，50 岁，因间断胸痛 2 个月，加重 5 小时入院。吸烟多年。有冠心病家族史。心肌酶谱增高。急诊心电图见图 3-1-10。

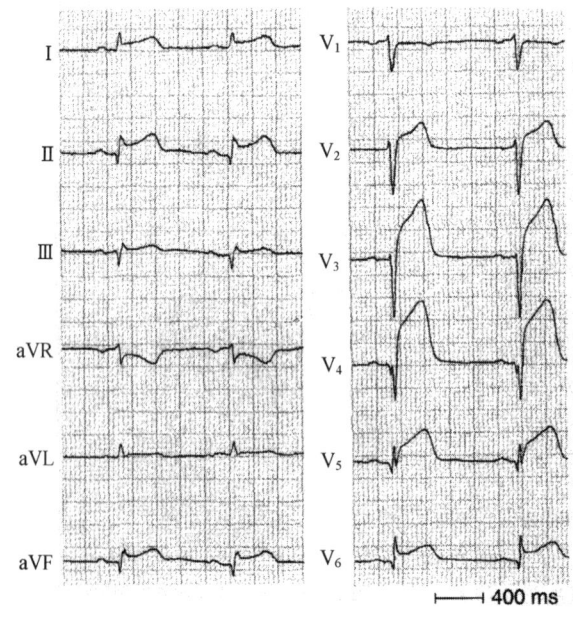

图 3-1-10　病例 6 胸痛发作心电图
引自 Hein J. The ECG in Emergency Decision Making.

心电图解读：急诊心电图显示Ⅰ、aVL、V_2~V_6导联ST段抬高，提示前降支闭塞，下壁导联ST段抬高，$ST_Ⅱ$＞$ST_Ⅲ$，V_4~V_6导联出现q波；q波V_4＞V_5＞V_6提示前降支远端闭塞。

冠状动脉造影：左前降支远段100％闭塞，回旋支中段80％局限狭窄，右冠状动脉正常。

病例7：第一对角支闭塞的心电图改变

患者，男性，52岁，主因突发胸痛伴大汗10小时入院。糖尿病史8年，吸烟30年。心肌酶谱增高及TNI阳性。急诊心电图见图3-1-11。

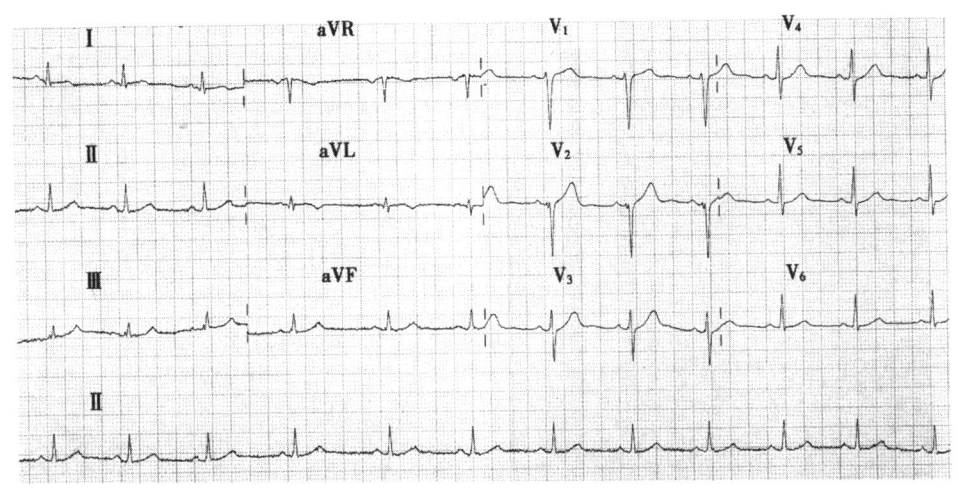

图3-1-11 病例7胸痛发作心电图

心电图解读：急诊心电图显示V_1导联呈rS型，V_2导联呈rsr'S型，r'为胚胎r，Ⅰ、aVL导联呈qRs型，aVL导联T波倒置，提示前壁有局灶性坏死。aVL及V_2导联同时存在等电位性Q波，亦提示第一对角支病变，如伴有Ⅲ、aVF导联ST段压低，可进一步证实。可能未检测到更早期aVL及V_2导联ST段抬高时的心电图改变。

急诊行冠状动脉造影：右冠优势型，双支病变，前降支之第一对角支100％闭塞，回旋支近段管壁不规整，多个细小分支次全闭塞，右冠状动脉近端不光滑。

三、回旋支闭塞的心电图改变

左回旋支为左室侧壁、部分后壁及左房供血。左回旋支支配较小的心室面积，闭塞引起AMI发生率低。梗死部位是左室高侧壁、下壁左半部或全部和左房。由于左回旋支动脉解剖变异较大（分左优势型和右优势型），受侧支循环影响，心电图预测符合率低（56％）。

回旋支闭塞引起AMI的ST段抬高最常见的导联是Ⅱ、Ⅲ、aVF，其次是V_5、V_6及Ⅰ、aVL导联。与右冠状动脉闭塞时引起Ⅱ、Ⅲ、aVF导联ST段抬高比较，回旋支为优势血管时，作为IRA多出现Ⅰ、aVL、V_4~V_6的ST段抬高。其中①Ⅱ、Ⅲ、aVF导联ST段抬高（Ⅱ导联高于Ⅲ导联）且不伴aVL导联ST压低；②aVR导联ST段压低≥0.1mV提示回旋支近端闭塞。而右冠状动脉闭塞时aVR导联不压低（抬高或位于等电位线)。原因可能为：①右冠状动脉为 IRA 引起的损伤电流的方向与 aVR 导联轴近似垂直，而左回旋支为 IRA 引起的损伤电流的方向与 aVR 导联轴呈钝角，因此，左回旋支更多引起 aVR 导联的 ST 段压低而右冠状动脉则引起 aVR 导联 ST 段抬高。但右冠状动脉近端或开口闭塞时也可引起 aVR 导联 ST 段明显压低，出现这种心电图改变时往往预测梗死面积大，预后差。

回旋支闭塞引起 ST 段压低的导联有 V_1、V_2 导联，其预测值＞90%。$V_7 \sim V_9$ 导联 ST 段抬高和 V_{4R} 导联 ST 段压低也提示与回旋支闭塞有关。

高度提示回旋支闭塞的心电图改变
■ Ⅱ、Ⅲ和 aVF 导联 ST 段抬高，$ST_Ⅱ$＞$ST_Ⅲ$
■ Ⅰ、aVL、$V_4 \sim V_6$ 导联 ST 段抬高
■ V_{4R} 导联 ST 段压低伴有双向或负向 T 波
■ V_1、V_2 导联 ST 段压低

病例 8：回旋支近端闭塞的心电图改变

患者，男，54 岁，因阵发胸痛 4 天，持续胸痛 16 小时入院。吸烟 10 年。心肌酶谱增高。急诊心电图见图 3-1-12。

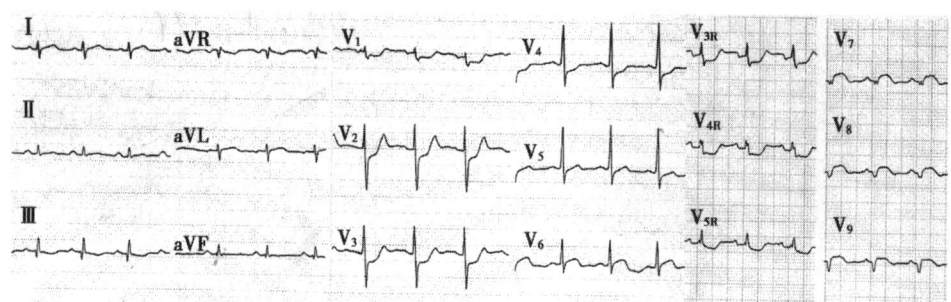

图 3-1-12 病例 8 胸痛发作心电图

心电图解读：图示 Ⅰ、aVL、$V_6 \sim V_9$ 导联 ST 段抬高，但 $V_1 \sim V_3$ 导联 ST 段明显压低，V_4、V_5 导联 ST 段轻度压低，提示回旋支近端闭塞引起急性心尖、侧壁及正后壁梗死；Ⅲ导联呈 QR 型，Ⅱ、aVF 导联呈 qR 型伴 T 波低平，Ⅰ、aVL 呈 RS 型，电轴在＋90°之间，可能存在左束支的左后分支阻滞而部分掩盖了下壁梗死。$V_{3R} \sim V_{5R}$ 导联 ST 段下降伴有负向 T 波进一步证实回旋支近端闭塞引起急性下壁、后壁、心尖及侧壁心肌梗死。

冠状动脉造影：前降支正常，回旋支近端 100% 闭塞，右冠状动脉正常。

病例 9：回旋支中段闭塞的心电图改变

患者，男，51 岁，因突发心前区疼痛 4 小时入院。心电图见图 3-1-13。

心电图解读：急诊心电图显示 Ⅰ、Ⅱ、Ⅲ、aVF 导联呈 qR 型，QRS 终末部顿挫伴 ST 段抬高，Ⅱ导联 ST 段抬高＞Ⅲ导联 ST 抬高，aVL 轻度压低，aVR 导联 ST 段明显压低，提示回旋支近端闭塞引起下壁梗死且梗死面积大，$V_{3R} \sim V_{5R}$、$V_1 \sim V_3$ 导联 ST 段明显压低，$V_4 \sim V_9$ 导联 ST 段明显抬高伴 qR 型，提示正后壁、侧壁心肌梗死。下壁心肌梗死时，V_5、V_6 导联 ST 段抬高＞0.2mV，更证明是回旋支近端闭塞。下壁导联 QRS 波终末切迹是回旋支闭塞致左室基底部外侧延迟除极的典型心电图表现。

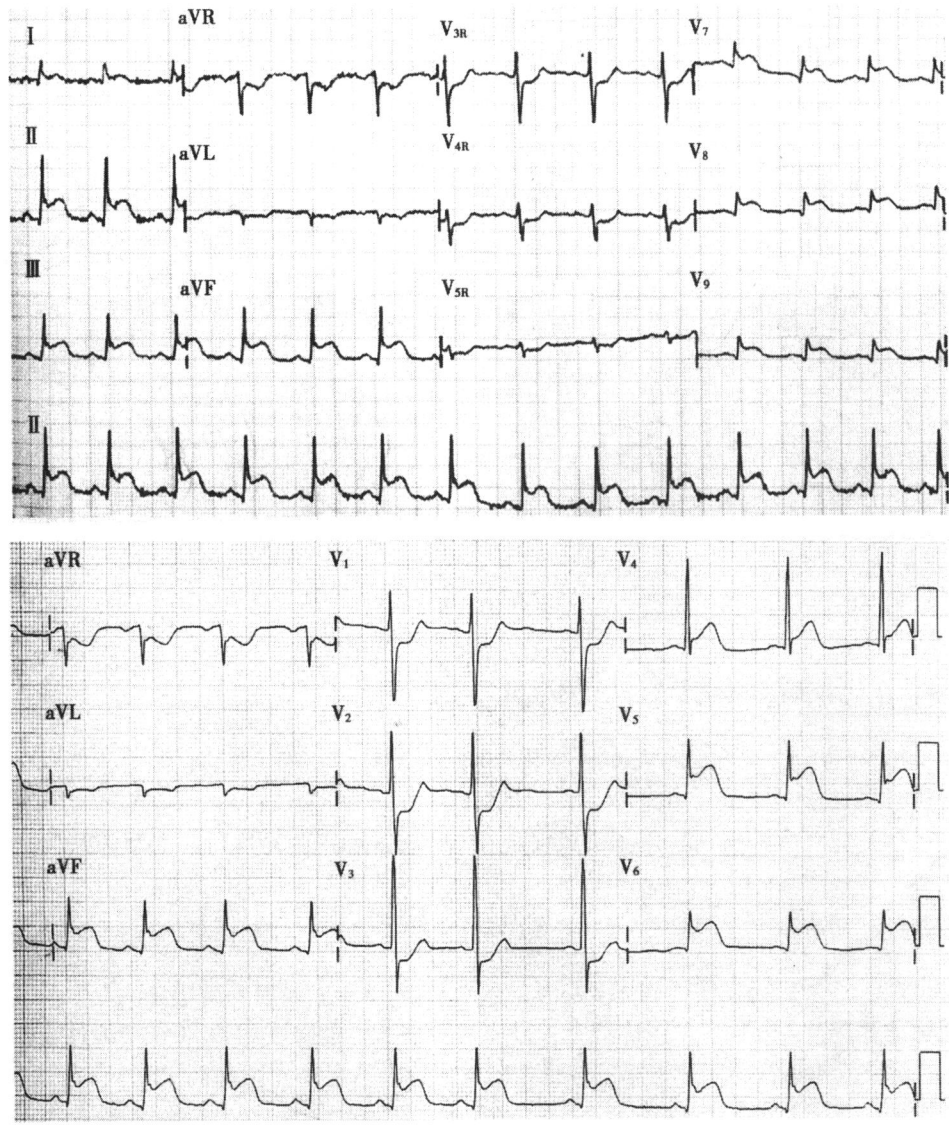

图 3-1-13　病例 9 胸痛发作心电图

急诊冠状动脉造影：冠状动脉均衡型。左主干、前降支正常，回旋支中段 100% 闭塞（第一钝缘支发出前），右冠状动脉正常。

病例 10：回旋支远端闭塞的心电图改变

患者，男性，65 岁，因发作性胸痛 8h 入院。吸烟 20 年。心肌酶谱增高。急诊心电图见图 3-1-14。

心电图解读：入院后心电图提示 II、III、aVF 导联 ST 段抬高 0.1mV 伴 QRS 呈 qr 型及 T 波倒置，aVR 导联初始小 r 波，V_1、V_2 导联 R 波增高（即正后壁心肌梗死的等位性 Q 波），$V_2 \sim V_4$ 导联 T 波高尖，V_6 导联 T 波倒置，提示回旋支中远端闭塞。

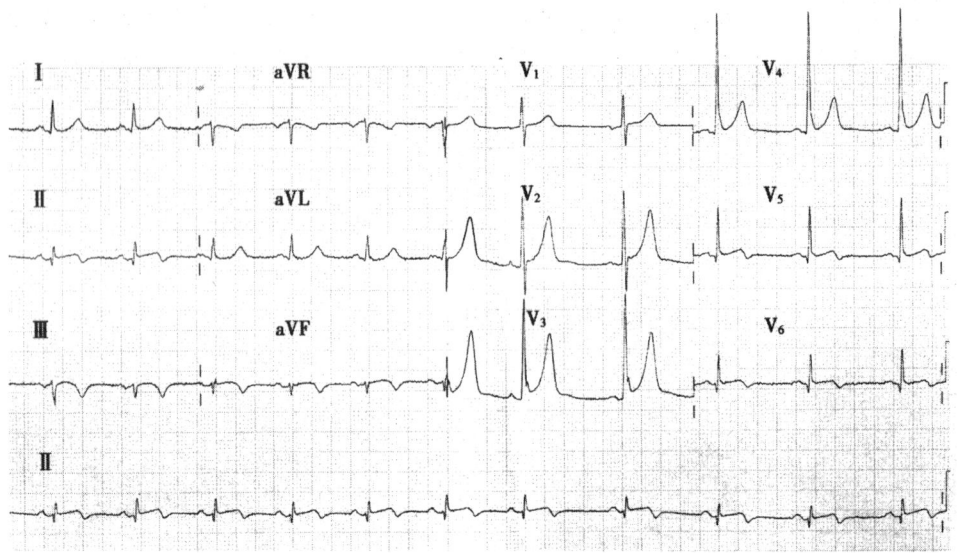

图 3-1-14　病例 10 胸痛发作心电图

四、右冠状动脉闭塞的心电图改变

右冠状动脉主要供应左室下壁、后壁及室间隔后 1/3 区域。右冠状动脉闭塞时，可导致下壁和右室梗死，可伴房室传导阻滞、左束支传导阻滞和左后分支传导阻滞。右室梗死往往与下壁梗死同时发生，54% 的下壁梗死患者 V_{4R} 导联 ST 段抬高，诊断右室梗死的敏感度和准确度均为 93%。单纯右室梗死少见，主要发生在右室肥厚的患者。

下壁梗死的患者中右冠状动脉闭塞者占 80%～90%，其余则为回旋支闭塞。典型下壁 MI 的心电图表现为 Ⅱ、Ⅲ 和 aVF 导联 ST 段抬高，Ⅲ 导联 ST 段抬高幅度超过 Ⅱ 导联高度提示右冠状动脉闭塞。分析其原因，由于 Ⅲ 导联方位定向于左室下壁右面，Ⅱ 导联主要定向于下壁左面，也可定向于左下侧壁或左室较上区域，因此 Ⅲ 导联多易受右冠状动脉影响而 Ⅱ 导联多易受左回旋支影响。因此这可能是右冠状动脉阻塞常致 ST 段抬高 Ⅲ>Ⅱ 的原因。

右冠状动脉闭塞时 ST 向量背离 aVL 导联，因此 aVL 导联 ST 压低幅度超过 Ⅰ 导联也高度提示右冠状动脉闭塞。

V_3 导联 ST 段压低幅度与 Ⅲ 导联 ST 段抬高幅度之比（V_3/Ⅲ 比值）<0.5，提示右冠状动脉近段闭塞（敏感度 91%，特异度 91%），0.5≤V_3/Ⅲ 比值≤1.2 提示右冠状动脉远段闭塞（敏感度 84%，特异度 93%），V_3/Ⅲ 比值>1.2 提示回旋支闭塞（敏感度 84%，特异度 95%）。

(1) 右冠状动脉近段闭塞

产生大面积右室（V_{3R}～V_{8R}）及下壁梗死，临床常出现右心衰竭、血压下降。心电图 V_{4R} 导联 ST 段抬高伴有正向 T 波提示右冠状动脉近端闭塞，V_1 导联 ST 段抬高，而 V_2 导联 ST 段不抬高或压低，对诊断右冠状动脉近段闭塞具有高度特异性。V_3/Ⅲ 比值<0.5 也提示右冠状动脉近段闭塞。

（2）右冠状动脉中段闭塞

右冠状动脉中段是指右室支发出后至十字交叉之前。中段闭塞常有一定右室缺血、坏死（$V_{6R} \sim V_{7R}$）和下壁梗死，临床多无右心衰竭表现。

（3）右冠状动脉远段闭塞

产生下壁梗死。心电图 V_{4R} 导联 ST 段等电位线伴有正向 T 波提示右冠状动脉远端闭塞，下壁心肌梗死伴 $V_1 \sim V_3$ 导联 ST 段压低提示右冠状动脉远段闭塞或回旋支闭塞，但后者伴 V_{4R} 导联 ST 段压低。$0.5 \leq V_3/Ⅲ$ 比值 ≤ 1.2 也提示右冠状动脉远段闭塞（敏感度 84%，特异度 93%）。

高度提示右冠状动脉闭塞的心电图改变
■ Ⅱ、Ⅲ和 aVF 导联 ST 段抬高，$ST_Ⅲ > ST_Ⅱ$
■ ST 压低 aVL 导联＞Ⅰ导联
■ 右冠状动脉近端：V_{4R} 导联 ST 段抬高伴有正向 T 波
■ 右冠状动脉远端：V_{4R} 导联 ST 段等电位线伴有正向 T 波

病例 11：右冠状动脉近段闭塞的心电图改变

患者，男性，81 岁，因阵发胸闷、胸痛 6 年，加重 2 小时入院。TnT 及心肌酶升高。急诊心电图见图 3-1-15。

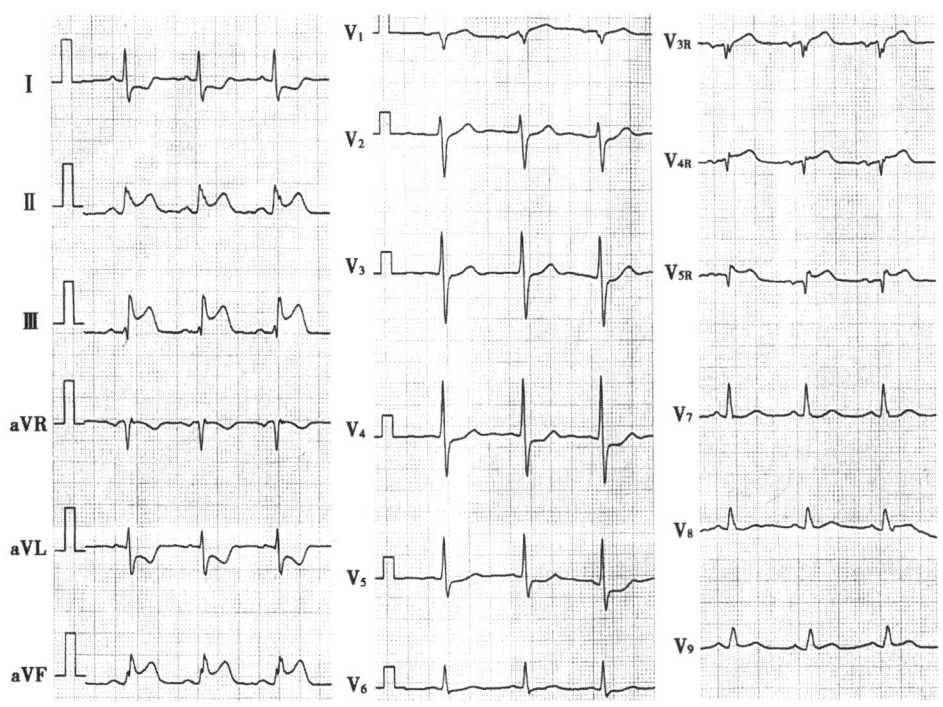

图 3-1-15 病例 11 胸痛发作心电图

心电图解读：急诊心电图显示Ⅱ、Ⅲ、aVF 导联 ST 段抬高，Ⅲ导联 ST 段抬高＞Ⅱ导联 ST 段抬高，aVL 导联 ST 压低＞Ⅰ导联 ST 压低，提示右冠状动脉闭塞。V_{4R} 导联 ST 段抬高伴 T 波正向直立提示右冠状动脉近段闭塞。

急诊冠状动脉造影：左冠状动脉正常，右冠状动脉近段 100% 闭塞。

病例 12：右冠状动脉中段闭塞的心电图改变

患者，男性，66 岁，因突发胸痛 4h 入院。高脂血症 5 年，吸烟 40 年。心肌酶谱及 TNI 增高。入院心电图见图 3-1-16。

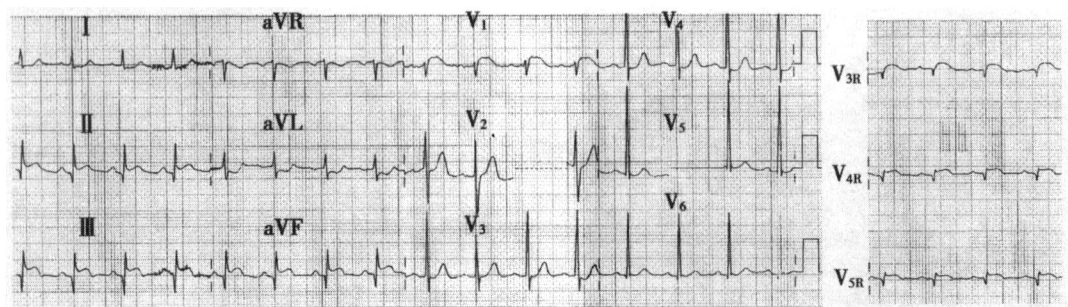

图 3-1-16　病例 12 胸痛发作心电图

心电图解读：入院心电图显示Ⅱ、Ⅲ、aVF 导联 ST 段抬高，Ⅲ导联 ST 抬高＞Ⅱ导联 ST 抬高伴 QRS 呈 QR 型，Ⅰ、aVL 导联 ST 段压低，aVL 导联 ST 段压低＞Ⅰ导联 ST 段压低，提示右冠状动脉闭塞引起下壁心肌梗死，V_{3R}、V_{4R}、V_{5R} 导联 ST 段抬高伴有正向 T 波（V_1 导联 ST 段抬高，V_2 导联 ST 段不抬高，遗憾的是未投照 V_{6R}、V_{7R}），提示右冠状动脉近端闭塞引起右室梗死。但冠状动脉造影为右冠状动脉中段 100％闭塞。冠状动脉造影结果与心电图表现不完全相符，临床医生应引起重视。

病例 13：右冠状动脉远端闭塞的心电图改变

患者，男性，49 岁，因胸骨后憋闷疼痛 4 小时急诊入院。心肌酶谱及 TNI 增高。急诊心电图见图 3-1-17。

心电图：急诊心电图显示Ⅱ、Ⅲ、aVF 导联 ST 段抬高伴 qR 型，Ⅲ导联 ST 段抬高＞Ⅱ导联 ST 段抬高，aVL 导联 ST 段压低＞Ⅰ导联 ST 段压低，提示右冠状动脉急性闭塞；V_3 导联 ST 段压低与Ⅲ导联 ST 段抬高之比＝1.0，提示右冠状动脉中段后闭塞；V_{4R} 导联 ST 段等电位线伴有正向 T 波，提示右冠状动脉远端闭塞。V_1～V_4 导联 ST 段压低 0.2～0.3mV，V_2 导联 R 波增高，V_7、V_8 呈 qR 型伴明显 ST 段抬高，提示正后壁心肌梗死，aVR 导联 ST 段压低＞0.1mV，提示急性下壁心肌梗死，面积大。

冠状动脉造影：冠状动脉呈右优势型，左冠状动脉造影正常，右冠状动脉第二弯曲部 100％闭塞。

五、梗死相关动脉的心电图分析

由于心肌梗死部位与冠状动脉分支供血区有关，通过心肌梗死心电图与冠状动脉造影对照研究已证实，冠状动脉闭塞部位与心肌梗死定位间有良好的相关性，可以用心电图无创分析 IRA。在 IRA 心电图分析时要注意：①梗死区内导联间的相互关系（如Ⅱ与Ⅲ、V_1～V_3、V_1～V_{4R} 等 ST 段抬高）、对远离区的影响（如下壁梗死时：Ⅰ、aVL 及 V_1～V_3 导联 ST 段）、各部位之间的连带关系和有特殊意义的心电图改变（缓慢性心律失常）等均有助于 IRA 的分析；②由于冠状动脉血管及其分支分布和相对优势在个体间差异较大，侧支循环和多支病变相互影响均会干扰分析的准确性，要客观对待分析结果。

需要强调的是，ST 段抬高型心肌梗死出现的 ST 段抬高是 AMI 的最早期心电图表现

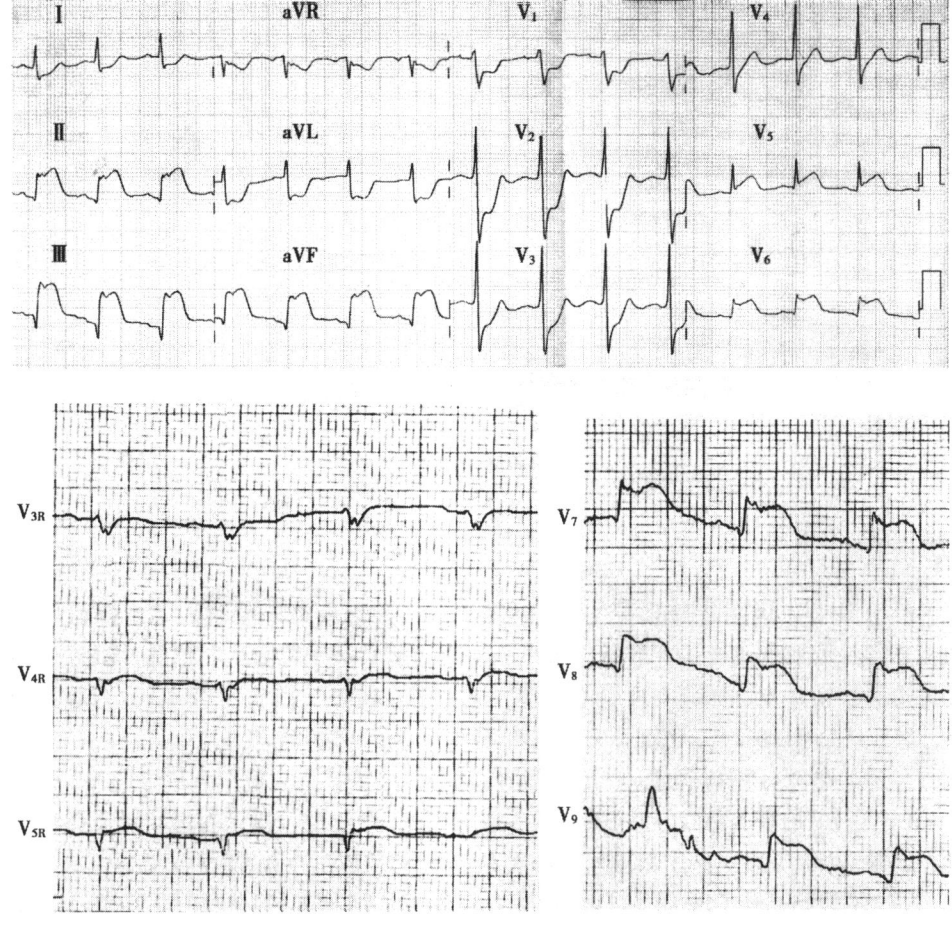

图 3-1-17 病例 13 胸痛发作心电图

之一，非 ST 段抬高型心肌梗死则需要通过心肌损伤标记物的监测明确诊断。通过心电图 ST 段抬高诊断 AMI 时，要注意观察 ST 段的抬高形态（新月形、弓背形、斜直形、墓碑形和巨 R 波形），具体判断时应注意抬高幅度，并结合 T 波改变综合分析。其中，新月形 ST 段抬高是 AMI 最常见的心电图改变，敏感性高，但特异性不强。有许多情况可出现 ST 段抬高的心电图改变，诸如变异型心绞痛、急性心包炎、早期复极综合征、电击复律后、高钾血症、颅内出血等。此外，急性心肌炎、左室肥厚及左束支传导阻滞可见右胸导联 ST 段抬高，原发性肥厚性心肌病可见胸前导联 ST 段抬高，肺源性疾患可出现右胸导联和下壁导联的 ST 段抬高。因此，在对心电图 ST 段形态分析时要全面综合，恰如其分地作出正确诊断，有利于拟定积极有效的治疗措施。

（马建新）

第三节　心电图误判冠状动脉梗死相关血管病例分析

心电图是临床应用最广、性价比最高和诊断价值最大的心脏检查技术，同时也是最容易引起误诊的检查技术。尤其在冠心病领域,由于受血管狭窄或闭塞的部位、直径、长度、侧支循环及其他干扰因素(如陈旧性心肌梗死、室内传导阻滞及心脏在胸腔内的位置等)的影响,心电图变异很大。因此对于及时、准确判断病变血管或梗死相关血管存在一定难度。

病例14　心电图误判病例分析

患者,男性,55岁,劳累后突发胸痛2小时入院。心肌酶谱及TNI增高。既往:高血压病史2年,有2型糖尿病史。

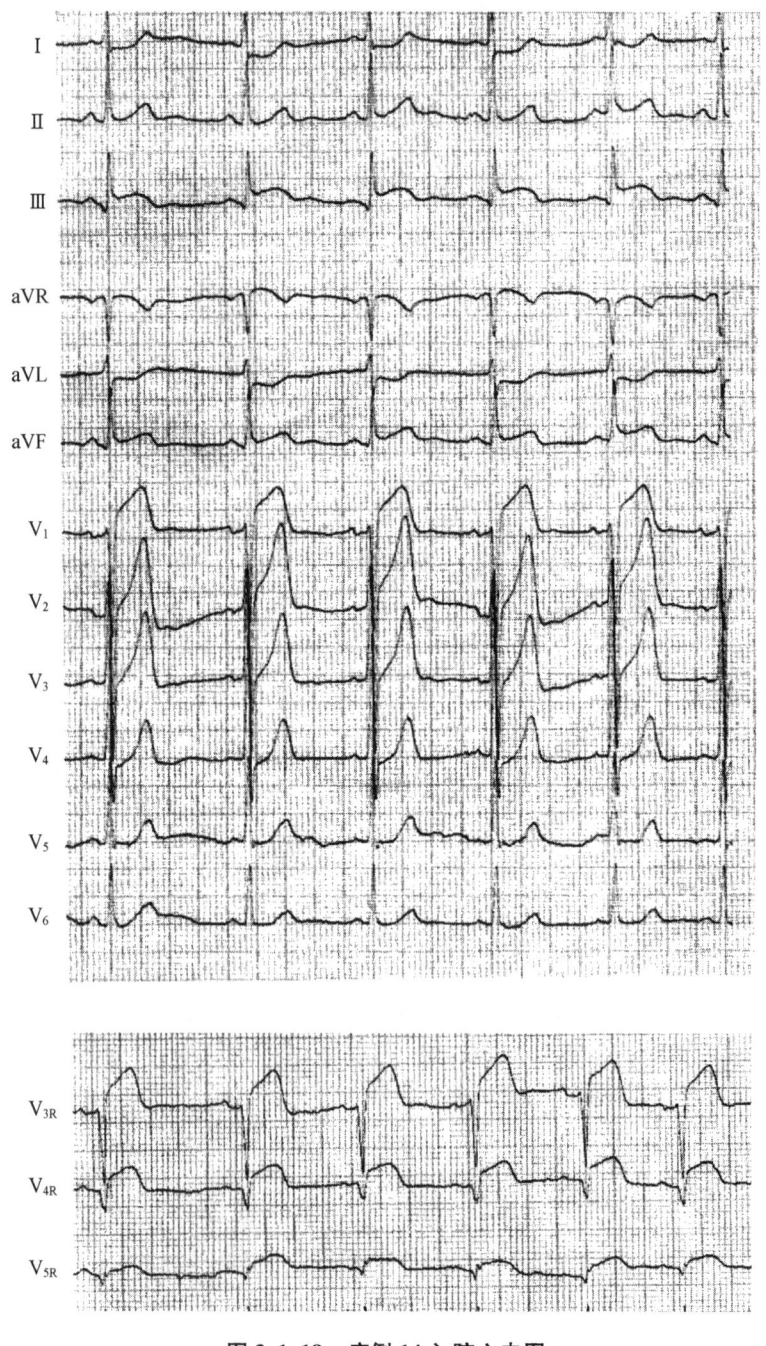

图3-1-18　病例14入院心电图

入院心电图：Ⅱ、Ⅲ、aVF 导联 ST 段抬高 0.1～0.3mV，V_1～V_2 ST 段抬高 0.2～0.4mV，V_{3R}～V_{5R} ST 段抬高 0.1～0.4mV，V_1～V_4 T 波高尖。入院诊断：冠心病，急性下壁、右心室梗死，急性前间壁、前壁心肌梗死？心功能Ⅰ级（Killip 分级）。

诊疗经过：急诊冠状动脉造影提示：左前降支（LAD）中段自对角支发出后完全闭塞，右冠状动脉（RCA）远段后降支根部完全闭塞。造影所示 LAD 及 RCA 均完全闭塞，那么哪支血管为梗死相关血管呢？当时考虑心电图表现下壁、右室梗死更为典型，故 RCA 为梗死相关血管的可能性更大，而 LAD 可能为慢性闭塞病变，所以决定干预 RCA。操作过程中考虑急性心肌梗死多为新鲜血栓，故选取 BMW 导丝作为指引导丝，但反复尝试不能通过病变，遂更换 PT 导丝，仍不能通过，最终考虑梗死相关血管的判断可能有误，决定干预 LAD，结果使用原 BMW 导丝顺利通过 LAD 病变部位，此时可观察到血栓征象，之后成功置入支架，远端血流 TIMI 2～3 级，且出现侧支循环 LAD→RCA 1～2 级。术后病情平稳，随后的心电图动态演变表现为Ⅱ、Ⅲ、aVF、V_{3R}～V_{5R} ST 段回落至等电位线，但 T 波保持直立，V_1～V_4 表现为 ST 段先抬高，后回落，以及 T 波倒置的典型急性前间壁、前壁心肌梗死的动态演变过程。一周后顺利出院。

讨论分析：

1. 心电图对于急性心肌梗死部位的判断：一般情况下，下壁、右心室梗死与前壁心肌梗死不同时出现，除非在 LAD 绕过心尖的情况下，LAD 的闭塞可导致前壁合并下壁梗死，心电图可表现相应导联的 ST 段抬高，但一般不与右室梗死同时出现。该患者入院前心电图提示Ⅱ、Ⅲ、aVF、V_{3R}～V_{5R}、V_1～V_4 ST 段抬高，T 波高尖，提示存在右室梗死，但 V_2～V_3 导联 ST 段呈上斜型抬高，又不符合右室梗死，这使得单纯根据心电图判断梗死部位有了一定难度。此时需要结合临床，特别对于右心室梗死的诊断来说，结合临床情况（血流动力学的变化），变得尤为重要。该患者入院时血压一直稳定在正常范围，也无相应的体循环淤血等表现，临床上并不支持，因而匆忙诊断下壁合并右心室梗死的依据并不充分，而且直接为随后的介入治疗（PCI）中梗死相关血管的误判断埋下了伏笔，之后的心电图动态变化也证实了这一结论。

2. 冠状动脉造影对于心电图改变的解释：该患者 PCI 操作过程中，导丝不能成功通过 RCA 闭塞部位，与急性血栓的特点不符，从而不得不对梗死相关血管进行重新判断。在继续操作过程中，导丝轻松通过 LAD 闭塞部位，而且观察到血栓征象，并出现 LAD→RCA 的侧支循环，最终确认 LAD 为梗死相关血管。由此对心电图的变化可以作出这样的解释：RCA 为慢性闭塞病变，且在此次急性心肌梗死发生之前存在 LAD→RCA 的侧支循环，当此次 LAD 急性闭塞后，出现两方面的效应，一方面直接表现为前间壁、前壁的梗死，即 V_1～V_4 ST 段抬高，T 波高尖，受其影响，相邻的 V_{3R}～V_{5R} ST 段出现一过性的抬高；另一方面，LAD→RCA 的侧支循环临时关闭，心电图突现Ⅱ、Ⅲ、aVF ST 段的一过性抬高，当 LAD 开通，侧支循环重新开放，缺血解除，ST 段回落。

总之，急性心肌梗死的心电图表现在一定规律的基础上存在着千差万别，这就为梗死部位的判断及梗死相关血管的确定带来一定难度，在病情相对紧急的情况下，一定要牢记将心电图及冠状动脉造影结果与临床情况紧密结合，从而提高诊断的准确性，为进一步治疗提供确实可靠的依据。

（马建新）

参考文献

1. 黄宛. 临床心电图学. 第5版. 北京：人民卫生出版社，2000.
2. 邵耕，吴树燕. 现代心电图诊断手册. 北京：北京医科大学、中国协和医科大学联合出版社，1995.
3. 卢喜烈，朱力华. 纪念心电图临床应用100周年. 中华心律失常学杂志，2002，6（3）：134.
4. Menown IB, Mackenzie G, Adgey AA. Optimizing the initial 12-lead electrocardio graphic diagnosis of acute myocardial infarction. Eur Heart J，2000，21：275-83.
5. Blanke H, Cohen M, Schlueter GU, et al. Electrocardiographic and coronary correlations during acute myocardial infarction. Am J Cardiol，1984，54：249-55.
6. 张军，袁琛，王钢，等. 5800例冠状动脉造影术分析. 中国医药导刊，2005，6：235-237.
7. 马颖艳，韩雅玲，荆全民，等. 6010例高血压患者冠状动脉造影结果分析. 中华医学杂志，2005，85：114.
8. Yamaji H, Iwasaki K, Kusachi S, et al. Prediction of acute leftmain coronary artery obst ruction by 12-lead electrocardio2graphy：ST segment elevation in lead aVR wit h less ST segment elevation in lead V1. J Am Coll Cardiol，2001，38：1348-1354.
9. Baptista SB, Fartoe Abreu P, Loureiro J R, et al. Electrocardiographic identification of the infarct related artery in acute inferior myocardial infarction. Am J Cardiol，2004，94（6）：712-714.
10. Sgarbossa EB, BimbaumY, ParrilloJE, et al. Eletrocardiographic diagnosis of acute myocardial infarction：current concepts for the clinican. AmHeart J，2000，141：507-517.
11. Vasheghani FA, Kassaian SE, et al. The association between coronary arterial dominancy and extent of coronary artery disease in angiography and paraclinical studies. Clin Anat，2008，Sep，21（6）：519-523.
12. Kosuge M, Kimura K, Ishikawa T, et al. New electrocardiographic criteria for predicting the site of coronary artery occlusion in inferior wall acute myocardial infarction. Am J Cardiol，1998，82：1318-1322.
13. Yamaji H, Iwasaki K, Kusachi S. Prediction of acute left main coronary artery obstruction by 12-lead electrocardiography：ST-segment elevation in lead aVR with less ST-segment elevation in lead V1. J Am Coll Cardiol，2001，38：1348-1354.
14. Gorgels APM, Engelen DJ, Wellens HJJ. Editorial Comment. Lead aVR, a mostly ignored but very valuable lead in clinical electrocardiography. J Am Coll Cardiol，2001，38：1355-1356.

第四节　心电图判断梗死相关动脉的局限性和难点

近来对如何判断与缺血或梗死相关的冠状动脉心电图（ECG）表现给予极大的关注，并提出了的相关信息，但仍受到了血管病变的部位、病变类型（急性闭塞、次全闭塞不同的狭窄程度）、单支或多支病变、冠状动脉的优势与非优势型（涉及冠状动脉各自供血范围）、有无侧支循环等多因素（还有并存陈旧性心肌梗死、室内传导阻滞、心脏在胸腔内的位置）的影响，使相应的心电图变化很大，从而使及时准确判断梗死相关动脉（IRA）存在一定难度及局限性。临床医生更主要的仍应紧密结合临床相关情况和资料综合分析。下面介绍以下几种局限性和难度。

一、单支病变

单支病变中以右冠状动脉（RCA）及前降支（LAD）的定位诊断干扰因素相对较小，但值得关注：

（一）关注焦点

关注点1

RCA近端闭塞梗死面积大时可累及下壁、正后壁、心尖及侧壁等范围，使心电图表现复杂化，一般ST向量指向右下更接近Ⅲ导联，使心电图Ⅱ、Ⅲ、aVF导联ST段抬高，且ST段抬高在Ⅲ导联＞Ⅱ导联和对应性aVL、Ⅰ导联ST段压低，由于更接近指向右下的相反的对应性ST_{aVL}导联，使ST压低在aVL导联＞Ⅰ导联，如V_{4R}导联ST段抬高＞0.1mV应是RCA近端闭塞的特点。V_1导联ST段抬高可以是RCA近端闭塞的征象，我们的资料中102例RCA近端闭塞者只有22例（占20%）V_1导联ST段抬高，但更重要的是其高度提示合并右室梗死。所以在仅投照12导联心电图时，应高度关注V_1导联抬高，将其作为怀疑是否合并右室梗死的关键，这也是急性心肌梗死（AMI）时必须投照18导联心电图的原因，V_1导联ST段抬高与V_{3R}导联ST段抬高强烈相关，提示RCA的小圆锥支闭塞，不能参与供血右室前上方和肺动脉圆锥部。同时参照临床有颈静脉充盈、低血压状态及肺野相对清晰综合分析能更好得出右室梗死的诊断。

病例1：患者男性，55岁，持续胸闷伴剧烈胸痛3小时入院，既往有高血压、高血脂、吸烟史。入院心电图见图3-1-19。冠状动脉介入治疗术后心电图见图3-1-20。

冠状动脉造影（CAG）：冠状动脉呈右优势型，LAD中段60%局限性狭窄，中远端弥漫性狭窄，LCX中段两处50%～60%节段性狭窄，RCA开口附近100%狭窄，前向血流TIMI 0级，左冠状动脉向右冠状动脉远端的侧支循环为2级血流。

心电图解读：①患者入院心电图（图3-1-19）显示：Ⅱ、Ⅲ、aVF、V_1、V_4～V_9、V_{3R}～V_{4R}导联ST段明显抬高，ST段抬高在Ⅲ导联＞Ⅱ导联，Ⅰ、aVL导联ST段压低且aVL＞Ⅰ导联，提示RCA近端闭塞引起下壁、后侧壁（正后壁）、心尖侧壁及右室急性心肌梗死。②Ⅱ、Ⅲ、aVF、V_4～V_6导联可见缺血性J波，Ⅱ、Ⅲ、aVF导联PTa段稍压低，V_1导联QRS呈W型。③冠状动脉介入治疗（PCI）后心电图3-1-20显示：Ⅱ、Ⅲ、aVF导联QRS波呈QR型，V_1导联呈QS型，前壁导联R波及T波振幅进行性降低，但各导联ST段基本恢复等电位线，Ⅱ、Ⅲ、aVF导联PTa段下移比前明显，提示心房梗死。④结合对比CAG结果，从ECG看似较复杂，虽然V_1导联ST段抬高而V_2导联ST段不抬高，V_{4R} ST段明显抬高支持RCA近端急性闭塞，同时aVR导联ST段明显压低可除外LAD近端（第一间隔支前）闭塞引起的改变，而V_4～V_6导联ST段明显抬高是受右优势RCA影响，其除供血下壁、后侧壁外还影响心尖及外侧壁的供血。⑤该例因aVR导联ST段明显压低及V_4～V_6导联ST段明显抬高＞0.2mV，可疑存在LCX近端闭塞，但V_1～V_3、V_{4R}导联ST段不压低，Ⅰ、aVL导联ST段不抬高反而压低，Ⅱ、Ⅲ、aVF导联QRS波终末无切迹，又无ST段抬高Ⅱ导联＞Ⅲ导联都不支持LCX近端急性闭塞。

关注点2

RCA近端闭塞除引起下壁梗死外，还可以引起大面积右室梗死，导致V_1～V_3导联ST段抬高而误认为是LAD闭塞的前间壁心肌梗死，主要区别在于V_1～V_3（可延至V_4）导联的

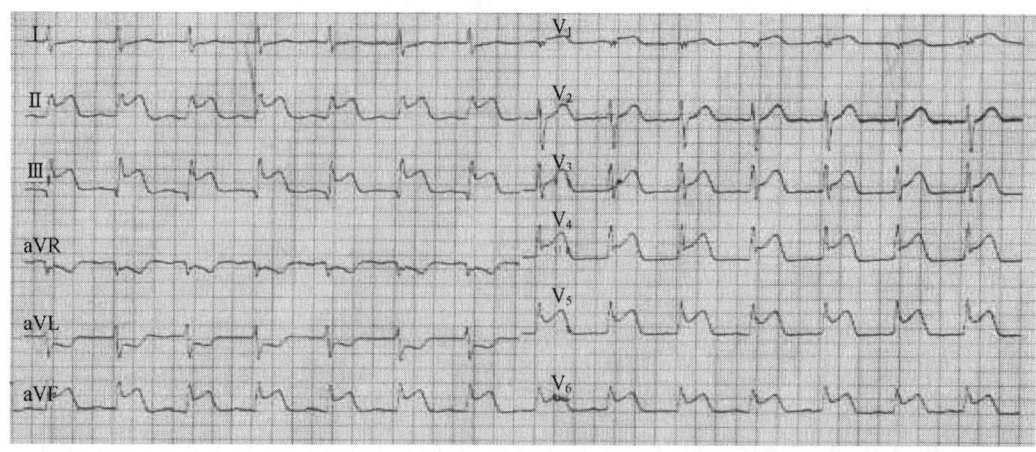

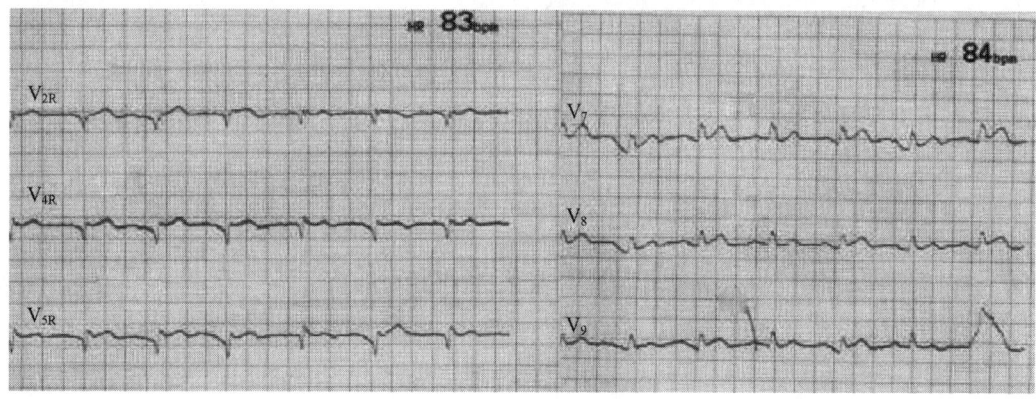

图 3-1-19 病例 1 入院心电图

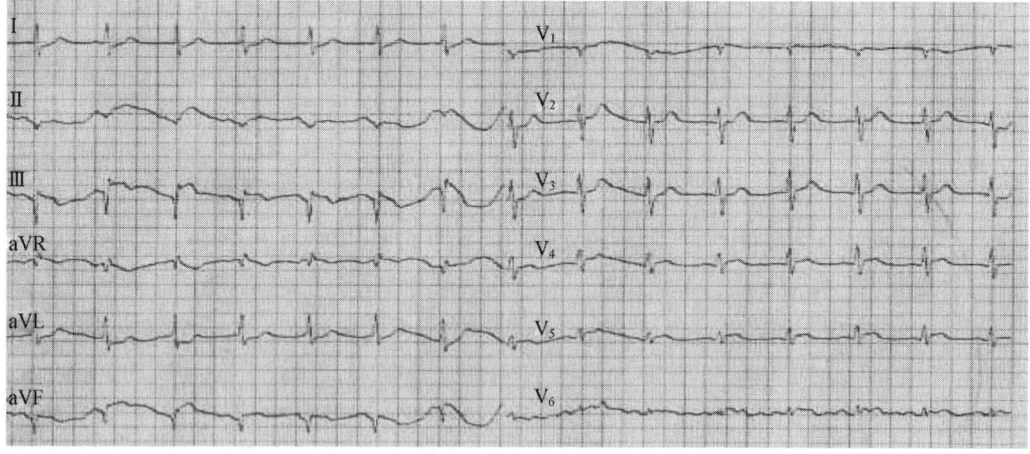

图 3-1-20 病例 1 介入术后心电图

ST 段抬高幅度逐渐减低，即以 V_1 导联 ST 段抬高为中心逐次移向右胸导联 V_{3R}、V_{4R} 导联 ST 段抬高更明显，而逐渐移向左胸的 V_2、V_3 导联抬高逐渐减低且不伴 R 减低或出现 Q 波。据报道，在 $V_1 \sim V_4$ ST 段抬高患者中经 CAG 发现有 7% 是继发于 RCA 近端闭塞的。

关注点 3

LAD 急性闭塞引起前壁导联 ST 段抬高伴下壁导联 ST 抬高可见于以下几种情况：

1. 常以 LAD 第一间隔支（S_1）水平分为近、远端，在 S_1 前闭塞时 ST 段向量偏移指向左室基底部，前胸导联 V_2、V_3 ST 段抬高幅度最大。前壁导联 ST 段抬高，并存有 aVL（Ⅰ）、aVR 导联 ST 段抬高及下壁导联 ST 段压低高度提示 LAD 近端闭塞。如在此基础上合并右束支传导阻滞或左前分支传导阻滞，则预测意义更大，前者特异性为 100%。预测 LAD 远端闭塞时 ST 向量偏移指向心尖部，V_2 导联 ST 段抬高不明显，V_3～V_6 导联抬高较明显，伴 aVR 导联压低，V_4～V_6 导联新出现 Q 波，下壁导联 ST 段压低幅度低于 LAD 近端闭塞时的 ST 段压低，此时可出现 $ST_Ⅱ>ST_Ⅲ$。

2. LAD 非优势近端病变：下壁导联 ST 段压低（呈镜像改变）。

3. LAD 优势近端病变：下壁导联改变不明显（向量相互抵消）。

4. LAD 优势远端病变，下壁导联 ST 段抬高。

关注点 4

高度提示第一对角支闭塞：Ⅰ、aVL 导联记录第一对角支（D_1）和第一钝缘支（OM_1）双重供血的心室前侧壁活动。aVL 导联 ST 段抬高可见于 LAD 近端、D_1 或 OM_1 的闭塞，如 aVL 和 V_2 导联 ST 段抬高，无 V_3～V_5 导联 ST 段抬高，则高度提示 D_1 闭塞，可能伴有Ⅲ、aVF（或 V_4）导联 ST 段压低，而有别于孤立的 OM_1 闭塞的高侧壁（后侧壁）梗死所致 aVL、Ⅰ 导联 ST 段抬高。

关注点 5

高度提示第一间隔支闭塞：主要缺血区在左室基底部，ST 段抬高向量指向右肩，aVR 导联 ST 段抬高，同时影响 S_1 向房室结以下房室传导系统供血，如该部位冠状动脉闭塞时，可出现希氏束和右束支传导阻滞伴或不伴左前分支传导阻滞。如心电图表现为 aVL 导联 ST 段抬高伴 V_2 导联 ST 段压低，此犯罪血管应是 LCX 的 OM_1。

（二）难点

据统计约 15%～25% 胸痛的 AMI 患者心电图可无特异性改变，多见于 LCX 急性闭塞患者或多支血管病变时。一组 382 例 ST 段抬高患者中 44 例经 CAG 证实是 LCX 闭塞引起的侧壁心肌梗死，其中有 9 例（20%）未发现有特异性变化。在急性 LCX 闭塞时仅投照 12 导联心电图，约 1/3 胸痛患者只出现胸前导联 V_1～V_3 导联 ST 段压低，1/3 患者出现下壁导联 ST 段抬高，1/3 患者未见心电图改变。

1. LCX 急性闭塞：由于 LCX 解剖变异较大，对左室供血面积很小，心电图表现主要取决于是左优势型还是右优势型及有无侧支循环的影响。

（1）非优势型 LCX 近端闭塞：引起后侧壁 AMI，可向心尖扩展，以 V_6～V_9 导联 ST 段抬高，V_1、V_2（或 V_3）、V_{4R}、aVL 导联 ST 段明显压低为主要指标，如仅投照 12 导联心电图可能表现为 V_1～V_3 导联 ST 段明显压低或伴有 V_5、V_6 导联轻度抬高。

病例 2：患者女性 71 岁，间断胸闷 25 年，加重 10 天入院，高血压 21 年。

冠状动脉造影：LAD 近端 100% 闭塞，第一对角支开口 50% 狭窄，LCX 在第一钝缘支发出前 95%～99% 狭窄，RCA 正常。

心电图解读：①患者胸痛发作时 ECG（图 3-1-21）显示：V_2～V_6 导联 ST 段水平压低 0.1～0.3mV，以 V_2～V_4 导联压低最明显，Ⅱ、Ⅲ、aVF 导联 ST 段轻度压低，V_2、V_3 导联 R 波增高呈 RS 型，V_1 导联 ST 段不压低，aVR 导联 ST 段抬高，提示左主干次全闭塞或多支病变引起左室内膜下广泛缺血及下基底部（正后）缺血损伤或梗死。②胸痛缓解后 ECG（图 3-1-22）显示：$V_2 \sim V_6$ 导联压低的 ST 段及 aVR 导联抬高的 ST 段回落至等位线，$V_1 \sim V_3$ 导联呈大 R 波及高耸 T 波，Ⅱ、Ⅲ、aVF 导联 ST 段抬高，Ⅰ、aVL 导联 ST 段略压低，进一步证实 LCX 是主要的缺血相关血管。③结合 SCA 结果及缺血后动态 ECG 改变更像是 LAD 近端＋LCX 病变（等于左主干病变）的 ECG 改变，如有 $V_7 \sim V_9$ 导联病理性 Q 波更有利于诊断。

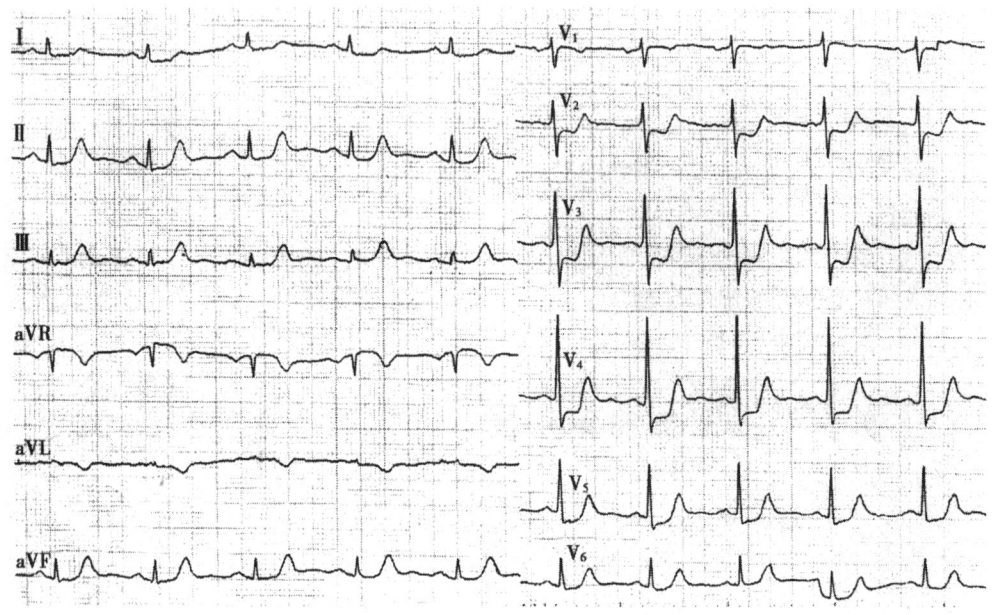

图 3-1-21　病例 2 胸痛发作时心电图

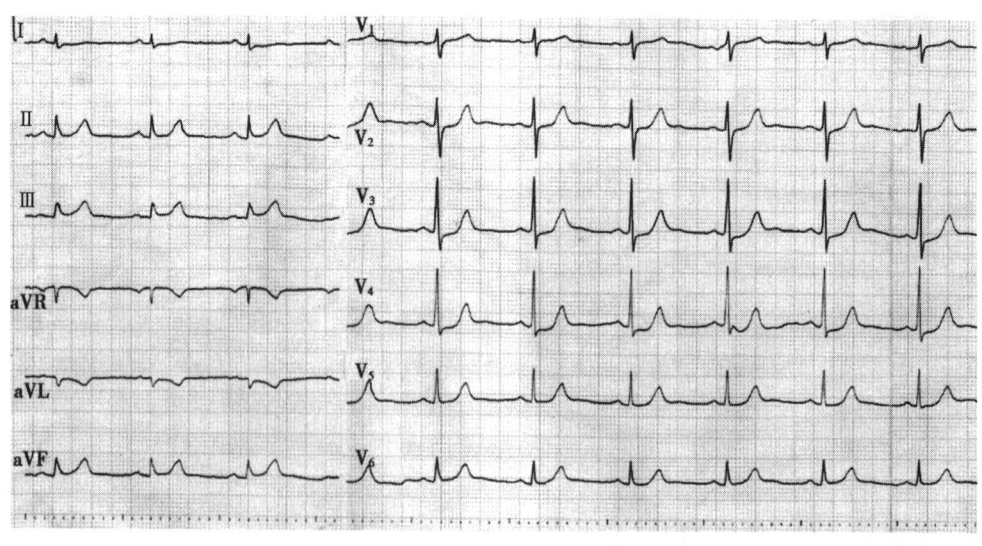

图 3-1-22　病例 2 胸痛缓解后心电图

2. 优势型 LCX 近端闭塞：可引起后侧壁、下壁 AMI，可伴有左后分支阻滞，并由于受 LCX 及 RCA 双重供血，可能较少出现心电图改变，除 $V_6 \sim V_9$ 导联 ST 段抬高伴 $V_1 \sim$

V_3、V_{4R}导联 ST 段压低外，还有下壁导联 ST 段抬高，可有Ⅱ、Ⅲ、aVF 导联 QRS 终末切迹的典型改变，由于 ST 向量偏移指向左，ST 段抬高在Ⅱ导联＞Ⅲ导联，aVL 导联 ST 段可抬高伴前胸导联 V_1～V_4、V_{4R} 导联 ST 段压低，故下、侧壁 ST 段抬高而 V_{4R} 导联 ST 段压低常高度提示 LCX 闭塞。

病例 3：患者男性，68 岁。阵发性胸闷、胸痛 7 年，加重 1 天入院。高血压 8 年，吸烟 30 年。

冠状动脉造影：LAD 近中段 70％狭窄，LCX 近中段 100％闭塞，RCA 管壁不规则。

心电图解读：①患者静息时 ECG（图 3-1-23）显示：Ⅱ、Ⅲ、aVF 导联 QRS 波呈 qR 型，QRS 时限增宽≥0.04s，R 波降支有顿挫，伴 ST 段下斜性压低及 T 波倒置，aVR 导联起始部有小 r 波，V_6 无 S 波，额面电轴约+50°，出现房性早搏，提示不除外有左后分支传导阻滞掩盖下壁灶性坏死，考虑 LCX 或 RCA 有闭塞。②胸痛发作时 ECG（图3-1-24）

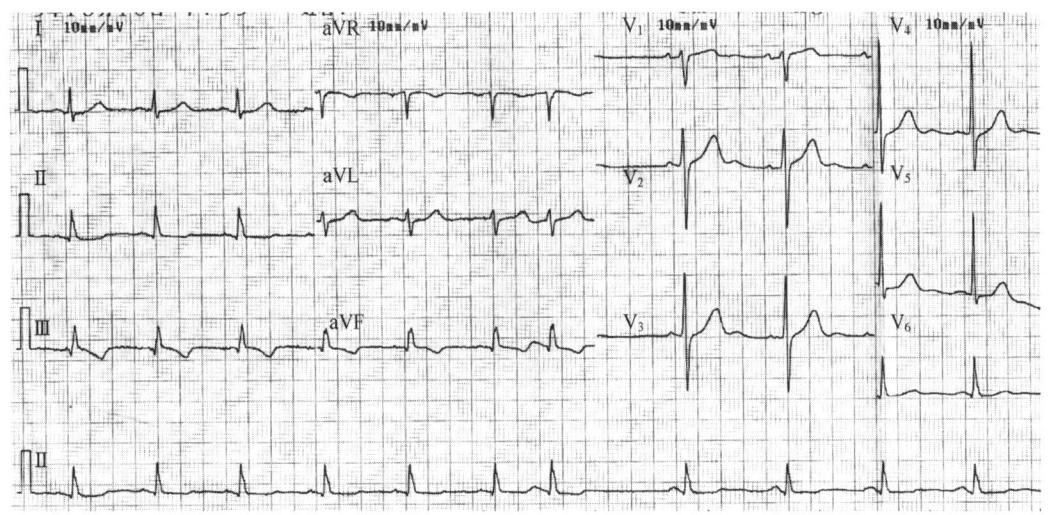

图 3-1-23 病例 3 静息时心电图

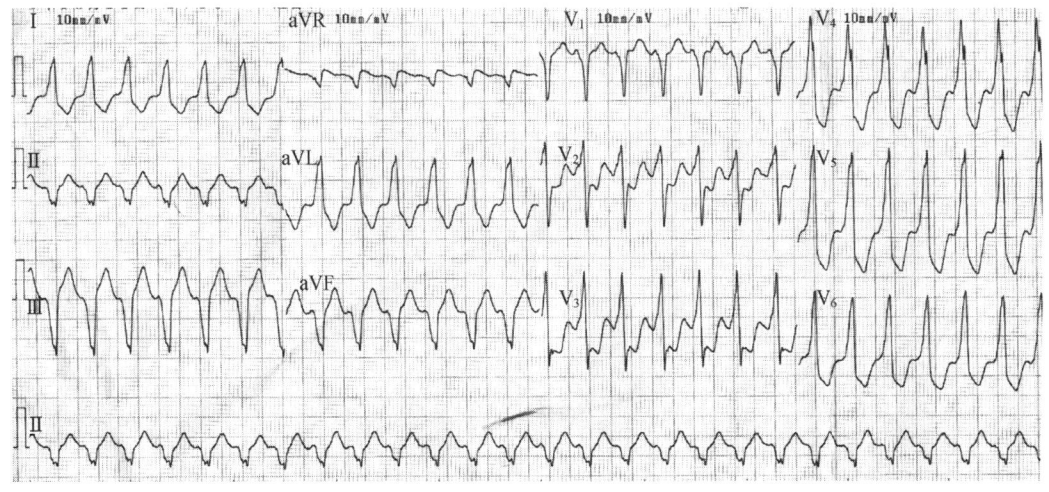

图 3-1-24 病例 3 胸痛发作时心电图

显示：室性心动过速（室速）伴胸前导联 I、aVL、$V_2 \sim V_6$ 导联 ST 段明显压低达 0.2~0.6mV，提示前侧壁明显心肌缺血。③结合冠状动脉造影结果 IRA 应是 LCX，缺血诱发室速，但室速发作心率增快，在 LAD 狭窄基础上又加重前侧壁缺血。因而临床通过 ECG 判断 IRA 有一定难度，对 ECG 应细心分析。

3. 优势型 LCX 远端闭塞：由于 ST 向量偏移指向左下，心电图表现下壁导联 ST 段抬高但不伴右室心肌梗死。

二、多支病变

多支病变（复合性）指的是多支冠状动脉有各种不同程度的狭窄。其心电图改变可能与 IRA 相关，即反映病变缺血最严重的冠状动脉；也可能因各支的缺血病变都不严重或缺血损伤的冠状动脉 ST 向量偏移方向互相抵消或已建立了广泛的侧支循环，从而使心电图的改变不明显，甚至近似正常。或者只显示室内传导延缓（如 LCX 急性闭塞可表现在 II、III、aVF 导联 QRS 终末端的切迹形成）或前壁有灶性坏死的 cabrera 征或 Chapman 征，以及等位性 Q 波等细微的改变。

病例 4：患者女性，69 岁。劳累后胸闷 2 年，加重半个月入院。2 型糖尿病 20 年，高血脂 2 年。

冠状动脉造影：LAD 近中段有一处 80% 狭窄，LCX 中段 70% 狭窄，远端弥漫病变，最严重狭窄 90%，RCA 近中段 70% 狭窄。

心电图解读：①患者胸痛发作时 ECG（图 3-1-25）显示：$V_1 \sim V_3$ 导联 QRS 波呈 Rs 型，$V_1 \sim V_5$ 导联 ST 段压低伴 T 波倒置，以 V_2、V_3 导联 T 波深倒最著，提示左室下基底部（正后壁）及后侧壁心肌缺血，aVR 导联起始处小 r 波，II、III、aVF 导联呈 rsRs 型，R 波振幅增宽及 R 波振幅降低伴 T 波双向，提示下壁有小灶性坏死，推理 IRA 是 LCX 可能性最大，不除外合并 RCA 的联合作用。胸痛发作后倒置 T 波为直立（图 3-1-26）。②结合冠状动脉造影结果，综合以上资料，此患者冠状动脉应是均衡性结构，又是多支病变（LAD、LCX 的中远端各一处，RCA 的近中段及后降支都有较严重狭窄且

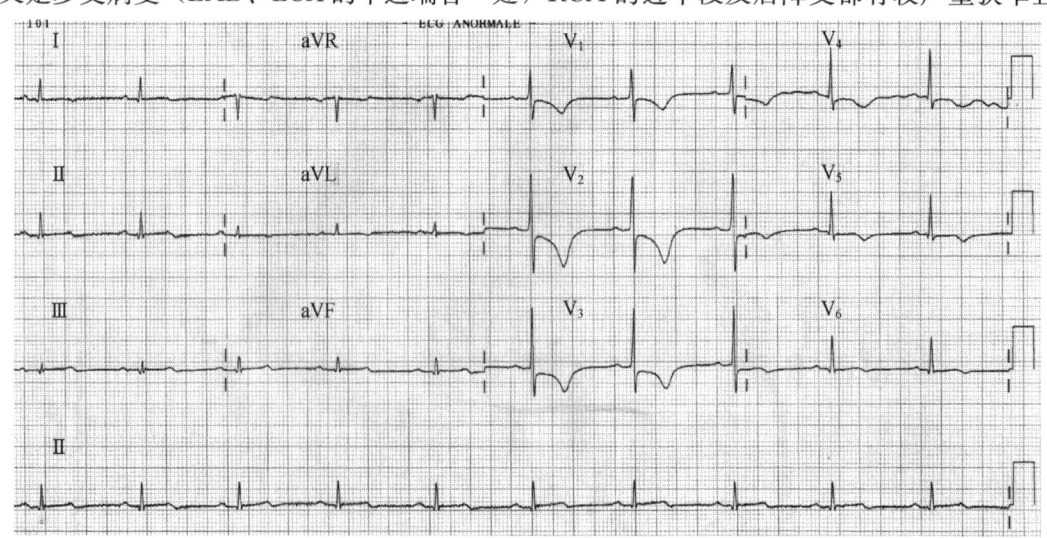

图 3-1-25 病例 4 胸痛发作时心电图

互相制约），但从体表 ECG 判断 IRA 有一定困难。依次捕捉及连续观察患者的动态症状与 ECG 极为重要。

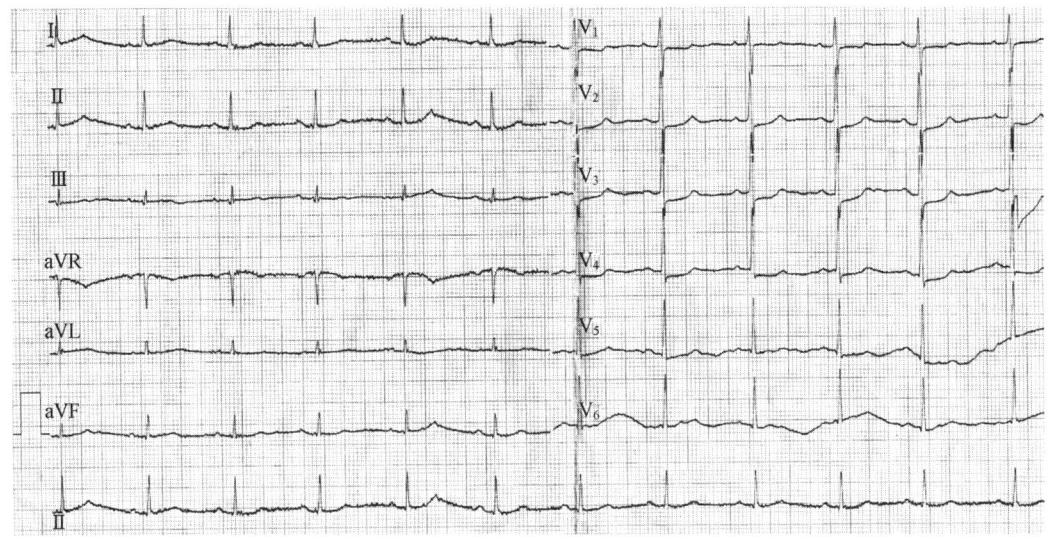

图 3-1-26 病例 4 胸痛缓解后心电图

ST 段向量偏移对心肌梗死定位判断有一定局限性。因 ST 向量偏移是从判断单支冠状动脉闭塞时的心电图所见得出的，其特异性和阳性预测值较高，而敏感性相对较低，尤其是在以下情况时意义有限或无意义：如原有 ST 段异常改变；心室激动顺序改变（完全性左束支传导阻滞、心室起搏节律或心室预激、冠状动脉多支病变、陈旧性心肌梗死、不同的冠状动脉优势、冠状动脉先天畸形、起源或发育异常）；左主干病变或等同左主干病变与三支病变伴 LAD 近端闭塞之间需要鉴别；某些非冠状动脉病变的心电图（如左室肥厚）与缺血冠状动脉有类似改变；应激性心肌病心电图改变可近似冠心病心电图改变，但冠状动脉正常。

因此，由于以上诸多因素影响，如何从心电图来判断 IRA 存在一定的局限性和难点。目前临床医生只能紧密结合各方面资料及动态观察协助诊断。切忌不能因为心电图正常或近似正常而排除冠状动脉病变，也不能因某些心电图表现像冠状动脉病变的心电图就轻易肯定。

（许玉韵）

参考文献

1. Hurst JW. Methods used to interpret the 12-lead electrocardiogram: pattern memorization Vs. the use of the vector concept, Clin Cardiol 2004, 24: 4-13.
2. Braat SH, corgels APM, Bar FW, et al. Value of the ST-T segment in lead V_{4R} in inferior wall acute myocardial infarction to predict the site of coronary artery occlusion. Am J Cardiol, 1988, 62: 146-152.
3. 许玉韵，胡大一. 心电图与冠状动脉造影——附 201 例心电图与冠状动脉造影对照分析. 北京：人民卫生出版社，2007.
4. Engelem DJ, Corgels. AP, Chereix EC, et al. Value of the electrocardiogram in localizing the occulusion site in the anterior descending coronary artery in acute anterior myocardial infarction. J Am Coll Cardiol,

1999, 34: 389-395.

5. Nair R, Glancy DL. ECG discrimination between right and left circumflex coronary arterial occlussion in patients with acute inferior myocardial infarction, Value of old criteria and use of lead aVR. Chest, 2002, 122: 134-139.

第二章 多支冠状动脉病变心电图改变

多支冠状动脉病变是指三支或三支以上冠状动脉狭窄≥50%的病变。

一、多支冠状动脉病变的心电图特点

（一）国内外研究表明：心电图上多个导联 ST-T 改变，提示冠状动脉病变严重，常常累及多支血管。

Gorgels 分析指出，异常 ST 段导联的数目、ST 段偏移幅度以及异常 ST 段的特定组合与近端狭窄>70%的冠状动脉支数密切相关。Ⅰ、Ⅱ和 $V_4 \sim V_6$ 导联 ST 段压低，aVR 导联 ST 段抬高的组合往往提示多支病变和左主干病变，判断三支病变或左主干的准确率为 62%；当 ST 段变化幅度总和>1.2mV 时阳性预测值更大，判断左主干或三支病变的准确率上升至 86%。日本学者 Kosuge 回顾性研究了 310 名住院的非 ST 段抬高的急性冠脉综合征患者的心电图及肌钙蛋白 T 的情况。通过多变量分析指出：aVR 导联 ST 段抬高≥0.5mm 同时伴有肌钙蛋白 T 阳性是多支病变与左主干病变的强烈预测指标，敏感度分别为 78%、62%，特异度分别为 86%、59%。国内郭应军曾有报道：典型三支血管病变心电图改变为 ST 段于Ⅰ、Ⅱ、aVL、$V_3 \sim V_6$ 导联压低，aVR 导联抬高。ST 移位总量达 10mm 以上，则支持三支病变，其敏感度为 63%，特异度为 85%。

以上报道均提到 aVR 导联 ST 段抬高与多支病变有关，分析 aVR 导联 ST 段抬高的可能机制为：aVR 导联反映右室流出道和室间隔基底部的电活动，多支病变或左主干急性闭塞影响间隔支的血流，引起右室流出道或室间隔基底部缺血，面对室间隔上部的 aVR 导联表现为 ST 段抬高。

（二）国内有研究发现应用 aVF 导联低电压可作为预测冠状动脉三支或多支病变的指标。

对 225 例患者心电图分析的结果显示：就多支病变本身来说，aVF 导联低电压指标的敏感度为 54.41%，特异度为 68.15%，准确度为 64%。排除影响因素后，各个指标的数值均有所提高，准确度提高到 66.15%。显然，该指标在排除多种影响因素后对预测多支病变具有参考价值。

分析其可能原因如下：由于成人的心电轴偏左，随着年龄的增长有增高的趋势，因此，成人（尤其是老年人）的 aVF 导联 QRS 振幅应偏高。因为 aVF 为下壁导联，与 Y 轴平行，对左右冠状动脉血运改变造成的心电向量环的改变比较敏感，当三支或三支以上重要血管发生阻塞时，加上错综复杂的侧支循环形成，心电向量环明显改变，心电轴发生偏移，因此造成 aVF 导联低电压。

综上所述可以看出无论是从冠状动脉解剖上，还是心电理论上，心电图对多支病变或左主干病变的预测是可行的（见表 3-2-1）。

表 3-2-1　多支冠状动脉心电图特点

作者	心电图变化	敏感度	特异度	准确率
Gorgels	Ⅰ、Ⅱ、V₄~V₆ 导联 ST 段压低，aVR 导联 ST 段抬高 ST 变化幅度总和＞1.2mV			86%
郭应军	Ⅰ、Ⅱ、aVL、V₃~V₆ 导联 ST 段压低，aVR 导联 ST 段抬高 ST 变化幅度总和＞1.0mV	63%	85%	
Kosuge	aVR 导联 ST 段抬高≥0.5mm 伴肌钙蛋白 T 阳性	78%	86%	
杨晓帆	aVF 导联低电压	54.41%	68.15%	66.15%

二、心电图预测多支冠状动脉病变的局限性

由于心电图自身的局限性，加之多支病变时心脏解剖、电生理的变化及病情的多变性，心电图对多支病变的预测作用有一定局限性。

国内有研究对 CHD 患者心绞痛发作时的静息 ECG 进行分析发现：三支冠状动脉病变患者的心绞痛发作时 50% 以上患者心电图无明显 ST-T 段改变，且该类患者更多并发高血压、糖尿病等相关疾病，对它可能有影响。推测其原因可能为多支病变导致绝大部分心肌缺血，从而使这些缺血心肌产生的心电效应处于一个低水平的平衡，这种平衡可能是不同部分心肌，不同情况的总和，在心肌坏死区，供血为零，在缺血区冠状动脉供血下降（冠状动脉狭窄），需求也下降。在正常心肌区，冠状动脉供血正常，需求也正常。因此，综合以上因素影响使自身心脏血液的供需处于近乎平衡的状态。

临床上冠状动脉三支病变患者的心绞痛并非持续存在，说明这些患者的缺血状态多为暂时性的。当心绞痛发作时，心电图可随心肌缺血出现动态改变。如在静息状态下，这些患者的心肌的血流供需呈平衡状态，此时描记心电图 ST-T 可以正常，而不存在持续性 ST-T 改变。所以对有典型心绞痛且伴有高血压、糖尿病等相关疾病的冠心病患者，即使无心电图 ST-T 改变，也应高度警惕其有潜在的三支冠状动脉病变，应尽可能行冠状动脉造影等检查以进一步确诊，从而使患者及时得到更有效的治疗，更有效地改善预后，提高生活质量。

三、病例分析

病例 1：患者女性，75 岁。阵发性胸痛 2 年，加重 10 天入院。高血压病史 30 年，超声心动图提示室间隔厚度增加（12mm），射血分数 57%。入院心电图见图 3-2-1、图 3-2-2。

冠状动脉造影：左主干正常，前降支第一间隔支 80% 狭窄，回旋支近段 90% 狭窄，中远段 70% 狭窄，右冠状动脉 100% 闭塞。

心电图解读：患者胸痛发作时心电图（图 3-2-1）显示：V₃~V₆ 导联 ST 段压低 0.2~0.4mV 伴 T 波双相，aVR 导联 ST 段抬高 0.1mV，其他呈斜形压低伴 T 波双相，提示多支血管病变引起心肌缺血。胸痛缓解后心电图（图 3-2-2）显示 ST 段压低的导联都回到基线，V₁~V₃ 导联 T 波转为直立，提示心肌缺血改善，但仍存在 V₄~V₆、Ⅰ、aVL 导联的 ST-T 改变，可能与长期高血压左室肥厚有关。

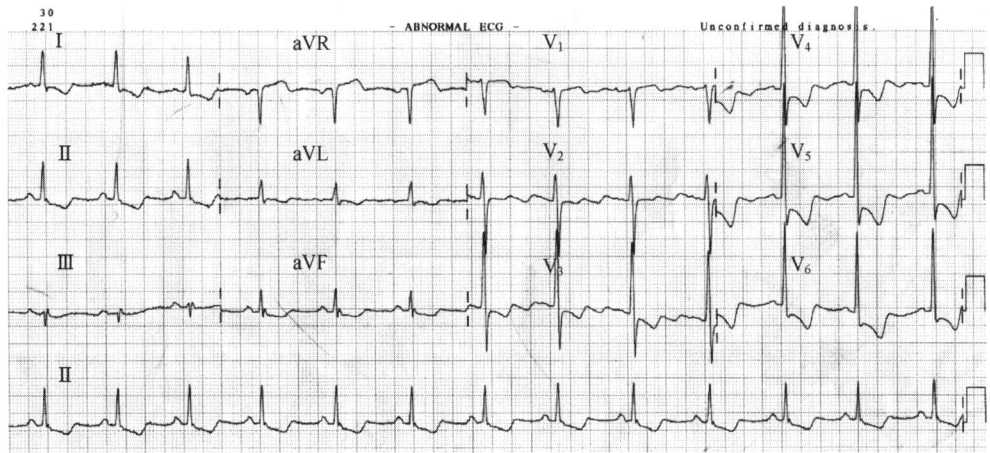

图 3-2-1 病例 1 胸痛发作时心电图

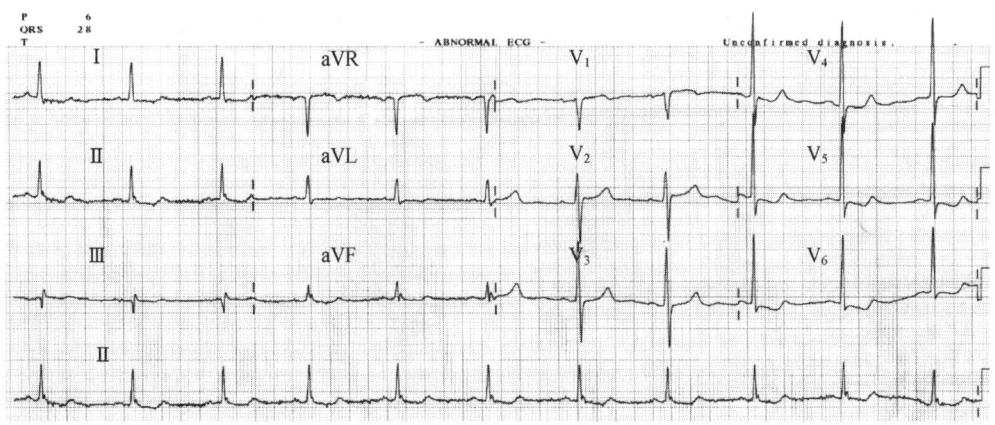

图 3-2-2 病例 1 胸痛缓解时心电图

病例 2：患者女性，56 岁。发作性胸痛 2 年，加重 1 天入院。高血压病史 27 年，超声心动图提示室间隔厚度增加（14mm），射血分数 60%。心电图见图 3-2-3、图 3-2-4。

冠状动脉造影：左主干正常，前降支中段 60% 狭窄，回旋支中段 90% 狭窄，右冠状动脉中段 95% 狭窄。

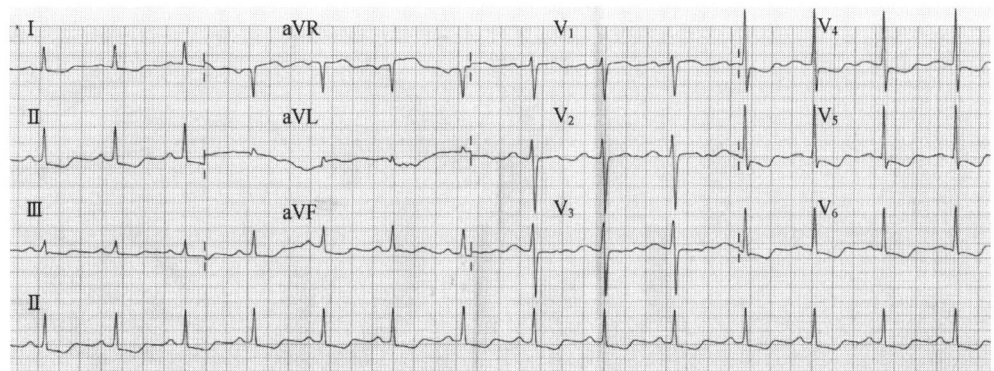

图 3-2-3 病例 2 胸痛发作时心电图

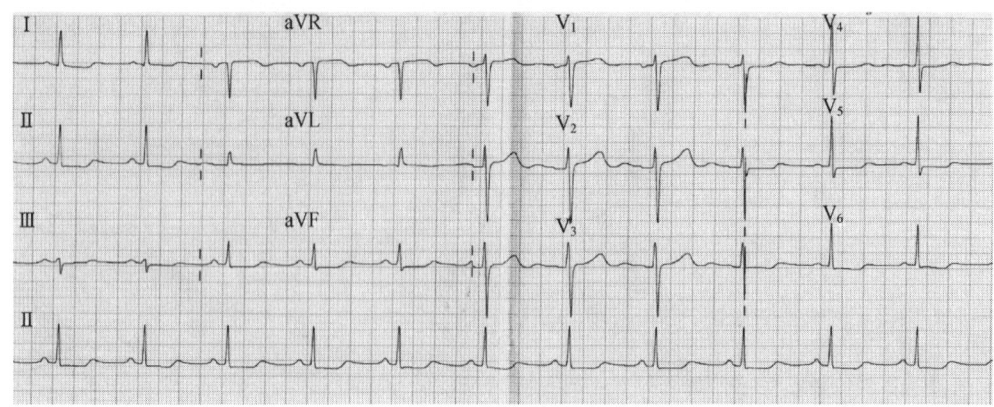

图 3-2-4　病例 2 胸痛缓解后心电图

心电图解读：患者胸痛发作时心电图（图 3-2-3）显示：除 aVR、V_1 导联 ST 段抬高 0.1～0.2mv 外，其他各导联可见 ST 段斜形压低伴 T 波双向。胸痛缓解后（图 3-2-4）除 aVR、V_1 导联 ST 段仍稍抬高，Ⅰ、Ⅱ、Ⅲ、aVL、aVF、V_4～V_6 导联 ST 段呈水平压低伴 T 波双向。胸前导联伴下壁、侧壁导联 ST 段普遍压低，在 R 波高的 V_4、V_5 导联压低更明显，如超过 5 个导联以上的 ST 段明显压低常提示有多支病变引起左室心内膜下广泛缺血。aVR 导联 ST 段明显抬高，有对应性成分，但也提示有多支病变，胸痛缓解后 aVR 导联 ST 段仍抬高，进一步提示多支病变，V_4～V_6 导联 ST 段明显压低，胸痛缓解后压低明显减轻，提示侧壁有缺血性改变。

病例 3：患者女性，51 岁。阵发性胸痛 4 年，加重 1 周入院。糖尿病病史 4 年。无高血压病史。心电图见图 3-2-5、图 3-2-6。

冠状动脉造影显示：冠状动脉呈均衡型，左主干正常，左前降支近中段 85％狭窄，回旋支 80％狭窄，右冠状动脉 85％狭窄。

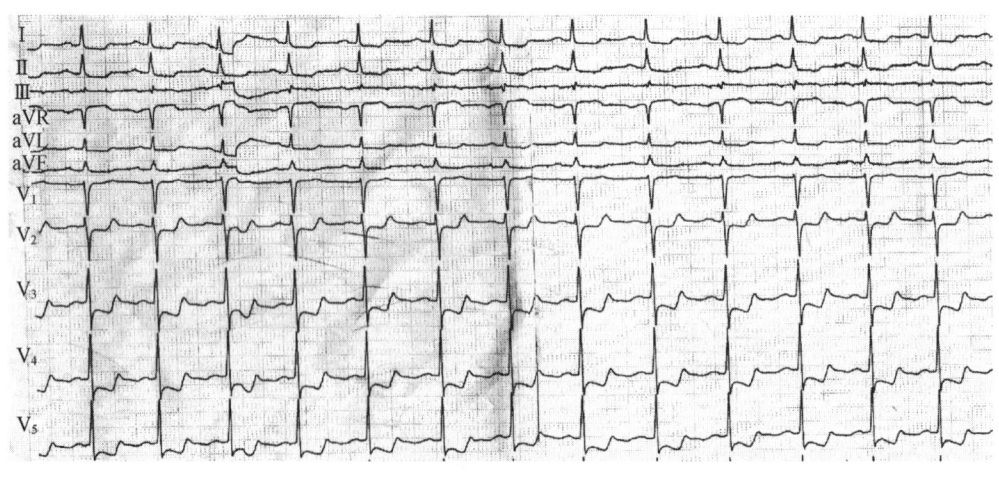

图 3-2-5　病例 3 胸痛发作时心电图

心电图解读：患者胸痛发作时心电图（图 3-2-5）：胸前导联 ST 段明显压低伴 T 波双向，Ⅰ、Ⅱ、aVL、aVF 导联 ST 段也压低，aVR 导联 ST 段抬高，胸前导联 ST 段普遍

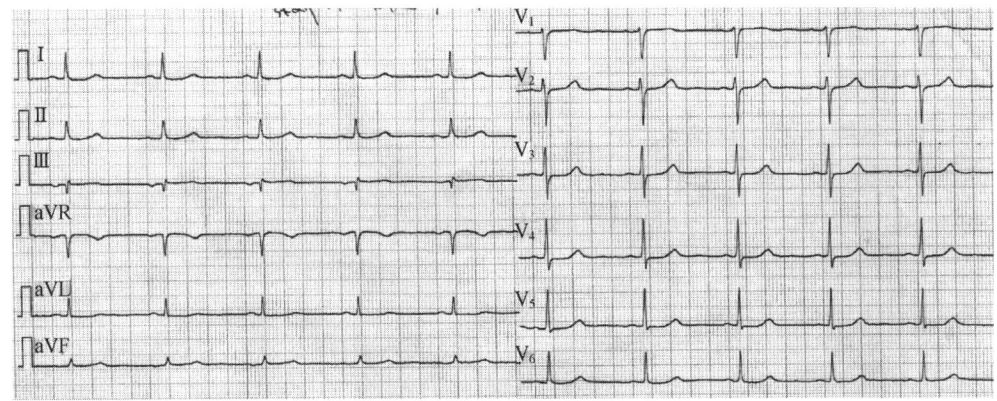

图 3-2-6　病例 3 胸痛缓解后心电图

明显压低伴侧壁、下壁导联 ST 段压低，而 $V_3 \sim V_5$ 导联压低最明显，提示左前降支中远端次全闭塞或三支血管病变引起广泛左室内膜下心肌缺血。胸痛缓解后心电图恢复正常（图 3-2-6）。

病例 4：患者女性，60 岁。间断性胸闷半年，加重 1 个月入院。否认高血压、糖尿病史。入院心电图见图 3-2-7。

冠状动脉造影显示：冠状动脉呈均衡型，左主干开口 30% 狭窄，左前降支中段 80% 狭窄，回旋支中段 99% 弥漫狭窄，右冠状动脉中段 90% 弥漫狭窄。

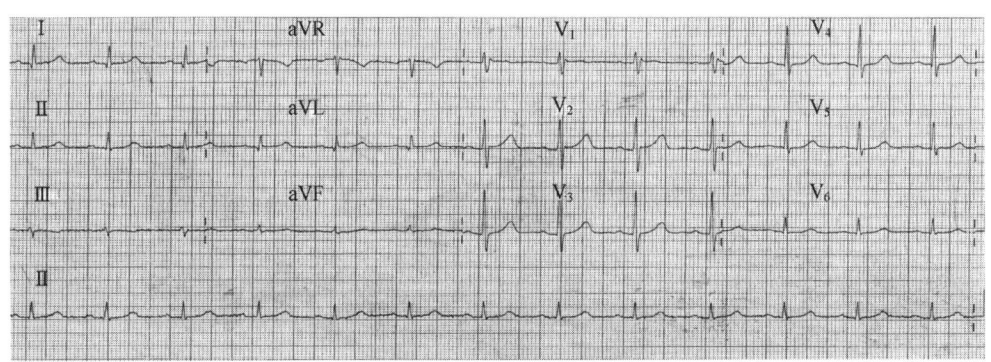

图 3-2-7　病例 4 入院心电图

心电图解读：心电图（图 3-2-7）粗看正常，但仔细分析可发现细微异常：Ⅲ、aVF 导联呈 rs 型，r 波振幅 <0.25mV，aVR 导联 QRS 波初始部有小 r 波，提示下壁有小灶性坏死。V_1、V_2 导联 QRS 波呈 RS 型，$V_4 \sim V_6$ 导联 R 波递增不良，应投照 $V_7 \sim V_9$ 除外正后壁陈旧性梗死。aVF 低电压提示可能存在三支或多支病变。冠状动脉造影证实有多支病变。因此临床医生应加强对心电图细微变化的观察。

病例 5：患者女性，63 岁。活动后胸闷、气短 2 年，加重 1 个月入院。糖尿病史 10 年，无高血压病史。入院心电图见图 3-2-8。

冠状动脉造影显示：冠状动脉呈右优势型，左主干 30% 狭窄，前降支全程多发性狭窄，最重狭窄 80%，回旋支多处局限性狭窄，最重狭窄 70%；右冠状动脉远段 80% 狭窄。

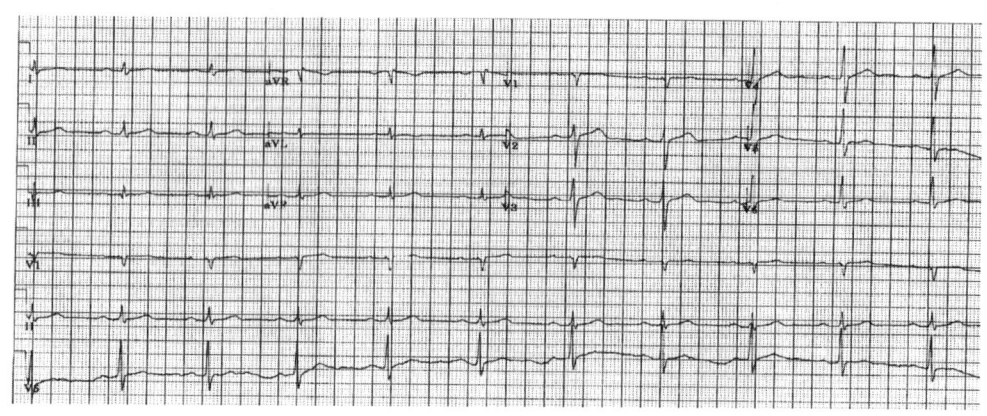

图 3-2-8　病例 5 入院心电图

心电图解读：患者入院心电图（图 3-2-8）除肢体导联低电压外，余大致正常，胸闷发作时心电图无明显变化（同图 3-2-8）。冠状动脉造影提示多支病变。该病例提示多支病变患者心电图可无 ST-T 改变。分析其原因：患者多支冠状动脉病变导致大部分心肌缺血，各部位向量相互抵消后可能出现正常心电图。此外，缺血心肌产生的心电效应可处于一个低水平的平衡，表现为坏死区供血为零，缺血区需求下降，正常心肌区供需正常。因此，自身心脏血液的供需处于近乎平衡而表现为心电图正常。

病例 6：患者女性，65 岁。活动后胸闷 1 年，加重 1 个月入院。高血压病史 30 年。

冠状动脉造影显示：左主干正常，前降支近中段 90% 狭窄，回旋支弥漫狭窄，最重狭窄 90%；右冠状动脉远段 90% 狭窄。

心电图解读：患者胸痛发作时心电图（图 3-2-9）显示Ⅲ导联呈 rS 型，aVF 导联呈 RS 型，Ⅱ、Ⅲ、aVF 导联 T 波倒置，V_1 导联 T 波直立，而 V_4~V_6 导联 T 波低平；胸痛缓解后心电图（图 3-2-10）显示Ⅲ、aVF 导联 T 波倒置变浅，V_3~V_6 导联 ST 段压低，V_1~V_3 导联直立 T 波变为低平或双相，aVR 导联 ST 段转为抬高，V_4~V_6 导联 T 波由低平变倒置，提示胸痛发作时，V_1 导联 T 波直立，可能存在急性心肌缺血；如伴 V_2、V_3 高尖 T 波提示前降支变病，或心电图假性正常化的心肌广泛缺血改变可能与多支血管病变有关。

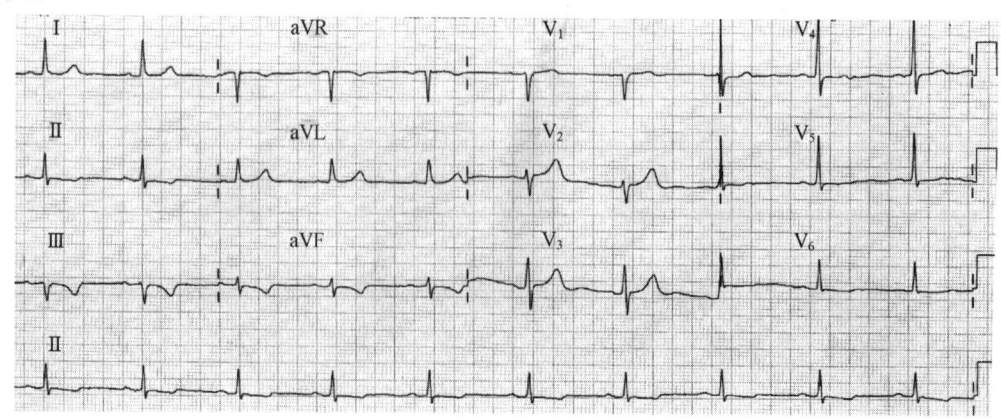

图 3-2-9　病例 6 胸痛发作心电图

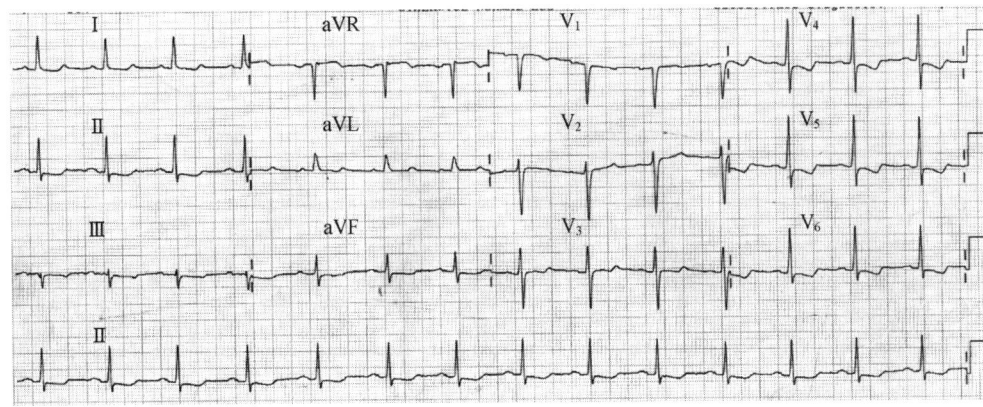

图 3-2-10 病例 6 胸痛缓解心电图

病例 7：患者女性，72 岁。发作性胸闷 15 天，加重 3 小时入院。

冠状动脉造影显示：左主干正常，前降支近段 80% 狭窄，中远段管壁不规则，回旋支自第一钝缘支发出后纤细，90%～95% 狭窄；右冠状动脉近段 80% 弥漫狭窄。

心电图解读：患者静息时心电图（图 3-2-11）正常，胸痛发作时心电图（图 3-2-12）显示 Ⅱ、aVF、V_3～V_6 导联 T 波低平，提示缺血相关血管可能是多支或左回旋支。

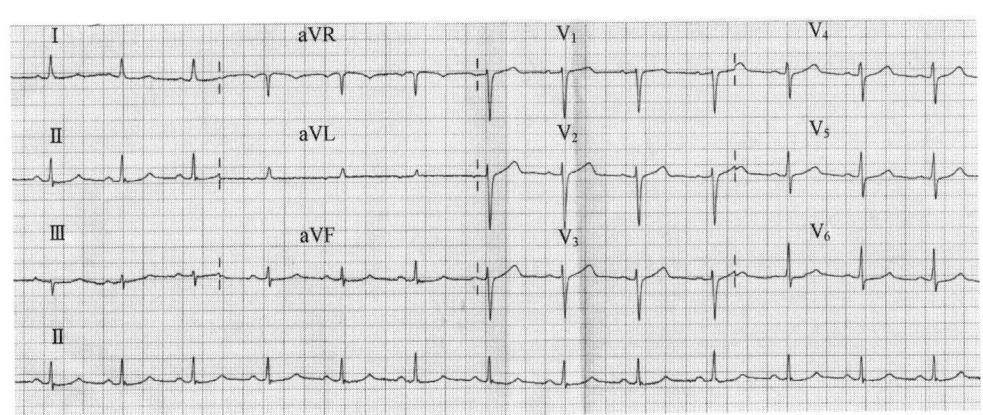

图 3-2-11 病例 7 静息心电图

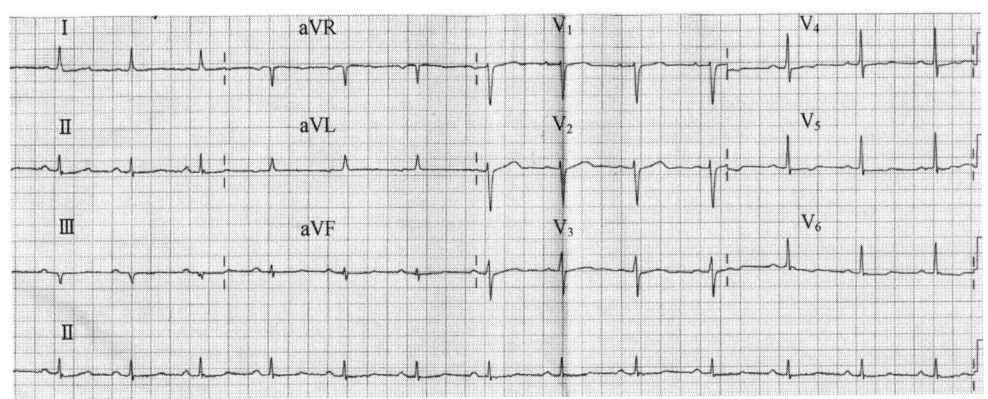

图 3-2-12 病例 7 胸痛发作时心电图

小结：综上病例分析，应注意以下几点：①不能单凭一次心电图下结论，应系列观察心电图动态变化；②要仔细阅读细微的心电图变化；③要紧密结合临床，尤其仔细询问病史、心肌缺血症状，无症状者有可疑征象时应行心肌缺血诱发试验或其他必要的辅助检查以免误漏诊。

（韩晓伟　李运田）

参考文献

1. Gorgels APM, Vos MA, Mulleneers R, et al. Value of the electrocardiogram in diagnosing the number of severely narrowed coronary arteries in rest angina pectoris. Am J Cardiol, 1993, 72 (14): 999-1003.
2. Kosuge M, Kimura K, Ishikawa T, et al. Predictors of left main or three-vessel disease in patients who have acute coronary syndromes with non-ST-segmental-elevation. Am J Cardiol, 2005, 95 (11): 1366-1369.
3. 杨晓帆, 宫剑滨, 江时森, 等. aVF 导联低电压预测冠状动脉多支病变的价值. 中国综合临床, 2005, 21 (1): 9-11.
4. 王银娣, 王道敏, 伏静缓, 等. 分析三支冠状动脉病变患者心电图的特点. 心脏杂志, 2004, 16 (4): 367-368.
5. 郭应军, 王培青, 郭继鸿. 静息心绞痛发作时常规心电图对诊断严重狭窄冠状动脉支数的价值. 右江民族医学院学报, 1997, 19 (1): 38-39.

第三章　心肌梗死与"正常心电图"

冠状动脉造影证实的冠状动脉病变患者中,有的心电图未显示异常。这些病人的静息心电图正常或在正常范围,但运动试验心电图显示缺血性改变。分析心电图结果正常的原因有:①冠状动脉侧支循环的建立;②缺血面积大小或缺血的程度较轻,轻微的 ST-T 改变没有引起重视;③描记时间不当;④心肌缺血部位使缺血性 ST-T 改变相互抵消显示出一份正常心电图。

一、冠状动脉侧支循环形成对心电图的影响

冠状动脉之间有许多直径 20～35μm 的吻合支,正常情况下处于关闭状态,没有重要生理意义。但某一支冠状动脉狭窄或闭塞时,冠状动脉之间的吻合支开放,逐渐发展成有意义的侧支循环。有良好侧支循环的患者,静息心电图正常或 ST-T 仅有轻微改变。侧支循环建立后,可以向闭塞冠状动脉的远端提供逆向或前向灌注,保护心肌免于缺血、损伤或坏死。在心电图上,缺血 ST-T 改变的程度减轻或消失。

心肌梗死后出现侧支循环可改善心功能,缩小心肌梗死范围,减少并发症,但可产生梗死周围阻滞,使存活心肌传导延缓,细胞处于缺血状态,这是产生心肌梗死后心绞痛和心律失常的部分原因。侧支循环也不能消除运动所致的心肌缺血,在劳力型心绞痛患者,运动负荷试验阳性与对照组无差异。因此,凡有冠状动脉严重狭窄的病人,虽然静息心电图基本正常,但心电图负荷试验可检出心肌缺血。

病例 1:患者男性,51 岁,冠心病,典型劳力型心绞痛病史 2 年。入院心电图见图 3-3-1。超声心动图:主动脉中度反流,左室射血分数 67%。

冠状动脉造影:左主干狭窄 50%,前降支完全闭塞,回旋支狭窄 75%,右冠状动脉中段狭窄 90%。右冠状动脉向前降支提供侧支循环。

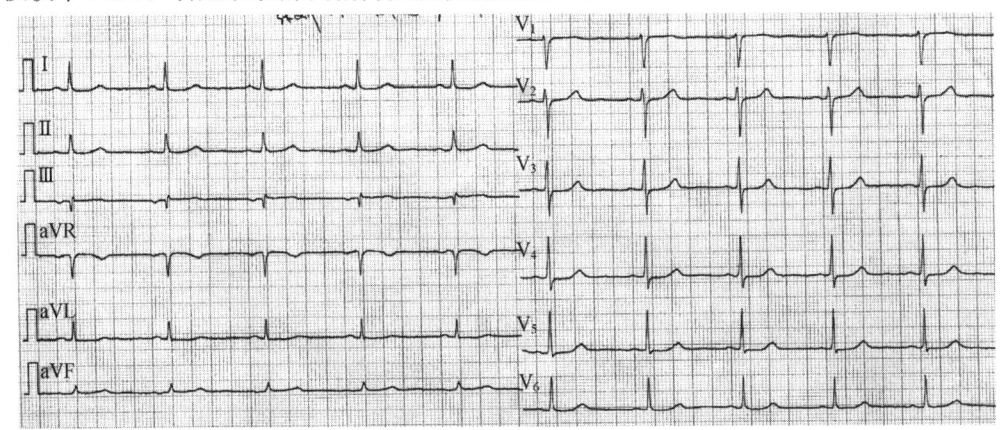

图 3-3-1　病例 1 患者入院时心电图

心电图解读：患者入院心电图显示窦性心律，未见明显 ST-T 改变。冠状动脉造影显示为左主干及三支病变，分析心电图大致正常的原因与冠状动脉侧支循环形成有关。

二、微小面积心肌梗死

微小面积心肌梗死是指梗死直径<3cm，梗死厚度<左室壁厚度50%，累及左室范围<10%的小梗死，一般不形成病理性 Q 波，在常规 12 导联心电图可无明显改变。此外，回旋支支配心室面积较小，约占左室面积的 3%，发生心肌梗死后描记心电图常常正常或基本正常，但测定肌钙蛋白有助于诊断。

病例 2： 患者男性，65 岁，胸痛 6 小时入院。心电图见图 3-3-2。心肌损伤标记物升高（TNI3.0ng/ml）。超声心动图检查正常。

冠状动脉造影：冠状动脉右优势型，回旋支中段闭塞100%。

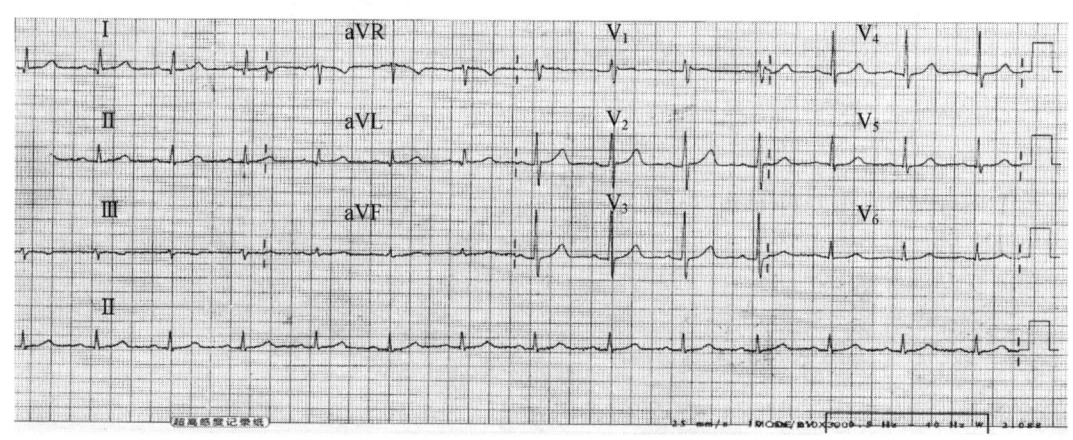

图 3-3-2　病例 2 心电图

心电图解读：患者心电图显示窦性心律，心率 75 次/分，心电图大致正常。冠状动脉造影显示为回旋支闭塞，由于回旋支较小，支配心室面积少，闭塞后所致心肌梗死面积小，故心电图正常。通过检查心肌损伤标记物升高和冠状动脉造影确定诊断。与心肌酶学相比，心电图诊断急性心肌梗死的敏感性和特异性较低。仔细分析本例心电图会发现细微变化：V4～V6 导联 R 波振幅逐次降低；Ⅰ、aVL 导联 QRS 波呈 qR 型伴 ST 段轻度抬高，V$_1$、V$_2$ 导联呈 RS 型伴高大 T 波；aVR 导联起始可见小 r 波及Ⅲ、aVF 导联低电压。这些改变提示下、后侧壁心肌缺血损伤或小灶坏死。

三、描记时间不当，尚未显示出心肌梗死波形特征

超急性损伤期图形向急性心肌梗死图形演变过程中，会出现暂时性正常心电图或大致正常心电图。大约出现于急性冠状动脉阻塞后的几分钟至几小时，此时描记一次心电图结果正常，以后又未再及时描记心电图，因而未发现心肌梗死。

病例 3： 患者女性，70 岁，突发胸痛 20 分钟入院。高血压病史 10 年。入院即刻心电图见图 3-3-3，入院后 1 小时心电图见图 3-3-4，3 小时后心肌酶学（TNI）高于正常。

心电图解读：入院即刻心电图大致正常（图 3-3-3）。但结合临床症状考虑心肌梗死，冠状动脉造影证实为前降支闭塞。由于发病时间短（半小时内），心电图尚未显现急性心

肌梗死（AMI）特异性的图形改变，此时描记心电图往往正常，需动态观察心电图变化。1小时后复查心电图，显示多导联 ST 段压低（尤以 V_4～V_6 导联 ST 段压低最明显），与临床症状相比，心电图的异常出现相对延缓。结合患者心肌酶学结果，提示前降支非急性闭塞而是次全闭塞引起的非 ST 段抬高型急性冠状动脉综合征（图 3-3-4）。

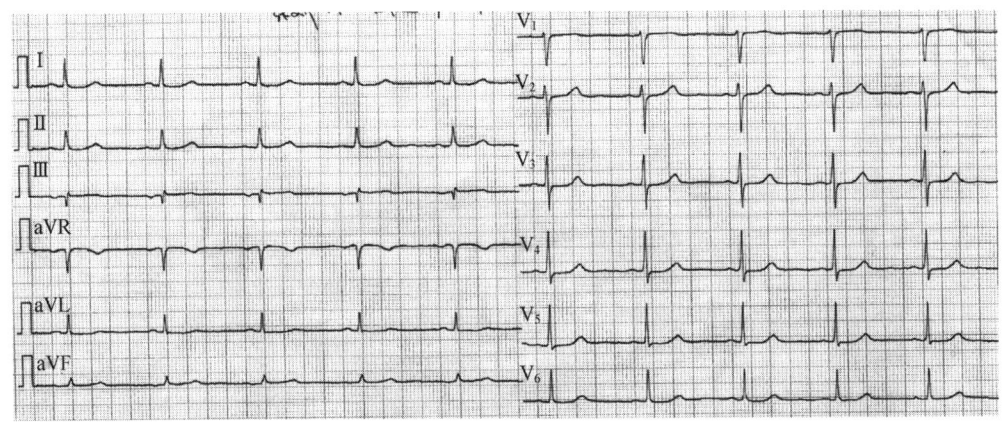

图 3-3-3 病例 3 入院即刻心电图

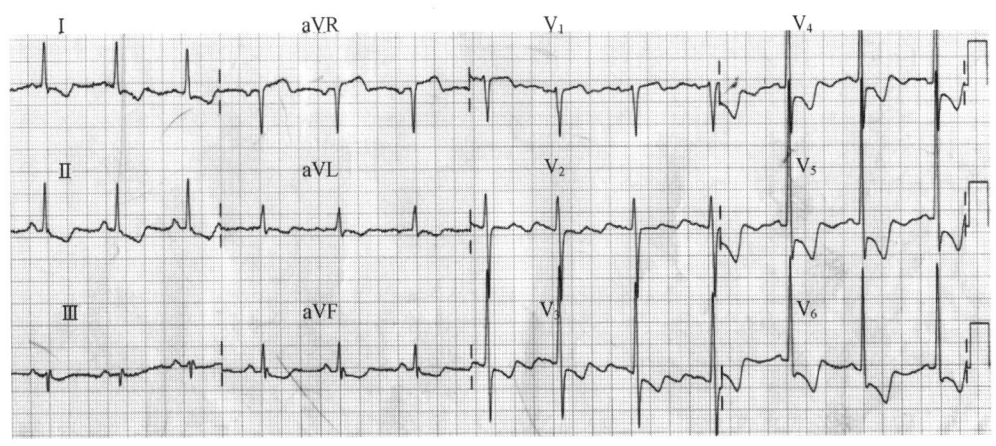

图 3-3-4 病例 3 入院后 1 小时心电图

四、原有心肌梗死图形消失

心肌梗死的病理性 Q 波通常在 AMI 症状发生后几小时出现。如无梗死延展，异常 Q 波或 QS 波已经出现，多数持续终身不变。但部分患者梗死部位 Q 波可转为 q 波或 q 波消失。心肌梗死的病理性 Q 波消失可能是由于：

（1）急性心肌梗死的坏死心肌，在疾病的恢复期形成纤维性瘢痕组织。瘢痕组织收缩，其范围可缩小到如此程度以致心电图上显示不出心肌瘢痕的痕迹。这种情况可能是由于急性心肌梗死的范围较小之故。

（2）电静止，即心室肌遭到严重损伤后，并未发生坏死，而处于电静止状态（"冬眠"状态），出现暂时性 Q 波或 QS 波。心肌供血改善后，损伤心肌又开始除极，异常 Q 波消失。

（3）由于原来梗死部位的对侧发生另一次梗死，此两次梗死所引起的心电图变化可相互抵消而使原有的病理性 Q 波消失。

五、心肌梗死图形被掩盖

不完全性左束支传导阻滞、左前分支阻滞、左后分支阻滞、起源于室间隔的心动过速、交界性心律伴室内差异性传导及不完全性预激综合征都有可能掩盖 AMI 波形特征（图 3-3-5，详见本书第四篇第一节）。

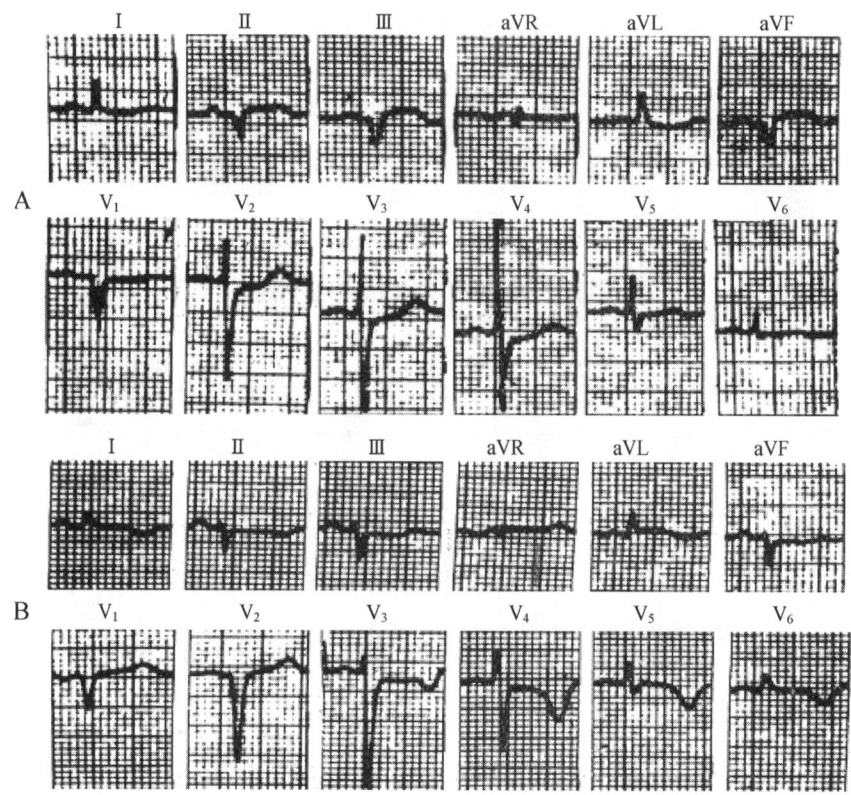

图 3-3-5 心肌梗死合并分支阻滞后 Q 波消失。A：下壁心肌梗死心电图；B：同一病例发生侧壁心肌梗死后出现左前半分支阻滞，从而使下壁心肌梗死心电图被掩盖。

（李桂明 李运田）

参考文献

1. 卢喜烈. 冠心病心电图. 天津：天津科技出版社，2005：276-279.
2. 江一清，刘朝中. 现代冠心病学. 北京：人民军医出版社，2001.
3. 马会利. 心电图判断心肌梗死病人相关血管的临床价值. 心血管学进展，2001，6（3）：138.
4. 许俊堂，胡大一. 对急性冠状动脉综合征分型的看法. 中华心血管杂志，2001，4（9）：167-169.
5. 卢喜烈. 现代心电图诊断大全. 北京：科学技术文献出版社，1996.

第四章　冠状动脉造影正常与年轻人的急性心肌梗死

第一节　冠状动脉造影正常的急性心肌梗死

冠状动脉造影（CAG）作为冠心病诊断的"金标准"已在临床应用 40 多年，它主要根据造影剂充盈缺损的结果来诊断。随着急性心肌梗死（AMI）患者 CAG 的普遍应用，CAG 正常的 AMI 报道逐年增多。据报道，在所有 AMI 患者中大约 6% 在 CAG 或尸检时未能证实冠状动脉异常。这是临床应加以关注的重要问题。

CAG 由于自身局限性，其提供的造影所示的影像与病理解剖结果有很大差异。其原因有：CAG 仅提供造影剂充填的管腔，而不能显示管壁的病变；CAG 是通过病变血管与假定正常的邻近血管比较发现病变，如病变范围较长或处于分叉处常不能诊断；冠状动脉粥样斑块形成时通常发生代偿性扩张，在病变早期冠状动脉管腔相对正常，而管壁已有斑块形成。

一、CAG 正常的 AMI 临床特点

CAG 正常的 AMI 患者有以下特点：①年龄偏轻；②既往多无冠心病易患因素，如高血压、高血脂、糖尿病史但可有吸烟史；③既往无心绞痛病史，发病前也无梗死先兆症状，起病骤然，发病急，胸痛严重；④发病前有精神创伤，如失业、离异、痛失亲人等应激状态；⑤临床表现、实验室检查、心电图（ECG）特点与通常动脉粥样硬化所致 AMI 无明显区别，对硝酸甘油及溶栓治疗通常有效；⑥恢复快，预后好。

二、CAG 正常的 AMI 患者的可能原因

（一）冠状动脉病变

1. 血栓溶解

药物溶栓或者自发性血栓溶解，冠状动脉造影可表现为正常。

2. 冠状动脉痉挛

冠状动脉痉挛不仅仅发生在变异型心绞痛中，而且在 AMI 和心脏性猝死发生中也起重要作用。长时间的冠状动脉痉挛可诱导内皮损伤。血管活性物质的释放，血小板的聚集，导致局部血栓的形成。内源性一氧化氮活性的缺乏被认为是冠状动脉痉挛的重要机制。冠状动脉痉挛是典型的冠状动脉造影正常 AMI 的原因。但由于大多数患者缺乏麦角新碱激发试验，冠状动脉痉挛的实际发生率仍不确定。

3. 急性冠状动脉血栓形成和栓塞

急性冠状动脉血栓形成的最常见机制是易损斑块的破裂。已证实这种易损斑块可出现在 CAG 正常的冠状动脉，冠状动脉血栓形成和暴露，平滑肌细胞接近于管腔。研究提示，

这种血栓形成的机制更常见于年轻患者和女性。冠状动脉血栓形成也可见于高凝状态如肾病综合征、抗磷脂综合征、蛋白S、蛋白C、抗凝血酶Ⅲ和因子12缺乏等。冠状动脉栓塞很少见，但在心内膜炎影响到主动脉瓣时可以发生。

4. 主动脉夹层累及冠状动脉

按De Bakey分型法，Ⅰ、Ⅱ型主动脉夹层血肿延伸到主动脉窦可累及冠状动脉，引起AMI。

5. 自发性冠状动脉夹层

自发性冠状动脉夹层是一种罕见的冠状动脉病变，主要涉及妊娠、围产期、口服避孕药的中青年女性，其他少见的有马方综合征患者，吸毒者，以及结节病、血管炎、剧烈运动者，严重高血压患者。自发性冠状动脉夹层发生机制目前尚不完全清楚，可能与围产期体内激素水平改变、血管局部炎症和结缔组织缺陷等因素有关。

（二）非冠状动脉病变

1. 获得性或内源性凝血因子异常

获得性或内源性凝血因子异常也被认为是CAG正常的AMI患者的可能机制之一。

2. 吸烟

吸烟是动脉粥样硬化和冠状动脉事件主要的危险因素之一。吸烟可诱导内皮损伤，而内皮损伤是动脉粥样硬化斑块形成和发展的始动机制。

3. 可卡因

可卡因的滥用也是CAG正常的AMI原因之一。可卡因增加了血浆儿茶酚胺水平，诱发了血管收缩。可卡因增加了内皮素-1的释放，促进了冠状动脉痉挛。同时，也增加血小板聚集活性和血栓烷的生成，诱发血栓形成。可卡因滥用引起的AMI被认为是由于冠状动脉痉挛或血栓形成，自发性溶解，或是这些综合因素共同引起。长期慢性应用可卡因可引起冠状动脉痉挛的反复发作，伴或不伴血小板的聚集，诱导局部内皮细胞损伤和功能不全，继而加速动脉粥样硬化的进程。

4. 饮酒

乙醇可产生浓度依赖的冠状动脉痉挛，并可破坏内皮，增加血小板黏附和血栓形成。流行病学显示，年龄小于40岁首发AMI患者饮酒率较高，而在重度饮酒者，猝死发生率增高。另外，饮酒本身也增加冠心病死亡的危险。

5. 急性心肌炎

急性心肌炎，特别是感染引起者，如科萨奇病毒，可引起正常冠状动脉的AMI。感染引起AMI的确切机制并不清楚，可能通过触发或加重冠状动脉内炎症反应，促进血管壁损伤、血管收缩、血小板活化、血栓形成及斑块易损性增强并破裂，参与AMI。

6. 心肌桥

心肌桥是良性先天性冠状动脉异常。心肌桥在CAG中的发生率为0.5%～16%。心肌桥多发生于前降支，占70%，长度多为10～30mm，走行于心肌下1～10mm内。收缩期冠状动脉血流只占全周期的5%～30%，大部分血流在舒张期灌注。故多数心肌桥者无症状，约18%有心肌缺血表现。诱发心肌缺血的因素包括肌桥长度、厚度和位置，有无左心室肥厚、心率增快、收缩压降低、冠状动脉痉挛和血小板聚集增加。心肌桥可引起心肌缺血、心绞痛，偶可发生心肌梗死，甚至猝死。

第二节　年轻人的急性心肌梗死

年轻人 AMI 一般指年龄小于 45 岁发生的心肌梗死，其临床特点包括：①男性多于女性；②多有吸烟、家族史、血液高凝状态、同型半胱氨酸血症等危险因素；③发病时表现为典型的心绞痛或持续剧烈胸骨后疼痛，这与老年人 AMI 形成鲜明的对比；④首次发病即为 AMI，没有心绞痛病史；⑤冠状动脉病变大多为单支病变；⑥临床急性心力衰竭发生率高；⑦严重并发症少，病死率低，预后较好；⑧心电图多见病理性 Q 波；⑨部分患者 CAG 正常。

现有的传统危险因素不能完全解释心血管疾病的发生，除了我们在 CAG 正常的 AMI 患者中叙述的可能原因外，以下危险因素也与年轻人 AMI 的发病相关：

1. 高同型半胱氨酸血症（Hcy）

文献报道，血清 Hcy 与冠状动脉病变严重程度有关，这主要是由于 Hcy 不但对血管内皮细胞有直接的毒性作用，还能改变细胞基因表达：Hcy 可抑制内皮细胞 DNA 的合成并改变多种基因的表达，包括应激蛋白和 Hcy 代谢有关的酶基因表达，导致内皮细胞结构和功能的改变，诱发动脉粥样硬化的形成。

2. 家族性高胆固醇血症

家族性高胆固醇血症是一种常染色体显性遗传疾病，病因为 19 号染色体上 LDL-C 受体基因缺陷或异常。分为纯合子和杂合子两种类型。该症患者体内胆固醇的传递、代谢和利用发生障碍，血浆中胆固醇、LDL-C 的水平显著升高，并引起多部位黄色瘤、动脉粥样硬化以及早发冠心病，如不早发现、早治疗，患者常于青少年时期发生 AMI 或猝死。

3. 抗心磷脂抗体综合征（ACA）

研究表明，ACA 与 AMI、缺血性脑血管疾病密切相关，特别是与年龄小于 40 岁的女性患者关系更为密切。ACA 导致 AMI 的机制尚未明确，其可能的机制有：ACA 与血小板磷脂膜结合，诱发免疫反应，导致血小板损伤；ACA 抑制对前列环素活性和纤维蛋白原降解，使纤溶系统激活；ACA 选择性作用于血小板或血管内皮上的磷脂，抑制花生四烯酸的释放，使前列环素生成受抑制；ACA 影响激活的蛋白 C 活性，从而导致蛋白 C 抗血凝功能缺陷；ACA 针对凝血酶原激活物中的磷脂发生反应，使磷脂活性丧失，导致血栓形成。

4. 口服避孕药（OC）

口服避孕药主要由人工合成的雌激素和孕激素组成。1963 年 Boyee 首先报道 OC 与心肌梗死有关，随后不少学者报道 OC 使心肌梗死发病率增加。关于 OC 增加冠心病危险性的原因，目前认为 OC 可使血脂升高，损伤血管内皮，雌激素可使冠状动脉平滑肌增殖，并降低血浆凝血酶，故有促发动脉粥样硬化的作用。

第三节　临床病例分析

病例 1：患者，男性，48 岁，既往身体健康，发病前 1 个月离异。突发胸痛 2 小时入院，心肌酶谱升高。入院心电图见图 3-4-1。心脏超声提示前壁室壁运动异常。静脉溶栓后冠状动脉造影未见冠状动脉狭窄。

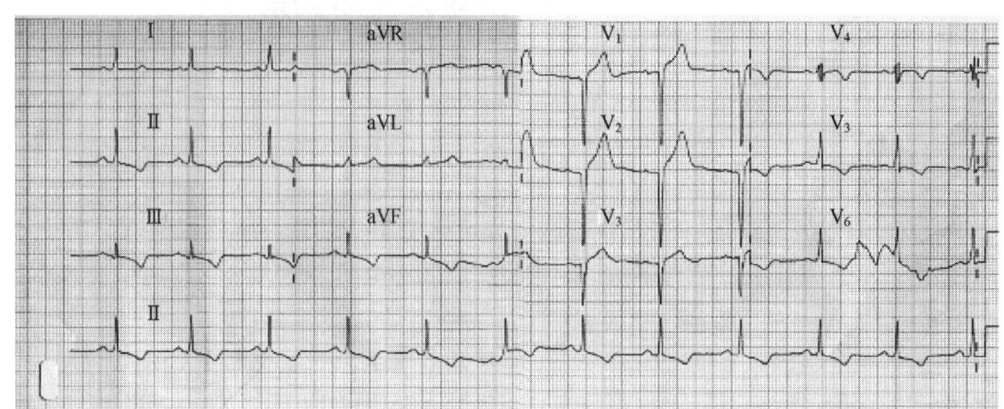

图 3-4-1　病例 1 患者发病 2 小时心电图

心电图解读：患者发病 2 小时心电图显示 V_1～V_3 呈 QS 型，ST 段与 T 波融合呈弓背向上抬高，aVL 呈 ST 段轻度抬高，V_4 呈 rsr's' 型，Ⅱ、Ⅲ、aVF 及 V_4～V_6 导联 T 波呈对称性倒置。结合患者心肌酶谱、心脏超声及冠状动脉造影检查结果，考虑患者急性前壁心肌梗死，经溶栓治疗血栓溶解后血管再通。

病例 2：患者，男性，50 岁，半年前妻子去世。突发心前区闷痛 3 小时入院，心肌酶谱升高。入院心电图见图 3-4-2。急诊 CAG 未见血管狭窄。

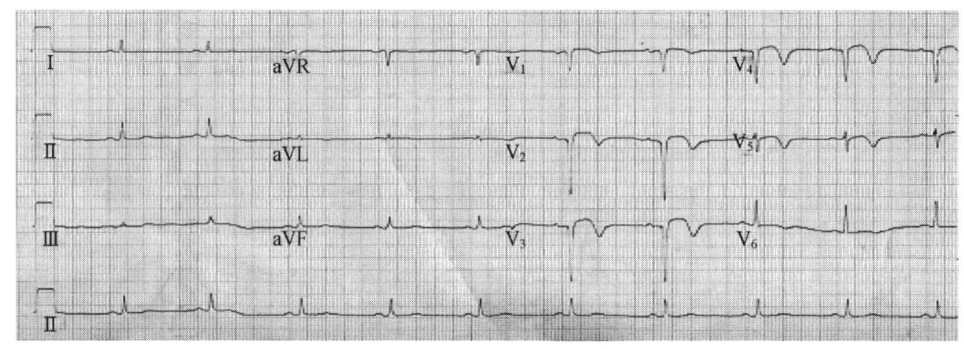

图 3-4-2　病例 2 患者发病 3 小时心电图

心电图解读：患者心电图显示 V_1～V_4 呈 QS 型，ST 段抬高，T 波倒置，Ⅰ、aVL、V_5、V_6 导联 T 波低平或倒置。结合心肌酶谱诊断为急性前壁心肌梗死。但冠状动脉造影未见血管狭窄，考虑与血栓自溶后冠状动脉再通有关。

病例 3：患者，男性，50 岁，心前区闷痛 3 小时入院。心肌酶谱升高，入院心电图见图 3-4-3。溶栓治疗后 CAG 未见血管狭窄。

心电图解读：患者入院心电图显示 V_1～V_4 呈 QS 型，ST 段抬高，T 波倒置；Ⅰ、aVL 呈 qrs 型，T 波倒置；Ⅱ、Ⅲ、aVF 呈 Rsr 型；V_5 呈 qrS 型，T 波倒置。结合患者心肌酶谱诊断急性前壁心肌梗死，溶栓治疗后血栓溶解血管再通。

病例 4：患者，男性，31 岁，大量吸烟后胸痛 1 小时入院，心肌酶谱升高，入院心电图见图 3-4-4。急诊 CAG 未见血管狭窄。

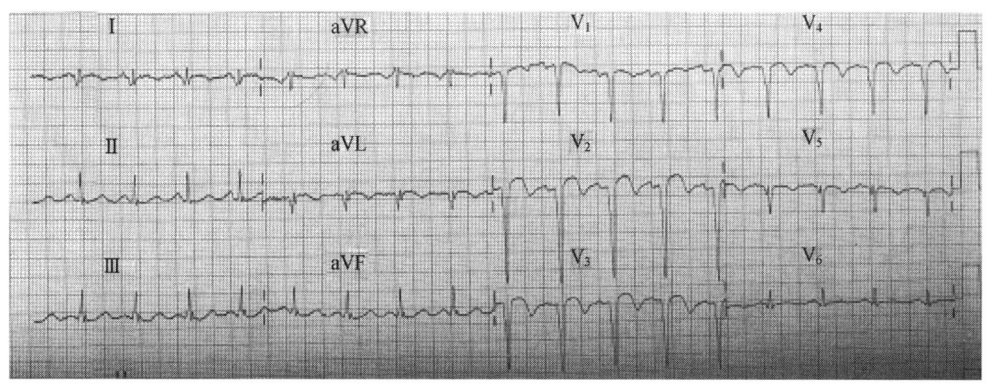

图 3-4-3　病例 3 患者发病 3 小时心电图

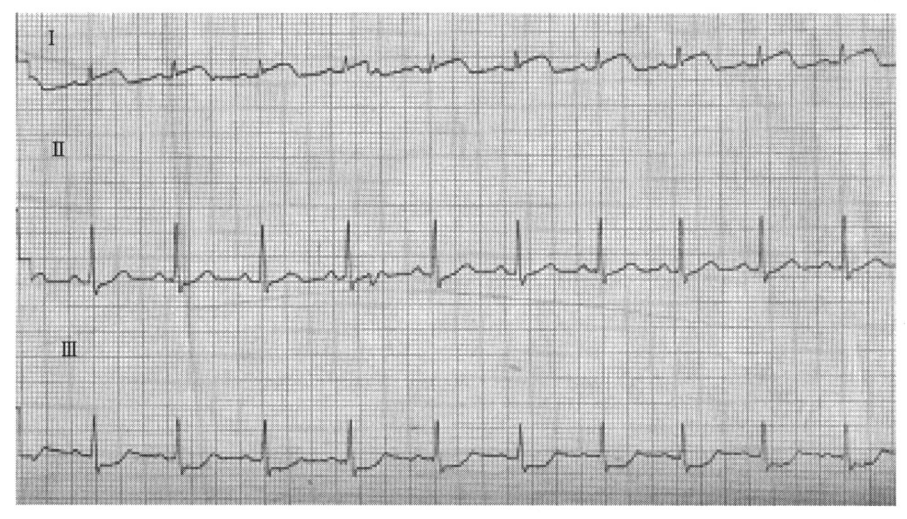

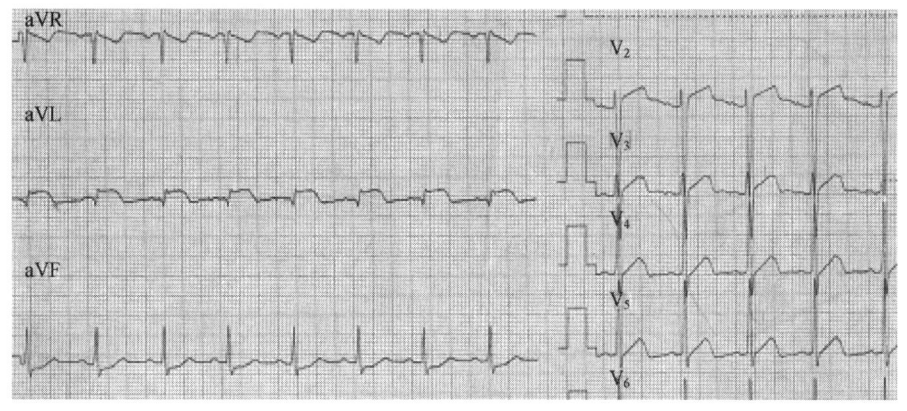

图 3-4-4　病例 4 患者发病 1h 心电图

心电图解读：患者发病 1 小时心电图（图 3-4-4）示 Ⅰ、aVL 导联 ST 段与 T 波融合呈弓背向上抬高，结合患者心肌酶谱提示急性高侧壁心肌梗死。1 天后心电图（图 3-4-5）示：Ⅰ、aVL 导联 ST 段回至基线附近，结合患者心电图动态变化及冠状动脉造影检查，考虑患者主要由于大量吸烟导致冠状动脉痉挛，而诱发 AMI。

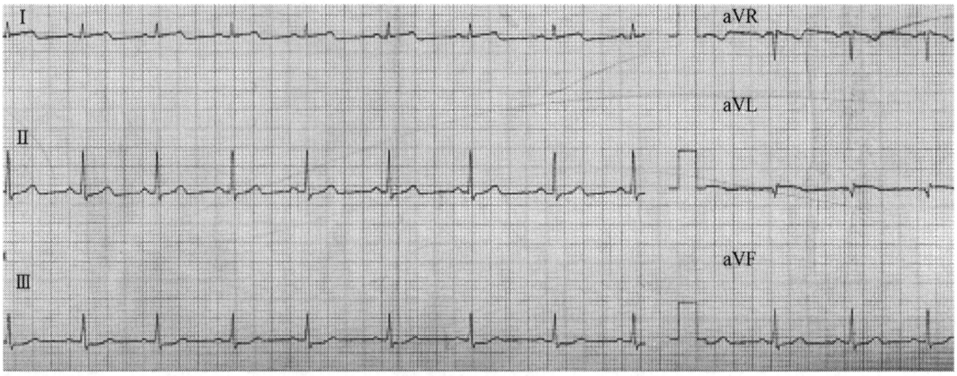

图 3-4-5 病例 4 患者发病 1 天后心电图

病例 5：患者，女性，33 岁，上腹痛伴咽部发堵 3 小时来院。入院查心肌酶谱增高。28 岁起服避孕药至今。2 年前发现血压高、血脂高，未治疗。无冠心病家族史及其他危险因素。入院时心电图见图 3-4-6。

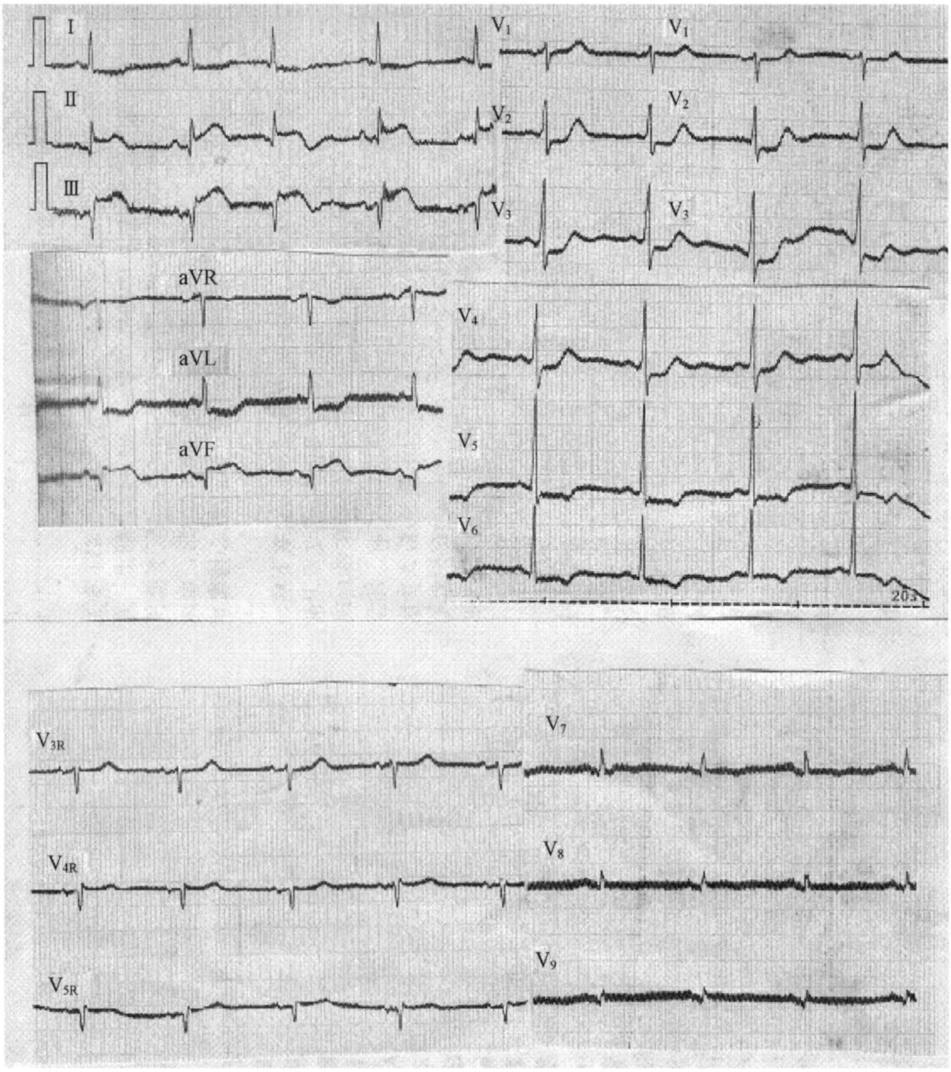

图 3-4-6 病例 5 患者发病 3 小时心电图

心电图解读：患者入院心电图（图 3-4-6）示Ⅱ、Ⅲ、aVF 导联呈 Qr 型伴 ST 段明显抬高，且Ⅲ导联 ST 段抬高＞Ⅱ导联 ST 段抬高，aVL 导联 ST 段压低＞Ⅰ导联 ST 段压低，V_1 导联 ST 段在等电位线上，V_2～V_5 导联 ST 段压低≥0.1mV，V_{4R}、V_{5R} 导联 ST 段稍抬高伴 T 波直立，V_8、V_9 呈 Qr 型伴 T 波倒置及 V_2 导联呈 Rs 型，结合临床无颈静脉怒张、低血压、双肺呼吸音清晰，不支持右室心肌梗死，提示右冠状动脉优势型，中远端闭塞，引起下壁、正后壁心肌梗死。因在 1982 年发病，无冠状动脉造影资料。该病例提示女性早发冠心病与服用避孕药有关。

病例 6：患者，女性，14 岁，因头晕、乏力 20 天，发热 1 周入院。体温 37.8℃，血压 120/75mmHg，心率 108 次/分，律齐，心尖部可闻及 2/6 级吹风样杂音，肝脾未触及。化验检查：血红蛋白 55g/L，血小板 $83×10^9$/L，网织红细胞 10.4%，Coom's 试验（＋），Ham's 试验（－），抗中性粒细胞胞浆抗体（ANCA）（－），抗心磷脂抗体（＋＋＋＋），自身抗体（－）。骨髓穿刺：巨核细胞及血小板减少，红、白系增生。入院第 7 天突发胸闷、气短，心电图见图 3-4-7。TNI 明显增高。双下肢深静脉彩色多普勒示双侧股髂静脉内血栓形成。

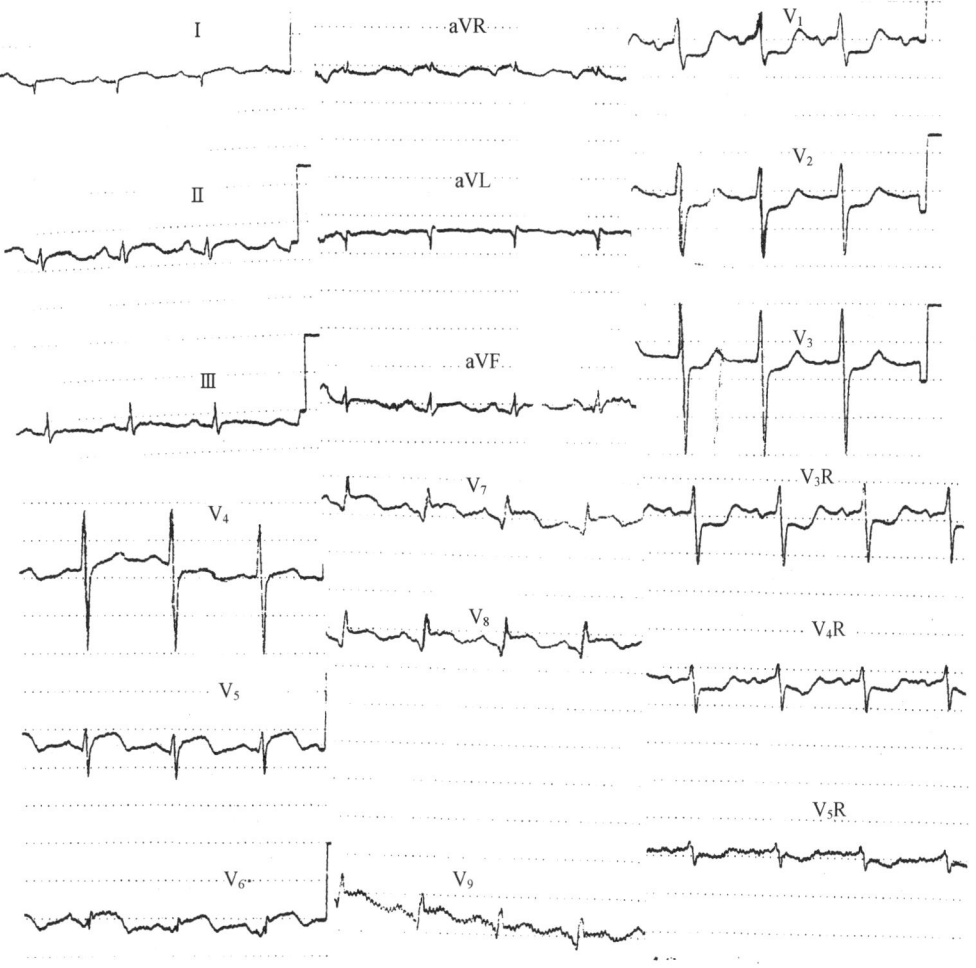

图 3-4-7　病例 6 入院第 7 天心电图

心电图解读：患者入院第 7 天心电图（图 3-4-7）示：Ⅱ、Ⅲ、aVF、V_5～V_9 导联 ST 段抬高 0.1～0.2mV，Ⅱ导联 ST 段抬高＞Ⅲ导联 ST 段抬高，V_1～V_3 及 V_{4R}、V_{5R} ST 段压低 0.1～0.2mV，aVL 导联 ST 段不压低，提示冠状动脉左优势型，回旋支近端急性闭塞引起下壁、正后壁及前侧壁急性心肌梗死。患者年轻女性，突发急性左心衰竭，心电图及心肌酶谱提示急性心肌梗死，曾考虑与冠状动脉内血管炎有关。后查抗心磷脂抗体强阳性，结合有动静脉血栓形成、溶血、血小板减少，诊断为抗心磷脂抗体综合征。

病例 7：患者女性，22 岁。胸痛、憋气 1 小时入院。有高胆固醇血症家族史。入院查 TNI 增高，心电图见图 3-4-8。

冠状动脉造影：左主干＋三支病变，前降支 100％闭塞。

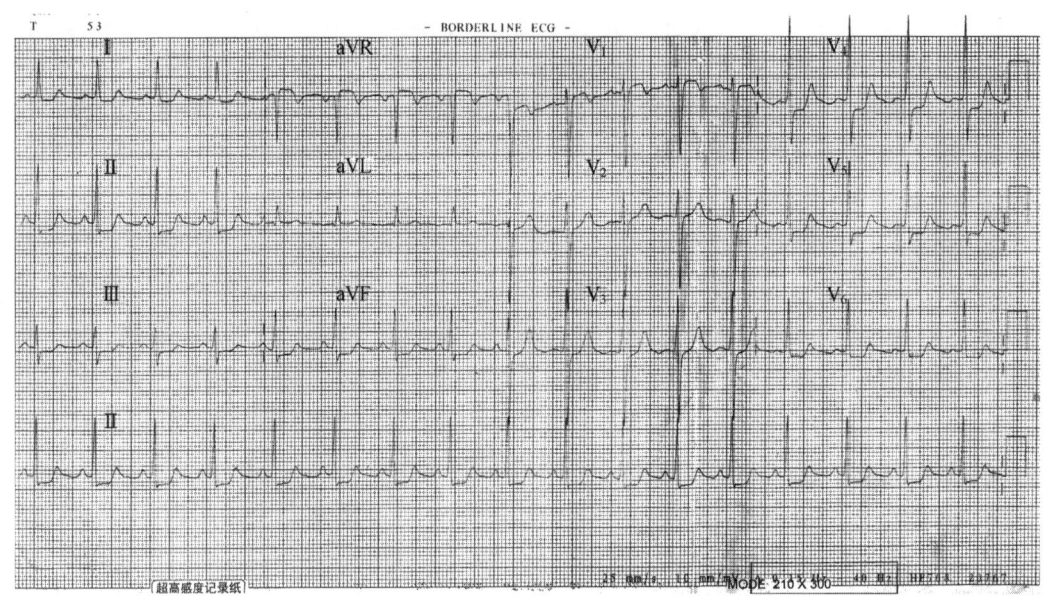

图 3-4-8 病例 7 入院心电图

心电图解读：患者入院心电图（图 3-4-8）示：Ⅰ、Ⅱ、Ⅲ、aVF、V_4～V_6 导联 ST 段压低 0.15～0.2mV，aVR 导联 ST 段抬高 0.1mV。V_1 导联 ST 段抬高，V_2、V_3 导联 ST 段不抬高，且 aVR 导联 ST 段抬高＞V_1 导联，提示左主干病变。经动态观察心电图、心肌酶，结合患者冠状动脉造影检查，诊断非 ST 段抬高型心肌梗死。

病例 8：患者，男性，44 岁，发作性胸闷 5 年，加重 7 小时入院。TNI 增高。同型半胱氨酸 21.22μmol/L（正常值 4.45～12.42μmol/L）。入院心电图见图 3-4-9。

冠状动脉造影：前降支中段 100％闭塞，回旋支中段 100％闭塞，右冠状动脉中段 60％弥漫性狭窄。

心电图解读：患者入院心电图（图 3-4-9）示：V_1～V_3 导联 R 波进展不良，ST 段抬高 0.15～0.3mV，aVL、V_4～V_6 导联 ST-T 改变。结合心肌酶学及冠状动脉造影结果，诊断急性前壁心肌梗死。患者无高血压、高血脂、糖尿病及吸烟史，无冠心病家族史，结合其体征上早衰表现（发白、脱齿），血清同型半胱氨酸升高，分析其早发心肌梗死原因与血清同型半胱氨酸升高，诱发严重冠状动脉粥样硬化有关。

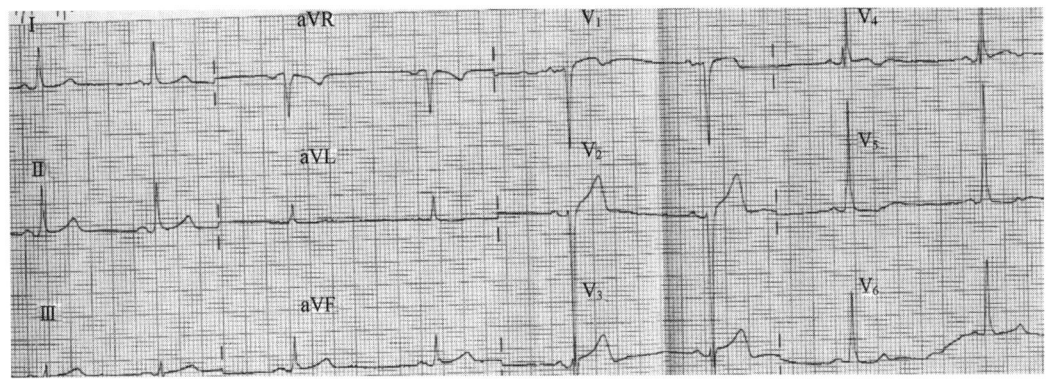

图 3-4-9 病例 8 入院心电图

（赖晓辉　李运田）

参考文献

1. 姚道阔，王雷，贾三庆. 冠状动脉造影正常的急性心肌梗死. 山东医药，2007，47（19）164-165.
2. 亢鹏飞. 冠状动脉造影正常的急性心肌梗死患者的临床特征. 中外健康文摘，2008，5（2）67-68.
3. 杨菊贤，舒良. 促发冠脉痉挛的心理行为因素. 中国行为医学科学，2006，15（2）97-98.
4. 邵泽伟，山凤莲，孟红. 人巨细胞病毒感染与动脉粥样硬化的关系. 国际心血管病杂志，2006，33（6）363-365.
5. 马金栋，张言镇，李世荣，等. 抗心磷脂抗体与急性心肌梗死相关性研究. 中华急症医学杂志，2003，12（2）：114-115.
6. Brey RI, Stallworth CL, McGlasson DI, et al. Anti phospholipid antibodies and stroke in young women. Stroke, 2002, 33 (10)：2396.
7. Brarislav S, Luigi P, Eddison KR, et al. Spontaneous coronary artery dissection associated with sexual intercourse. Am J Cardiol, 2004, 93：1323-1324.
8. Martijn GH, Van OM, Bimmer ER, et al. Prognostic value of free plasma homocysteine levels in patients hospitalized with acute coronary syndrome. Am J Cardiol, 2008, 102：135-139.
9. Stella A, Emily B, Levitan SD, et al. Prevalent cocaine use and myocardial infarction. Am J Cardiol, 2008, 102：966-969.
10. Daniel MR, Mariva C, Bernard J, et al. Longitudinal evaluation and assessment of cardiovascular disease in patients with homozygous familial hypercholesterolemia. Am J Cardiol, 2008, 102：1438-1443.
11. Kalev F, James A, Feldmen, et al. Cocaine, myocardial infarction and β-blocker：Time to Rethink the Equation? Ann Emerg Med, 2008, 51：130-134.
12. Teunissen CE, Killestein J, Kragt JJ, et al. Serum homocysteine levels in relation to clinical progression in multiple sclerosis. Neural neurosurg Psychiatry, 2008, 79：1349-1353.
13. Giora W, David AC, Eulogic G, et al. Impact of smoking status on outcomes of primary coronary intervention for acute myocardial infarction-The smoker's paradox revisited. Am J Heart, 2005, 150：358-364.
14. Ignatios I, John L, Georgia V. IgA anticardiolipin antibody is associates with the extat of daily-life ischemia in patients with chronic coronary artery disease. Heart, 2007, 93：1412-1413.

15. Cessaria P, Nicola M, Virgillio E, et al. Homocyteine modulates the CD40/CD40L system. Am J Coll Cardiol, 2007, 49: 2182-2190.
16. Peter O, Anastasios A, Stephen H, et al. Coronary artery spasm as a frequent cause of acute coronary syndrme. Am J Coll Cardiol, 2007, 49: 2182-2190.
17. Chrisamdra L, Shufelt N. Contraceptive hormone use and cardiovascular disease. Am J Coll Cardiol, 2009, 53: 221-231.
18. Linrui RG, Mary LM, Eva LK, et al. Coronary artery spasm: A rare but important cause of postoperative myocardial infarction. Ann Thorac Surg, 2008, 86: 994-995.
19. Robert AH. Familial hypercholesterlemia. N Engl J Med, 2009, 356: 17.
20. Kriste C, Koeijvoets EF, Geesie, et al. A functional polymorphism in the glucocorticid receptor gene and its relation to cardiovascular disease risk in familial hypercholesterolemia. Clin Entocrinol Metab, 2006, 91: 4131-4136.

第五章 非冠状动脉粥样硬化性心脏病的心电图表现

非冠状动脉粥样硬化性心脏病是指非动脉粥样硬化因素所致冠状动脉病变产生心肌缺血和缺氧,从而导致心绞痛、心肌梗死,甚至猝死。临床上常见病因有暴力伤、药物及毒品中毒、特异性和非特异性冠状动脉炎症、冠状动脉解剖学变异、应激性心肌病、冠状动脉血栓形成和冠状动脉栓塞等。临床特征:趋向于年轻患者,具有相对较少的易患因素,通常无任何其他前驱症状如心绞痛病史,可有特殊因素和伴随症状,但临床表现、实验室检查以及心电图特点等方面与冠状动脉粥样硬化性心脏病无明显区别。

一、应激性心肌病

应激性心肌病(stress-induced cardiomyopathy,SID),又称为 Tako-Tsubo 心肌病(Tako-Tsubo cardiomyopathy,TTC),主要特征是左室心尖和(或)中段一过性室壁运动异常,呈气球样变。主要在绝经后的中老年女性中发病,多以精神或躯体应激事件诱发剧烈胸痛;出现酷似急性心肌梗死(AMI)的心电图改变(可有 ST 段抬高、广泛 T 波倒置、异常 QS 波);心肌酶轻度升高;超声心动图显示左心室运动消失或减弱;心室造影呈特征性气球样变;冠状动脉造影未发现有意义的狭窄。SID 的心室扩大及异常室壁运动具有可逆性,预后良好,病因未明。

SID 在女性比男性多见,比例为 7:1,女性平均发病年龄 68.6 岁±12.2 岁,男性平均发病年龄 65.9±9.1 岁。最近一项荟萃分析总结了 MEDLINE 发表的关于 SID 的 28 个研究小组的文献,共 563 例患者,510 例(90.7%)为女性,平均年龄 63.8 岁±8.1 岁。

SID 心电图表现类似 AMI,极易引起误诊。其心电图改变出现在症状发作 4~24 小时左右,可持续数小时至数天,重视观察心电图改变的时间和特点对 SID 早期诊断和鉴别诊断有参考意义。

SID 发病早期,81.6% 的病例有 ST 段明显抬高,常见于胸前导联(V_2、V_3 导联),但缺少对应导联的改变,64.3% 的病例出现广泛导联 T 波倒置,31.8% 有病理性 Q 波。其动态改变与 AMI 不同:ST 段抬高在入院时往往十分显著,尔后即开始回落,回落速度快于 AMI。T 波倒置呈现两个高峰,第一个高峰在起病后 3 天左右,第二个高峰出现在起病后 3 周左右,在两个高峰之间的时段,T 波倒置逐渐变浅,甚至恢复直立,尔后又倒置,并逐渐变深。病理性 Q 波在绝大多数患者(90%)均会逐渐消失。82% 患者在出院后 6 个月随访时心电图均已恢复正常。心电图改变在起病后不久(数月,不超过半年)可完全恢复正常的现象,是 SID 的一个心电图变化的特征。

二、自身免疫性疾病导致冠状动脉性疾病

由于自身免疫性疾病导致多器官和系统损害产生一系列具有特征性的临床症候群,其

病理生理基础就是自身免疫复合物在局部产生血管炎，根据受累血管类型可分为大动脉血管炎、中型动脉血管炎以及小血管炎。冠状动脉为中型弹性动脉，随着对自身免疫性疾病认识加深，冠状动脉越来越被人们认识到是容易受累的靶器官，易产生冠状动脉炎性冠心病。其临床表现形式多种多样，有心绞痛、心肌梗死以及心源性猝死等，心电图改变也受多种因素的影响，与累及血管直径大小、血管内血栓形成、血管狭窄程度、缺血程度和区域范围以及激素治疗时机等因素有关。

1. 系统性红斑狼疮（systemic lupus erythematosus，SLE）是一种以多器官损害症状为临床表现的系统性自身免疫性疾病。心脏是 SLE 常累及的靶器官之一，其中包括冠状动脉，心血管疾病已经成为 SLE 患者主要死亡原因之一。在国外，心血管事件所致的死亡患者总死亡率为 24%～36%，甚至已经超过了狼疮本身活动所致的死亡率。

冠状动脉炎是 SLE 冠状动脉受累的表现，冠状动脉主干及其大分支容易受累，但无论是冠状动脉炎还是冠状动脉粥样硬化，临床上均主要表现为心绞痛、心肌梗死、心脏性猝死。与普通人群相比：SLE 女性患者冠心病的发病率增加 5～10 倍，其中 35～44 岁的 SLE 女性患者心肌梗死的发病率是 Framingham 研究中同年龄对照人群的 52.4 倍。两者临床上鉴别比较困难，病理是鉴别两者的金标准。

2. 贝赫切特综合征（白塞综合征）是一种原因不明的系统性血管炎，可累及多个系统，主要表现为皮肤黏膜损害等，心脏、胃肠道及神经系统也可受累。

心脏受累的重要表现为冠状动脉受累，根据国内资料报道，发生率为 3.4%。冠状动脉造影主要表现为冠状动脉的瘤样扩张和血管开口部位的狭窄，左前降支最易受累。对于年轻缺乏常见高危因素的冠状动脉病变患者，需注意是否有结缔组织病的可能，尤其要注意询问有无口腔外阴溃疡等，以免延误诊治。冠状动脉造影时单纯从影像学上很难判断是白塞综合征冠状动脉病变还是冠状动脉粥样硬化，应根据患者的年龄、危险因素等综合判断。

3. 大动脉炎（takayasu arteritis，TA）是指主动脉及其主要分支的慢性进行性非特异性炎性疾病。本病多发于年轻女性，30 岁以前发病约占 90%，40 岁以后较少发病，国外资料患病率为 2.6/百万人。病因迄今尚不明确，一般认为可能是感染引起的免疫损伤所致。

动脉病变多见于主动脉及其主要分支，肺动脉、冠状动脉也可受累。受累的血管可为全层动脉炎，血管超声可见内膜明显增厚。国外报道大动脉炎累及冠状动脉的发生率约为 9%～10%，国内报道冠状动脉受累的发生率为 8.26%。由于未能对所有大动脉炎患者进行冠状动脉造影，可能会遗漏个别冠状动脉受累的患者，故其发生率可能更高。大动脉炎累及冠状动脉多见于左右冠状动脉开口及近端，常为节段性病变，系主动脉根部炎症延伸所致，多发生于冠状动脉起始段，也可侵犯主干及分支，其他部位的弥漫或局灶性病变少见，左侧多于右侧，狭窄可十分严重。有文献报道，左右冠状动脉均可受累，左主干受累最常见，其次为前降支，右冠状动脉和回旋支动脉也有受累。大动脉炎并发急性心肌梗死大多数发生在动脉炎的活动期。

4. 结节性多动脉炎（polyarteritis nodosa，PAN）是一种坏死性血管炎性疾病，病因仍不清楚，多发生于中等口径的肌动脉，病变呈节段性分布。结节性多动脉炎可累及人体的任何器官，其中包括心脏血管。血管造影可有串珠状或纺锤状的血管狭窄、闭塞或动脉瘤形成。结节性多动脉炎在我国确切的发病率尚不清楚，在美国的发病率为 1.8/10 万。

结节性多动脉炎在男性发病率为女性的 2.5～4.0 倍，多见于 40～50 岁或 50 岁以上人群。

结节性多动脉炎的心脏受累主要表现为冠状动脉炎，发生率为 60%，心肌梗死的发生率为 5%～30%。主要为冠状动脉分支的中、外层炎症，管腔内血栓形成，管腔狭窄或闭塞，是冠状动脉炎性心肌梗死的最常见病因，但临床上少见有关冠状动脉受累的心电图表现报道。结节性多动脉炎重度冠状动脉炎多发生于心包膜下血管进入心肌不深处，故发生的心肌梗死多数范围较小，常为小面积梗死灶，但也可引起大面积心肌梗死。临床呈心肌梗死图形改变者不高于 7%。临床极易误诊漏诊，生前难以判定心肌梗死的存在。

5. 变应性肉芽肿性血管炎（又名 Churg-Strauss vasculitis）是一种病因不明的中、小血管的坏死性肉芽肿炎性系统性血管炎病，以血管外肉芽肿形成、高嗜酸性粒细胞血症和哮喘为其特征。

变应性肉芽肿性血管炎常有心脏的受累，是引起死亡的主要原因之一，占死亡原因的 50%。病理学主要表现为肉芽肿形成和冠状动脉血管炎。协和医院回顾分析 1990—2006 年住院治疗的变应性肉芽肿性血管炎患者，其中心绞痛及心肌梗死占 6.1%，均有心肌酶学升高及心电图动态改变，心脏超声有与心电图一致的心肌节段性室壁运动异常，均诊断为前壁心肌梗死。尸检病例中 30% 有心脏肉芽肿或血管炎，但与之相关的临床症状并不常见。冠状动脉炎主要侵犯心肌内小动脉而产生小动脉炎性闭塞，可有心绞痛、心肌梗死，临床上很少出现典型心肌梗死表现和心电图改变，血清酶学改变不大，易被忽视。

6. 类风湿关节炎（rheumatoid arthritis，RA）是一种病因不明的自身免疫性疾病，多见于中年女性，主要表现为慢性对称性进行性多关节炎。近年来，尸检发现心脏受累发病率高达 35%，其中冠状动脉病变占 15%～20%，但因其临床经过隐袭，故检出率甚低。国内病例资料回顾分析 10 年间确诊为类风湿关节炎的 568 例患者，发现合并心血管疾病患者共 92 例，占 16.2%，包括冠状动脉粥样硬化性心脏病 49 例，其中有稳定型心绞痛、不稳定型心绞痛、心肌梗死。

7. 抗磷脂综合征（APS）是一种非炎症性自身免疫性疾病，多见于年轻人，女性多见。临床上以动静脉血栓形成、习惯性流产和血小板减少等症状为临床表现，血清中存在抗磷脂抗体。APS 病因目前不清，可能与遗传、环境等因素相关。国内协和医院总结了 1986—2003 年间诊断 APS 的患者共 61 例，其中心肌梗死 3 例，皆为年轻女性，均无冠心病危险因素。

三、血液黏滞度增加相关的疾病导致冠状动脉性疾病

1. 真性红细胞增多症

真性红细胞增多症是一种获得性多能造血干细胞的克隆性、恶性增生性疾病，不仅红细胞增多，而且粒细胞和血小板也常有克隆性增生失调控。发病率并不高，存在种族差异，男性发病率比女性多，发病率随年龄增长而逐渐增加。

临床中出血和血栓事件较常见。心血管表现可有心绞痛、心肌梗死、高血压和充血性心力衰竭。由于血管扩张和内膜损伤、组织缺氧、血小板异常、血黏度增加、血流缓慢，易致各部位血栓栓塞（有报道发生率约 40%～60%），最常见的严重并发症有心肌梗死、脑血管意外、深静脉血栓形成和肺栓塞。文献资料多为个案报道。

2. 原发性血小板增多症

原发性血小板增多症是一种骨髓增殖性疾病，病因未明，可能属于克隆性多能干细胞疾病。骨髓中巨核细胞过度增生、血中血小板数量异常增多并可伴有功能异常。原发性血小板增多症可有血栓或出血并发症，但机制未明。

血栓形成国外报道较多，在一组报道中，51%患者有大血管血栓形成，多数发生于下肢动脉（30%）、冠状动脉（18%）和肾动脉（10%），也有累及颈动脉、肠系膜动脉和锁骨下动脉者；7%患者有静脉血栓形成，主要累及脾静脉、肝静脉或下肢和盆腔静脉。

冠状动脉血管栓塞造成的后果取决于栓子的大小和所堵塞冠状动脉直径的大小，巨大的栓子可造成冠状动脉主支近端闭塞，引起猝死。小栓子可堵塞冠状动脉远端或分支血管，引起较小范围的心肌梗死或非透壁性心肌梗死。冠状动脉栓塞造成的心肌梗死多位于前壁。与冠心病心肌梗死心电图表现无差异。

3. 白血病

白血病是以原始、原幼造血细胞恶性克隆增殖为特征的恶性血液病，其临床表现因正常白细胞减少和白血病细胞浸润多组织、多器官而呈多种多样。白血病引起心绞痛、心肌梗死的文献资料多为个案报道。

4. 恶性肿瘤

目前人们将恶性肿瘤患者在其患病过程中因为凝血和纤溶机制异常而出现的所有临床表现通称为 Trousseau 综合征。其临床表现除游走性静脉炎外，还包括脑血管意外、心肌梗死、周围动脉闭塞、静脉血栓栓塞、血栓性血小板减少性紫癜和（或）溶血性尿毒症综合征、多脏器功能不全综合征及弥散性血管内凝血等。

四、感染性疾病导致冠状动脉性疾病

川崎病（Kawasaki disease）又称皮肤黏膜淋巴结综合征，主要是以皮肤黏膜出疹、淋巴结肿大和多发性动脉炎为特点的急性发热性疾病，病程自限，病因不明。约15%～20%早期未经治疗的患儿出现冠状动脉瘤或扩张，可以造成心肌梗死、猝死和缺血性心肌病。绝大多数患儿年龄在2个月至5岁，但也有成年患者。男女发病比例为1.3～1.5∶1，复发率2%～3%。在我国和美国，川崎病已取代风湿热成为儿童后天性心脏病的首要病因。

冠状动脉瘤在急性期发生，大多数冠状动脉瘤呈自限性经过，冠状动脉造影发现多数于1～2年内自行消退。冠状动脉瘤血栓形成主要见于中型和巨大动脉瘤，造影发现16%患者在随诊中发生动脉瘤血栓，78%发生在急性期后2年内发生。临床可表现为猝死，但是2/3的病例为无症状性冠状动脉阻塞。大多数病例由于阻塞血管再通或侧支循环形成，心肌缺血得以缓解。

五、风湿性瓣膜病与冠状动脉性疾病

风湿性心脏病（风心病）和冠状动脉粥样硬化性心脏病临床上可合并存在，发病率为8.6%～11.5%，多见于高龄风心病患者。风心病合并心肌梗死而冠状动脉无粥样硬化狭窄者很少见，文献资料多为个案报道，临床上风心病发生非冠状动脉粥样硬化性心肌梗死的原因以冠状动脉栓塞最常见。

冠状动脉栓塞通常与某些疾病有关，如风湿性瓣膜病伴或不伴心房颤动、亚急性细菌性心内膜炎、梅毒性主动脉炎、左房黏液瘤及充血性心肌病有左室附壁血栓等有发生冠状动脉栓塞的风险，另外置换术后的瓣膜也是常见的栓子来源，而以风湿性瓣膜病二尖瓣病变合并心房颤动为最常见的冠状动脉栓塞原因。

冠状动脉栓塞作为心肌梗死的原因与冠状动脉粥样硬化性病变引起的心肌梗死在临床上难以分辨，其诊断依赖于：（1）有致冠状动脉栓塞的栓子来源；（2）临床上符合心肌梗死的诊断；（3）冠状动脉造影可正常。冠状动脉栓塞引起心肌梗死的机制可能是栓子进入冠状动脉后堵塞血管，刺激局部血管痉挛，导致内膜损伤，局部血小板聚集，形成更大血凝块完全或部分堵塞血管；一段时间后，血凝块自行溶解，血管再通。经冠状动脉造影证实栓塞性冠状动脉阻塞可在4～6周内甚至更短的时间内完全溶解。

冠状动脉栓塞造成的后果取决于栓子的大小和所堵塞冠状动脉直径的大小，巨大的栓子可造成冠状动脉主支近端闭塞，因大量血流突然中断而引起猝死。小栓子可堵塞冠状动脉远端或分支血管，引起较小范围的心肌梗死或非透壁性心肌梗死。冠状动脉栓塞造成的心肌梗死多位于前壁，这是因为左冠状动脉主干粗大，进入左冠状动脉的血流多，栓子更易进入左冠状动脉系统，而由于左前降支与左主干不成角，因此栓子堵塞左前降支的几率较高。

北京阜外医院报道：18例风心病合并心肌梗死患者的临床和冠状动脉造影资料中，二尖瓣病变15例（83.3%），其中5例合并主动脉瓣病变；单纯主动脉瓣病变3例；11例（61.1%）已行瓣膜置换术，服用华法林治疗，国际标准比值（INR）维持在2.0～2.5；合并心房颤动15例（83.3%）；18例患者均有突发胸痛病史；心电图显示前壁心肌梗死13例（72.2%），下壁心肌梗死5例（27.8%），其中Q波心肌梗死7例（38.9%），非Q波心肌梗死11例（61.1%）；1例有室壁瘤。14例（77.8%）患者临床上有心肌梗死的表现而造影冠状动脉正常，2例原有造影显示冠状动脉正常，后发生冠脉栓塞。

六、创伤性损伤导致冠状动脉性疾病

有报道钝器损伤、车祸如方向盘撞击心前区发生透壁性心肌梗死，造影证实冠状动脉阻塞，可能由于外伤引起内膜撕裂或出血使正常的冠状动脉完全阻塞。但在一些病例中，原先已存在冠状动脉病变，可以合理地假设损伤使斑块破裂、血栓形成，阻塞血管。在创伤性和动脉粥样硬化性心脏病导致的心肌坏死可以有许多相同点，但两者在鉴别上存在关键区别，后者通常有弥漫性、梗阻性和逐渐进展的冠状动脉粥样硬化，常常是中老年人，可能有潜在的冠状动脉粥样硬化。而前者有新近外伤史，大多数是年轻人，多无潜在的冠状动脉危险因素。

冠状动脉外伤性损害形成动静脉瘘不常见，临床上外伤性冠状动脉动静脉瘘的杂音常很响、传导广泛、呈连续性。心电图常显示透壁性心肌梗死，胸片显示心脏扩大伴肺血管增多。右侧冠状动脉损伤形成动静脉瘘较左侧多见，左前降支最常被累及。

典型病例：

病例1：患者男性，71岁，发热、咽痛10余天，胸痛7小时入院。既往高血压病史2年，脑梗死1年，吸烟40年，20支/日。

查体：双颌下可触及数个淋巴结，右侧腹股沟可触及融合淋巴结，肝肋下3cm，无触痛，脾未及，胸骨及四肢压痛明显。

辅助检查：血常规示：血红蛋白 93g/L，血小板 35×10^9/L，白细胞 143×10^9/L，分类中原始细胞占 0.98；骨髓片示：骨髓增生极度活跃，原始粒细胞占 0.95，全片未见巨核细胞，血小板罕见。

心电图解读：急诊心电图（图 3-5-1）显示 Ⅱ、Ⅲ、aVF 导联 QRS 波呈 QR 型伴 ST 段抬高，Ⅲ导联 ST 段抬高＞Ⅱ导联 ST 段抬高，aVL 导联 ST 段压低＞Ⅰ导联 ST 段压低，V_1 导联 ST 段抬高，提示右冠状动脉近端闭塞。

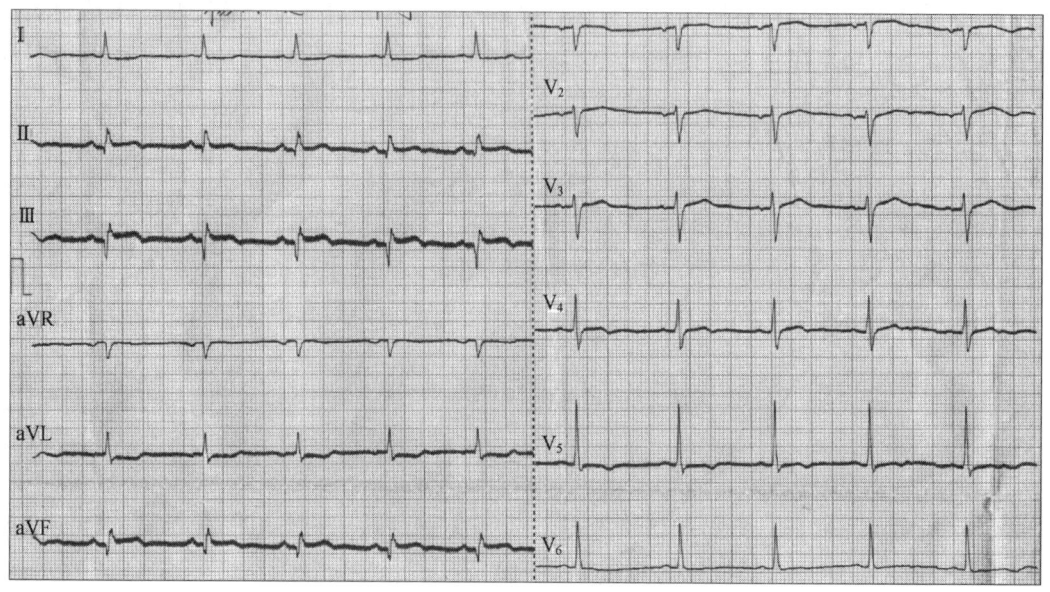

图 3-5-1　急诊心电图

诊断：急性粒细胞白血病未分化型（M1），急性下壁心肌梗死

讨论：

1. 发热、咽痛、胸痛，同时有淋巴结肿大、肝脾肿大、胸骨四肢明显压痛，贫血，辅助检查白细胞高、分类可见原始细胞，因此应考虑恶性血液系统疾病或严重感染性疾病，患者存在胸骨和四肢明显压痛，尽快作骨髓检查明确诊断。

2. 患者胸痛，心电图显示急性下壁心肌梗死。如以一元论解释可能是血液病侵及心血管系统，但很难除外血液病同时合并冠心病的可能，因患者高龄，存在致动脉粥样硬化危险因素。

3. 患者曾诊于心血管科以胸痛为突出表现，体格检查时，主要检查心肺体征，对其他部位未系统检查，从而首诊未发现肝、脾大以及胸骨和四肢明显压痛。

4. 对某些结果视而不见，一味地考虑一种疾病，没有去寻找蛛丝马迹。如化验轻度贫血，仅仅考虑与患者老年有关，没有进一步复查。对于类似病例，临床症状重，有发热、贫血者建议最好行骨髓细胞学检查。

病例 2：患者，女，39 岁。因心前区疼痛 11 小时入院。既往脑梗死 3 个月，习惯性流产 3 次，无高血压病、糖尿病、高脂血症、冠心病史，无吸烟饮酒史。

查体：全身皮肤无瘀斑和出血点，双肺（一），心音低钝，肝大，肋下 3 指，质软，无触痛，脾肋下 2 指可及。

初步诊断：冠心病 急性前壁心肌梗死。

予以尿激酶150万单位溶栓治疗，症状无明显改善。

辅助检查：

肌钙蛋白 I 224.7ng/ml，肌酸激酶同工酶302U/L，乳酸脱氢酶1580U/L，羟丁酸脱氢酶160U/L；血常规：血小板$1056×10^9$/L；超声心动图：左室前壁心肌变薄，回声减弱，运动幅度减低，左心扩大，二尖瓣中度反流，左房前后径46mm，左室舒张末期前后径63mm，左室舒张功能减低，左室射血分数40%。

骨髓涂片：骨髓增生明显活跃，粒细胞系占0.76，细胞形态大致正常。红细胞系占0.13，细胞形态未见异常，成熟红细胞大小一致。淋巴细胞、单核细胞无明显增减。全片共见巨核细胞42个，成堆、散在的血小板多见。

冠状动脉造影（图3-5-2）：前降支中段100%完全闭塞，回旋支及右冠状动脉未见明显狭窄。

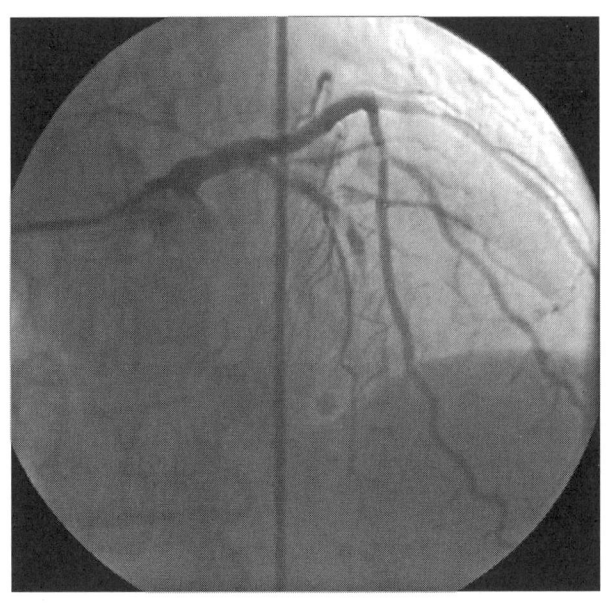

图3-5-2　冠脉造影：前降支中段100%完全闭塞

最后诊断：原发性血小板增多症急性广泛前壁心肌梗死。

心电图解读：入院时心电图（见图3-5-3）显示V_2~V_4导联有小q波，q波V_3>V_4伴V_2~V_4导联ST段抬高，V_1~V_4导联T波双向，V_5、V_6导联T波低平伴左前分支阻滞（Ⅱ、Ⅲ、aVF导联呈rS型），提示前降支近端闭塞引起前壁心肌梗死。入院后24小时心电图（图3-5-4）演变，ST段回落，V_2~V_4导联小q波消失，但V_2~V_5导联T波深倒，为心肌梗死恢复期。

讨论：患者为中年女性，出现心前区疼痛，没有重要致动脉粥样硬化危险因素，但有新近脑梗死及习惯性流产史，首先考虑非冠状动脉粥样硬化性心脏病，应与避孕药物及吸食药物导致血栓性冠状动脉炎、自身免疫性疾病、抗磷脂抗体综合征鉴别。患者无服用避孕药物和吸食药物史；无关节受累、皮肤黏膜受累以及其他脏器受累证据；习惯性流产是由于人工流产之后出现，后通过治疗能够生育；同时血小板不但未见明显降低，反而极高；因此上述疾病均可排除。患者出现心肌梗死，既往 3 月前发生脑梗死，血小板超过 $1056×10^9/L$，肝脾肿大，考虑血液系统高凝状态导致多部位动脉栓塞。骨髓涂片提示为原发性血小板增多症，故高度怀疑心肌梗死与血小板增多有关。

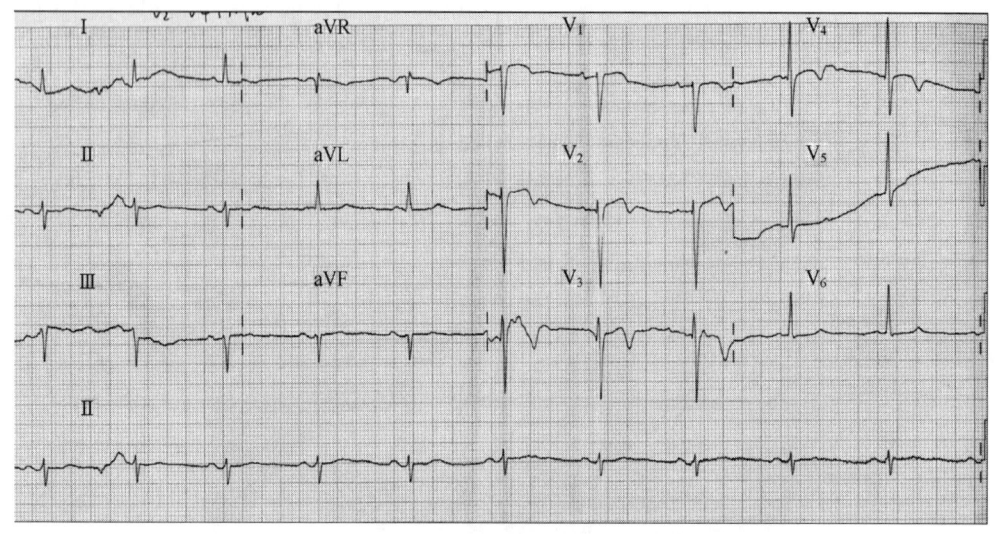

图 3-5-3　入院时心电图

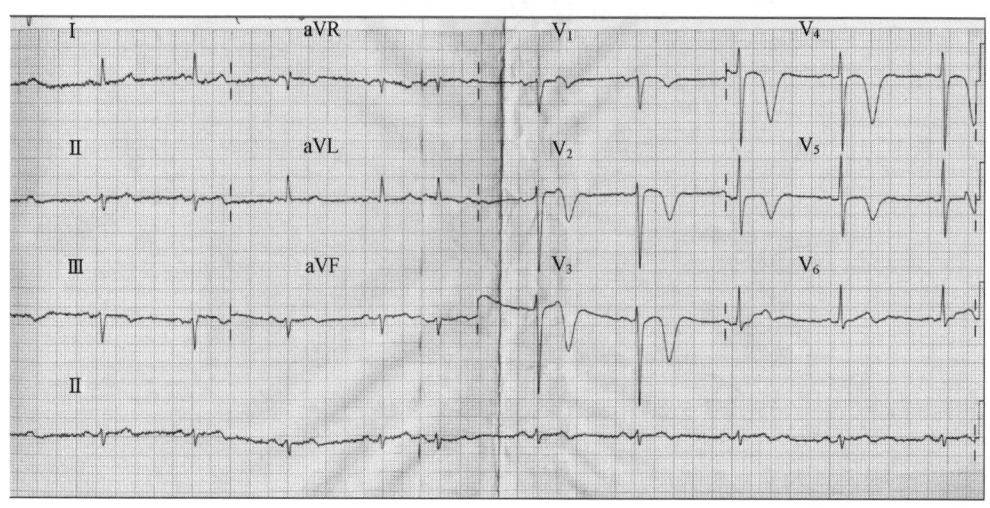

图 3-5-4　入院后 24 小时心电图

病例 3：患者，男性，52 岁，因突发心前区疼痛 3 小时入院。心肌酶谱及 TNT 逐渐升高。以往有风心病、阵发性心房颤动病史。

急诊冠状动脉造影：左前降支远端及第一钝缘支远端 100% 闭塞，右冠状动脉正常（见图 3-5-5）。

心电图解读：急诊心电图（图 3-5-6）示：胸导 R 波递增不良，R 波 $V_3<V_2$，Ⅱ、Ⅲ、aVF 导联 ST 段抬高。3 天后心电图（图 3-5-7）显示：V_3 导联 r 波逐渐降低，V_4～V_6 导联 R 波比前明显降低，V_3～V_6 导联 T 波变为倒置；提示前壁下间隔、心尖心肌丢失及下壁心肌缺血损伤。结合病史，患者冠状动脉造影结果，同时显示左冠状动脉前降支

和回旋支远端闭塞，以血栓栓塞动脉可能性大，栓子来源应是左房小血栓在心房颤动发作过程脱落进入左冠状动脉同时堵塞两支动脉的远端。

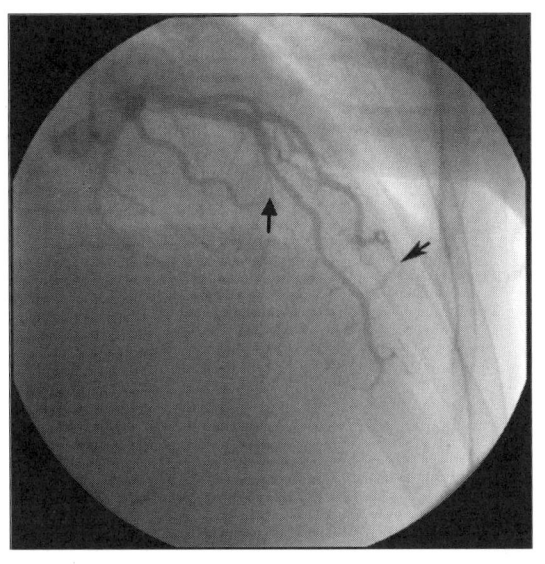

图 3-5-5　左冠状动脉后前头位图形
上箭头所指为第一钝缘支远端闭塞，下箭头所指为前降支闭塞

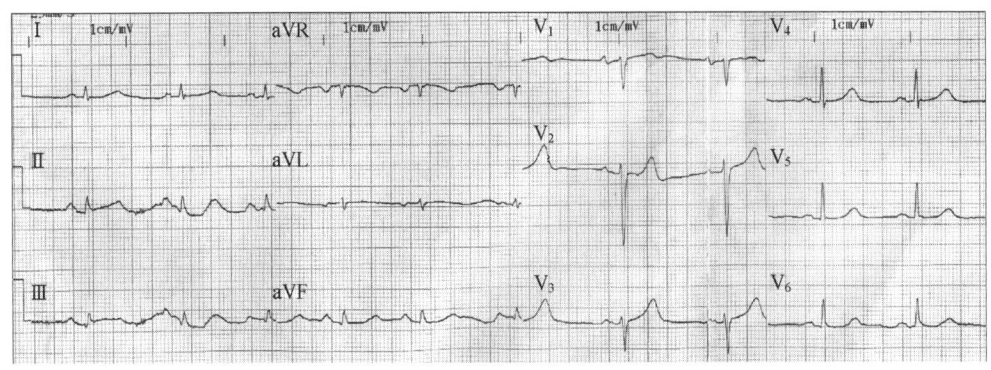

图 3-5-6　入院时心电图

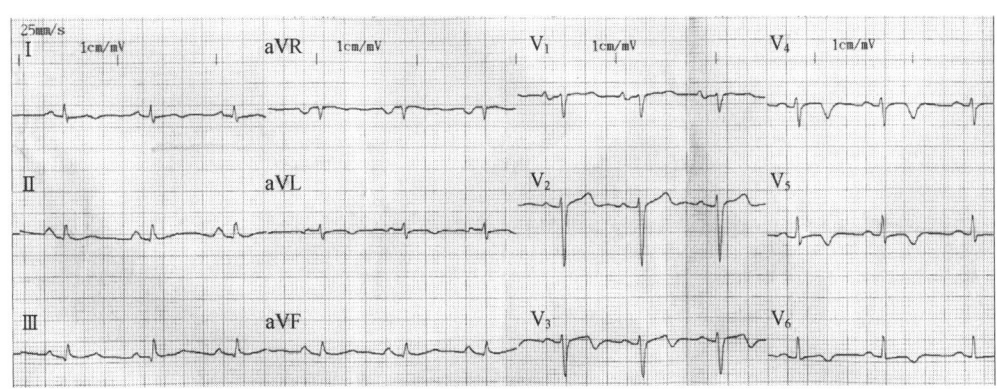

图 3-5-7　3 天后心电图

讨论：结合病史，患者冠状动脉造影结果，同时显示左冠状动脉前降支和回旋支远端闭塞，以血栓栓塞动脉可能性大，栓子来源应是左房小血栓在心房颤动发作过程中脱落进入左冠状动脉同时堵塞两支动脉的远端。

病例4：患者，男，18岁，因左胸部外伤致左胸痛伴呼吸困难2小时入院。超声心动图检查提示左室前壁心尖段心肌节段性运动障碍，LVEF34%。

冠状动脉造影：左主干正常，前降支中远段次全闭塞，远端TIMI血流Ⅰ级，回旋支及右冠正常（图3-5-8）。

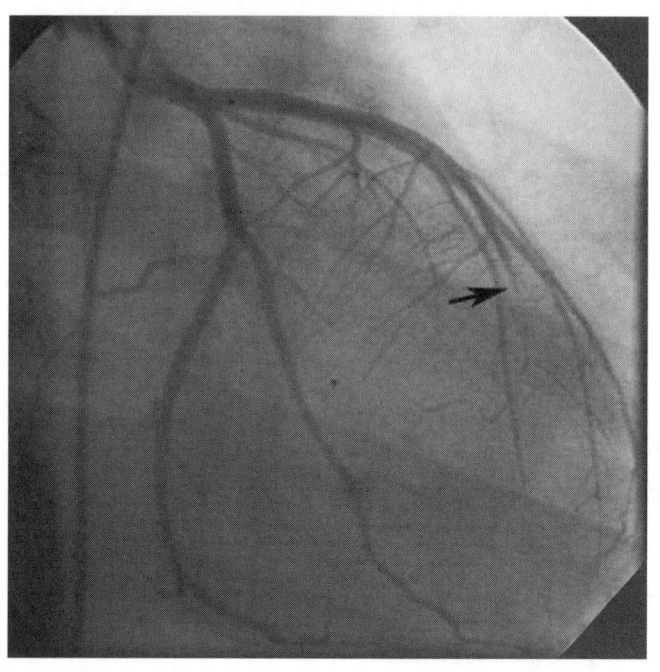

图 3-5-8　冠脉造影示前降支中远段次全闭塞

心电图解读：入院心电图（图3-5-9）显示Ⅰ、aVL导联呈RS型伴ST段抬高，V_1导联呈QS型，V_3导联呈Qr型，V_5导联呈rS型伴ST段抬高，提示前降支近中段闭塞引起前壁心肌梗死；Ⅱ、Ⅲ、aVF导联呈Qrs型伴ST段抬高及T波双相，提示左室下壁、心尖心肌及与其相关冠状动脉支配的心肌受损；前降支供应下壁及心尖部心肌，故引起下壁心肌梗死图形。3天后心电图（图3-5-10）显示：Ⅱ、Ⅲ、aVF导联Q波加深，r波降低，V_1、V_2导联呈rS型，ST段抬高的V_3、V_4导联呈QS型，ST段仍未回落，但T波呈不对称性深倒置，V_5、V_6导联R波变小伴有ST段抬高及T波双向，遗留前壁、下壁心肌梗死。

讨论：本例是由于外伤引起透壁性心肌梗死，造影证实冠状动脉阻塞。在临床工作中常常遇到发生胸部外伤，出现胸部疼痛不适，而只考虑外伤性疼痛，容易漏诊心肺损伤情况，因此要警惕心肺等内脏器官隐匿性损伤。心电图和必要胸片检查可以避免漏诊和明确诊断。

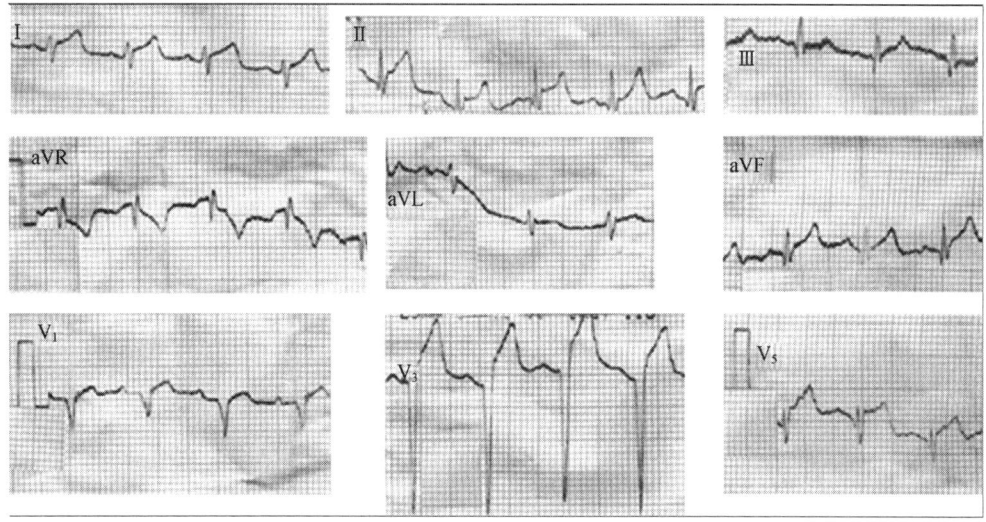

图 3-5-9　入院时心电图

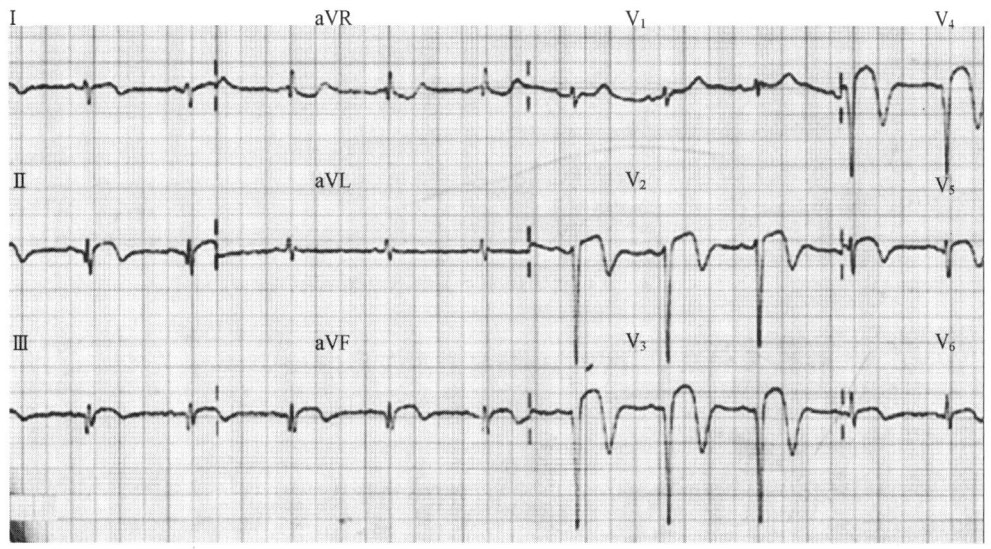

图 3-5-10　3 天后心电图

病例 5：男，22 岁，因发热 1 天，胸痛 7 小时，加重 5 小时入院。

患者入院前 1 天无诱因出现发热，最高体温 39℃，自服罗红霉素后，体温逐渐降至正常。入院前 7 小时无诱因突发左前胸压榨性疼痛，心电图异常（见图 3-5-11）收住入院。既往无吸食药物史、无吸烟饮酒史。

查体：体温 37.2℃，脉搏 93 次/分，呼吸 18 次/分，血压 120/80mmHg。双肺呼吸音清。心界不大，心率 93 次/分，律齐，各瓣膜区未闻及病理性心音及杂音。腹部未见异常体征。

实验室检查：血白细胞 8.1×10^9/L，血红蛋白 156g/L，血小板 209×10^9/L，中性粒细胞 70.7%，淋巴细胞 17.2%，单核细胞 7.1%。血沉 23mm/h。C 反应蛋白 69.4μg/ml。

肝肾功能正常。抗链球菌溶血素"O"试验：1∶400（＋）。抗中性粒细胞胞浆抗体（AN-CA）阴性，抗蛋白酶 3（PR3）阴性，抗髓过氧化物酶（MPO）阴性。

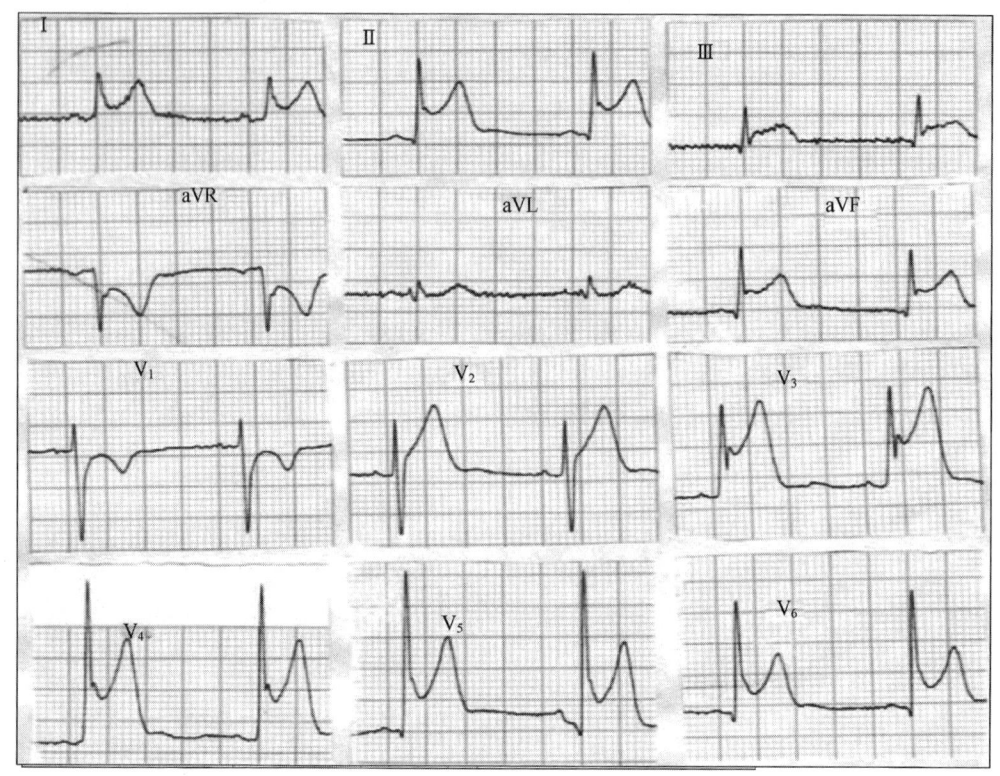

图 3-5-11　病例 5 入院心电图

辅助检查：胸部 X 线未见异常。心脏超声示左房内径 32mm，左心室舒张末径 49mm，收缩末径 30mm，LVEF 70%，心包未见液性暗区。静态心肌显像示左心室前壁局部放射性分布稀疏。

冠状动脉造影结果示管壁光滑，未见狭窄，左室造影未见室壁运动异常。

治疗经过：每 2 小时做心电图（图 3-5-12）与入院时比较无明显变化。发病后 7 小时查血清心肌酶：AST 150U/L，LDH 509U/L，CK 1557U/L，CK-MB 67U/L。次日凌晨 3 时 30 分再次出现胸痛伴大汗，不能平卧，当时测血压 110/70mmHg，双肺呼吸音清，未闻及干湿啰音，心率 75 次/分，律整，各瓣膜区未闻及杂音，胸痛当时心电图（图 3-5-13）动态改变，舌下含服硝酸甘油 0.5mg，胸痛无缓解，10 分钟后给予吗啡 3mg 静脉推注后胸痛逐渐缓解，抬高的 ST 段逐渐回落，但未恢复到原有基线水平。6 小时后 Ⅱ、Ⅲ、aVF、$V_2 \sim V_6$ T 波开始倒置。住院 4 天心电图基本恢复至正常（图 3-5-14）。

诊断：急性心包心肌炎。

心电图解读：入院心电图（图 3-5-11）示：除 aVR、V_1 导联 ST 段压低 0.1～0.2mV 外，其余导联 ST 段均抬高 0.1～0.7mV。入院 2 小时心电图（图 3-5-12）示：抬高的 ST 段略有下降，但未回到原有基线水平；再次胸痛发作心电图（图 3-5-13）示：除 aVR、V_1 导联 ST 段压低 0.3mV 外，其余导联 ST 段再次抬高 0.1～0.7mV。出院时

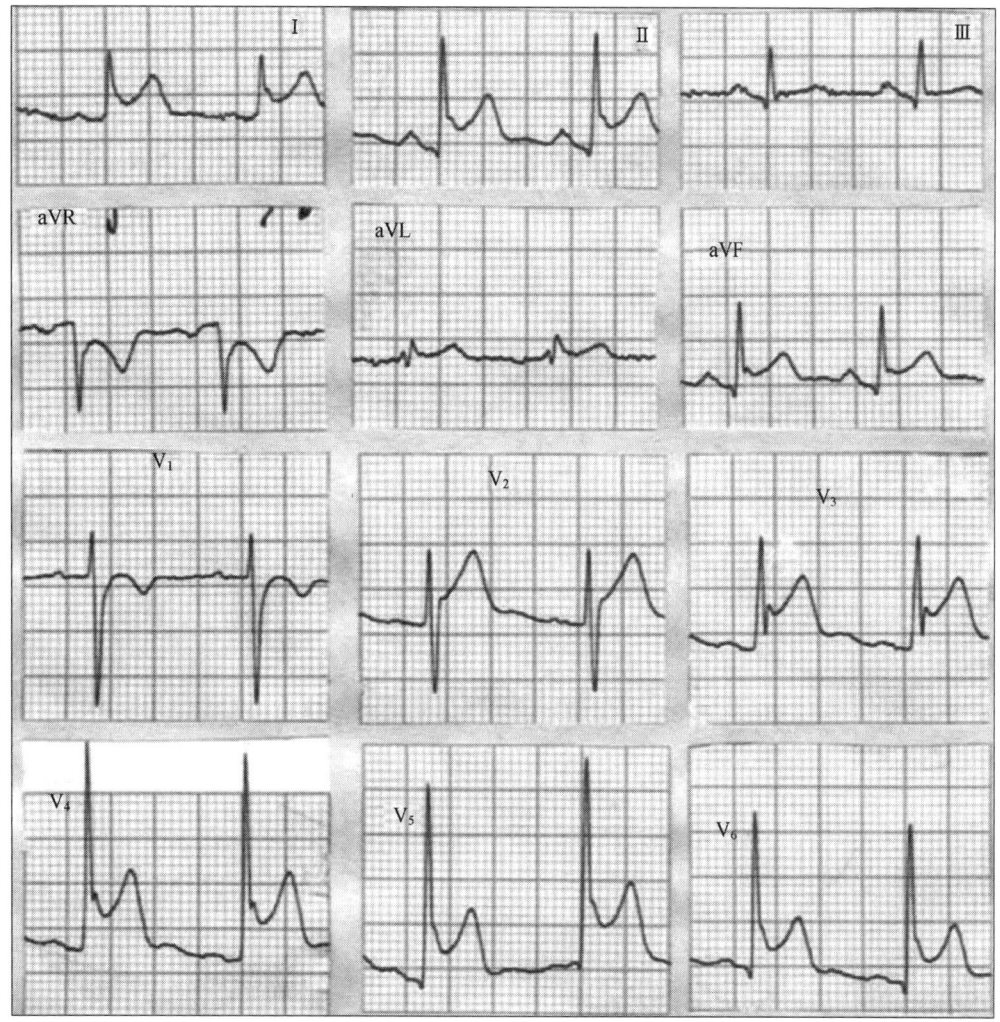

图 3-5-12 病例 5 入院 2 小时心电图

心电图基本正常（图 3-5-14）。急性心包心肌炎心电图中异常的 ST-T 改变与心肌表面炎症引起的实时损伤电流和心外膜损伤有关。伴随胸痛发作时的心电图改变，对急性心包心肌炎有实际的诊断价值，表现为 ST 段抬高，与急性心肌梗死中抬高的 ST 段不同，它是凹面向上且常常出现在除 aVR 和 V_1 以外所有的导联上，在 ST 段抬高导联中的 T 波通常是直立的。在起病的数天后，表现为 ST 段回复至基线并伴 T 波平坦，ST 段的变化通常发生在 T 波倒置之前，不同于在急性心肌梗死时，T 波倒置往往出现在 ST 段回复至等电位之前。逐渐出现 T 波倒置，故 T 波向量的方向正好与 ST 段向量相反，T 波倒置存在于大多数的导联中，且不伴有 R 波消失或出现 Q 波，这一点有助于区别这一阶段的非特异 T 波倒置与心肌梗死的心电图演变。在病程的数周或数月之后，T 波从倒置回复至正常。

讨论：患者为年轻男性，因发热、发作性胸痛和心电图异常而入院，胸痛发作时一般药物治疗疼痛未能缓解，给予吗啡后逐渐缓解。入院时查体无明显阳性体征。胸痛发作时心电图除 aVR、V_1 导联 ST 段压低外，其余导联 ST 段弓背向下抬高，胸痛缓解后 ST 段

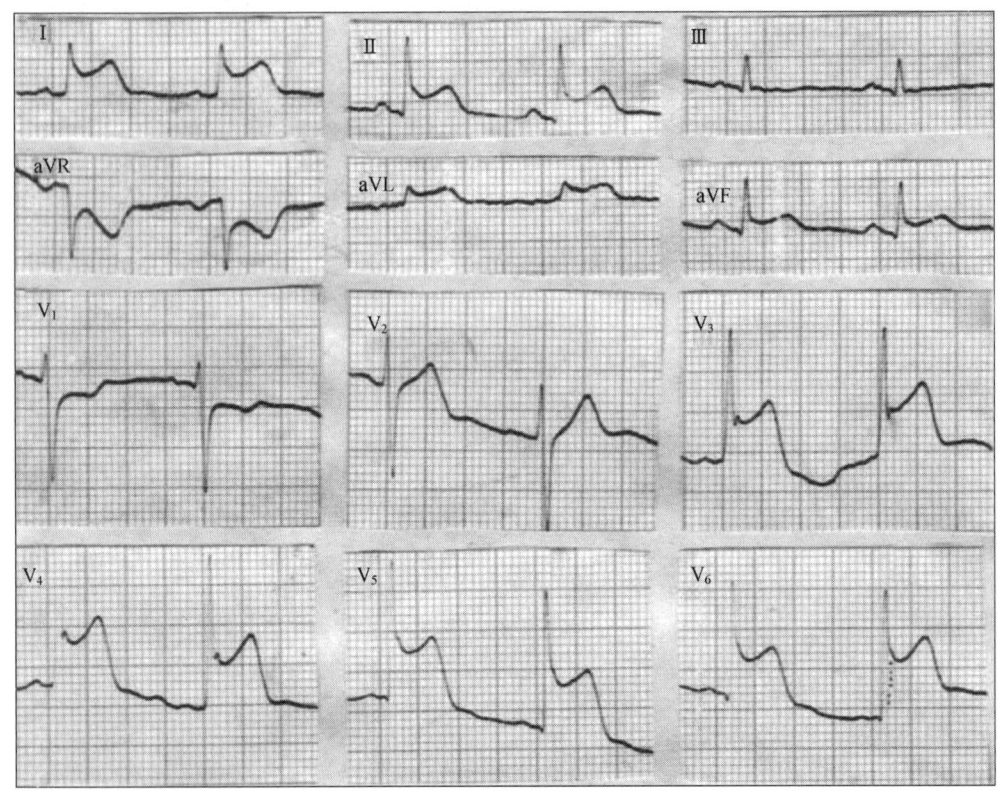

图 3-5-13　病例 5 再发胸痛心电图

有明显下降，心肌酶升高，有心肌坏死表现。临床上诊断应考虑：①冠状动脉炎：该病多见于年轻男性，发病前有发热，在炎症的基础上出现冠状动脉痉挛，心电图可表现为 ST 段抬高，心肌坏死，因实验室检查抗中性粒细胞胞浆抗体（ANCA）阴性，冠状动脉造影管壁光滑，不支持冠状动脉炎的诊断。②急性心包心肌炎：心电图表现可酷似心肌梗死的改变，入院 UCG 示心内结构及形态未见异常，无心包摩擦音，胸片示心肺正常，无心包渗出病变等表现不支持。③急性心肌梗死：该患者出现胸痛、心电图有动态改变和心肌酶增高，应考虑急性心肌梗死。但患者为年轻男性，有发热病史，心电图有广泛导联 ST 段弓背向下抬高，入院后查 C 反应蛋白阳性，抗链球菌溶血素"O"试验阳性，血清心肌酶升高，结合临床资料考虑由炎症引起局部心肌坏死的可能性大。尽管胸痛发作时有广泛导联 ST 段抬高，症状缓解后心电图的演变较快，心肌酶谱增高，与急性心肌梗死相似，但该患者为年轻男性，无冠心病危险因素及家族史等，患者胸痛持续 7 小时，心电图未出现病理性 Q 波，整个病程也不符合非 Q 波心肌梗死的演变过程，左心室造影和超声心动图均提示心室壁运动正常，且冠状动脉造影正常，不应诊断为急性心肌梗死。④患者为年轻男性，临床表现主要是发热、发作性胸痛、心电图有广泛导联 ST 段动态改变、心肌酶升高，有急性心肌炎的可能性，但患者起病急，病程短，恢复快，与一般心肌炎病例不符合。

尽管该病例不能完全符合上述四种疾病的诊断，但结合文献资料和本病特点，我们认为是急性心包心肌炎的可能性最大。急性心包心肌炎的临床表现如胸痛、心电图的动态变

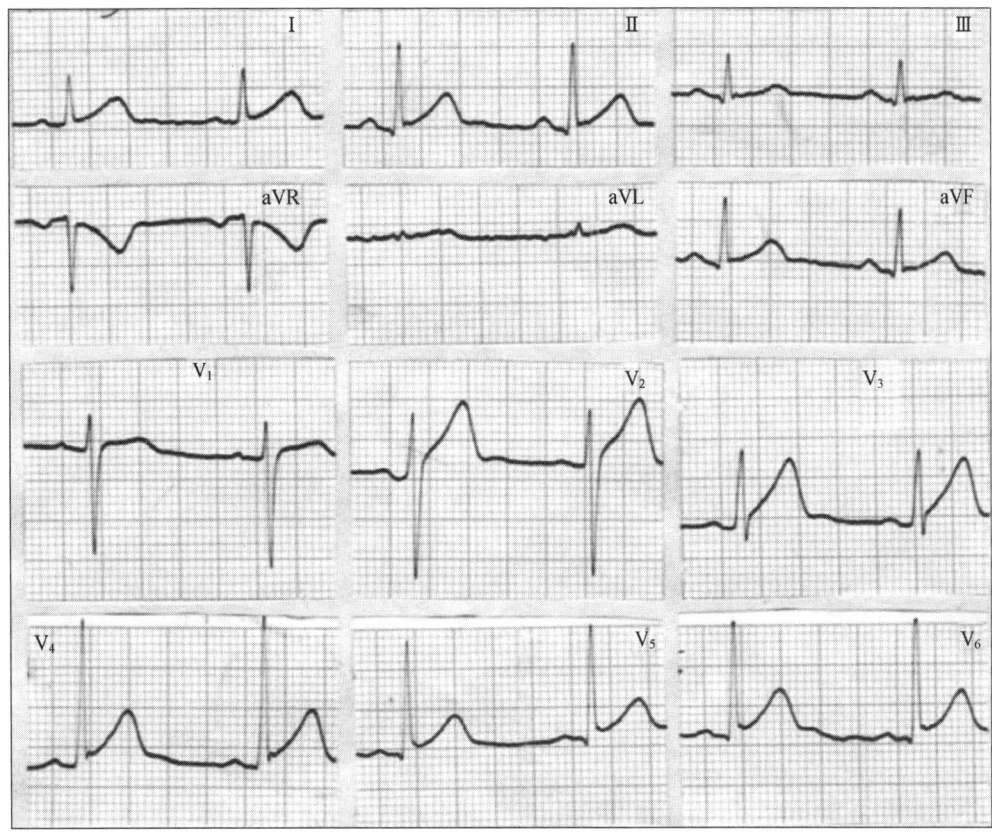

图 3-5-14 病例 5 出院时心电图

化、血清心肌酶水平的升高及节段性室壁运动异常有时可与急性心肌梗死相似。成人中的严重病例常以心肌心包受累伴有胸膜性或心包性胸痛、心悸和发热为特征。有些病例的心肌灶性坏死与心肌梗死相似，但冠状动脉仍属正常。

（杜大勇）

参考文献

1. 蒋明. 中华风湿病学. 北京：华夏出版社，2004，590-594.
2. Perry E, Bert A, Eloisa A, et al. Classification of the cardiomyopathies: a position statement from the european society of cardiology working group on myocardial and pericardial diseases. E Heart J, 2008, 29: 270-276.
3. Ahmad AE, Abhiram P, et al. Four-Year Recurrence Rate and Prognosis of the Apical Ballooning Syndrome. JACC, 2007, 50: 448-452.
4. Wittstein IS, Thiemann DR, Lima JAC, et al. Neurohumoral features of myocardial stunning due to sudden emotional stress [J]. N Eng J Med, 2005, 352: 539-548.
5. Thomas MP, Thomas RW. Takotsubo cardiomyopathy or transient left ventricular apical ballooning syndrome: A systematic review. Int J Cardio, 2008, 124: 283-292.
6. Parodi G, Del-Pace S, Carrabba N, et al. Incidence, clinical findings, and outcome of women with

left ventricular apical ballooning syndrome [J]. Am J Cardiol, 2007, 99 (2): 182-185.

7. Scott WS, John RL, et al. Spectrum and Significance of Electrocardiographic Patterns, Troponin Levels, and Thrombolysis in Myocardial Infarction Frame Count in Patients With Stress (Tako-tsubo) Cardiomyopathy and Comparison to Those in Patients With ST-Elevation Anterior Wall Myocardial Infarction. Am J Cardiol, 2008, 101: 1723-1728.

8. Bruce IN. 'Not only... but also': factors that contribute to accelerated atherosclerosis and premature coronary heart disease in systemic lupus erythematosus. Rheumatology (Oxford), 2005, 44: 1492-1494.

9. Hochberg MC. Updating the American College of Rheumatology revised criteria for the classification of systemiclupus erythematosus. Arthritis Rheum, 2007, 40: 1725-1728.

10. Kovacs L, Paprika D, Takacs R, et al. Cardiovascular autonomic dysfunction in primary Sjogren syndrome. Rheumatology, 2004, 43: 95-97.

11. hang X, Zeng X. Severe pulmonary hypertension in pediatric primary Sjogren syndrome: A case report. J Chn Rheumatol, 2007, 13: 276 - 279.

12. 薛静, 周炸, 于孟学, 等. 112例大动脉炎临床分析. 临床内科杂志, 2004, 21 (2): 109-111.

13. Steele JC, Dawson LJ, Moots RJ, et al. Congenital heart block associated with undiagnosed maternal primary Sjogren syndrome-a case report and discussion. Oral Disease, 2005, 11: 190-193.

14. 谢敏, 汪道文. 大动脉炎累及心脏32例临床分析. 临床内科杂志, 2004, 21 (5): 319-321.

15. 李玲, 史群, 齐文成. 变应性肉芽肿性血管炎26例临床分析. 中国实用内科杂志, 2006, 26 (19): 1539-1541.

16. Sotiris CP, George ET, Nikolaos LK, et al. Catastrophic antiphospholipid syndrome with heart involvement Diagnostic utility of the cardiac MRI. International Journal of Cardiology, 2007, 116: e29-32.

17. SBClauss, MJManco-Johnson, Eivers, et al. Primary antiphospholipid antibody syndrome and cardiac involvement in a child. Pediatr Cardiaol, 2003, 24: 292-295.

18. 李鸿斌, 白莉, 吴庆军, 等. 类风湿关节炎患者合并心脑血管病的危险性分析. 中华医学杂志, 2006, 86 (25): 1769-1771.

19. 中华医学会风湿病学分会. 原发性抗磷脂综合征诊治指南（草案）. 中华风湿病学杂志, 2006, 9: 574-576.

20. Pal S, Zoltan S, Emese K, et al. Cardiac manifestations in antiphospholipid syndrome. Autoimmunity Review, 2007, 6: 379-382.

第六章 女性冠心病的心电图特点

一、概述

根据世界卫生组织公布的数据，在世界范围内的女性前 10 位的死亡原因中，冠心病为死亡原因之首，占总死亡人数的 24%，在中国的女性死因排序中，冠心病死亡率也已超过了脑卒中和肿瘤，成为首位死亡原因。冠心病的发病率在不同国家间、地区间存在较大差异。因此目前没有统一的全球女性冠心病的患病率的报道。多年以来，女性心血管病的研究和预防工作一直没有受到应有的重视。早期的一些研究，包括一些临床试验的研究人群常常只包括男性并写入指南，而这些标准是否适合女性一直缺少系统评价。在过去的一段时间内，人们对不同性别冠心病的症状、病理生理、治疗、临床预后的认识发生了很大的转变。了解女性冠心病的特点有助于提高对女性冠心病的防治工作。

二、女性冠心病的临床特点

①症状不典型，主诉多，症状表现多样化，常表现为呼吸困难、疲劳、乏力等非特异性症状。因此对女性冠心病的诊断常易漏诊误诊，症状是否典型只能作为参考，而不能作为排除标准；②心电图表现变异大，可靠性差；③女性患者心电图运动试验敏感度高，假阳性率高，特异度差；④血管狭窄面积小于 50% 所占比例较高，考虑可能与绝经期前雌激素对血管的保护作用有关；⑤糖尿病高龄女性的无症状性心肌梗死多于男性，并发症及病死率高于男性。

三、心电图在诊断女性冠心病中的评价

心电图是诊断心肌缺血最常用、最简捷、最经济的方法。心肌缺血心电图的典型改变为：反映心脏相应部位的导联出现 ST 段压低、抬高、T 波低平或倒置。心电图 ST-T 改变存在明显的性别差异。男性冠心病患者 ST 段改变多见，而女性冠心病患者 T 波变化多见。心电图 ST 段改变对女性胸痛患者诊断冠心病的特异度仅为 51%。结合 T 波改变，心电图诊断冠心病的特异度增至 70%。国内关于心电图 ST-T 与冠心病诊断的研究指出，以冠状动脉造影为冠心病诊断标准，心电图 ST-T 改变诊断冠心病的准确率男性为 59.26%，女性仅为 33.33%。以上数据均说明在女性冠心病患者中，心电图诊断冠心病的特异性相对较差。

四、病例分析

病例 1：患者女性，62 岁，诊断劳累型心绞痛半个月。心电图见图 3-6-1。

冠状动脉造影示：前降支近中段 80% 狭窄，回旋支近段 100% 闭塞，右冠状动脉正常。

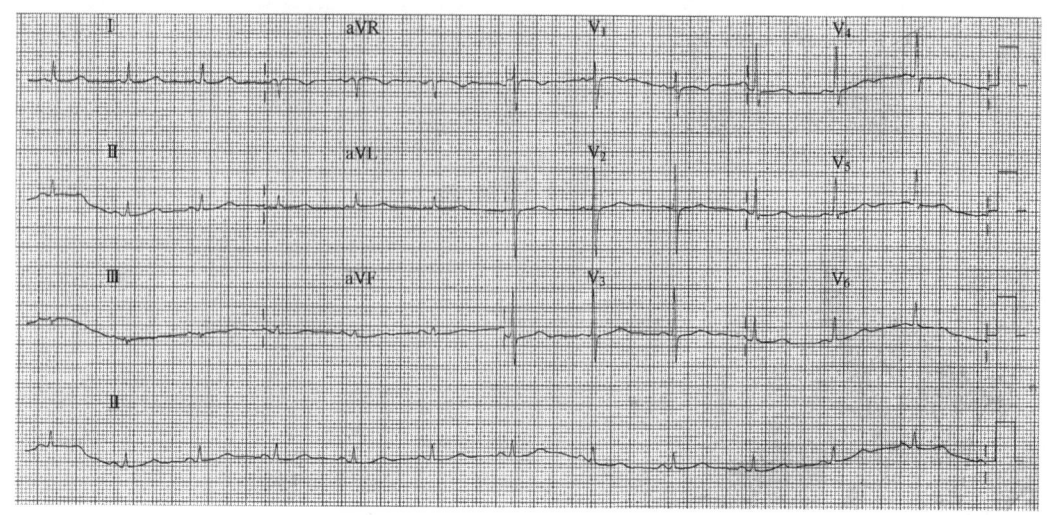

图 3-6-1 病例 1 入院心电图

心电图解读：心电图仅有 T 波低平，无肯定缺血性 ST 改变，造影发现右冠状动脉正常，前降支及回旋支有病变。提示女性患者与男性患者一样，不能单凭一次静息心电图来明确判断是否存在冠心病，需结合患者病史，系列观察心电图改变或行其他必要的运动激发试验紧密随诊。该病例 aVF 导联低电压提示多支病变有参考价值。

病例 2：患者女性，55 岁，发作性胸痛半年，加重 1 个月。高血压病史 29 年。入院心电图见图 3-6-2。

冠状动脉造影示：前降支中段 80%～90% 狭窄，回旋支中段 80%～90% 狭窄，右冠状动脉中段 50%～60% 狭窄。

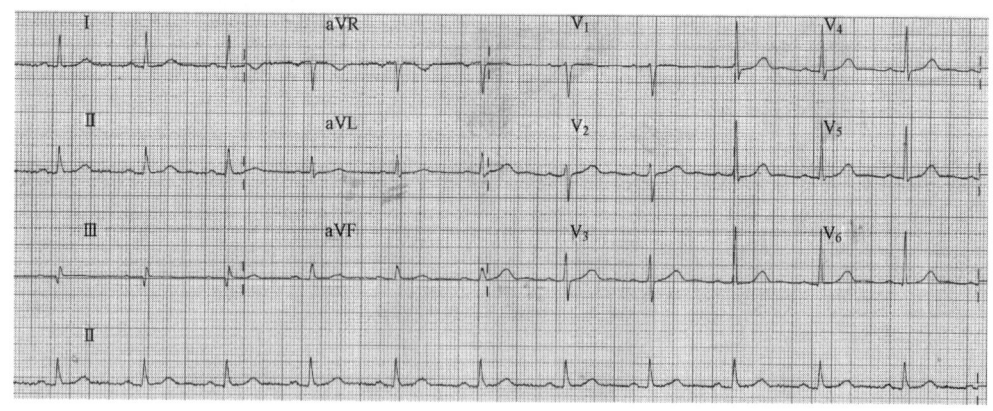

图 3-6-2 病例 2 入院心电图

心电图解读：患者心电图大致正常。此患者有典型的心绞痛半年，又有高血压病史近 30 年，理应及早作进一步检查而发现了三支病变。说明有症状，有危险因素，不能单凭心电图而否定冠心病的可能，否则可能会贻误病情。

病例 3：患者女性，62 岁，活动时胸闷、胸痛 5 年，加重 2 个月，高血压及糖尿病病史多年。入院心电图见图 3-6-3。

冠状动脉造影：前降支中段85%～95%狭窄，回旋支90%狭窄，右冠状动脉中段80%～85%弥漫性狭窄。

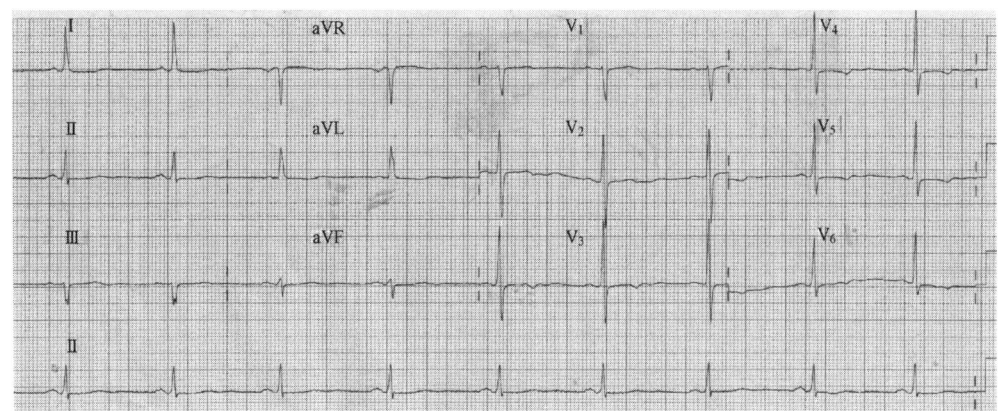

图3-6-3 病例3入院心电图

心电图解读：患者入院心电图：窦性心律，V_4～V_6导联T波倒置，Ⅰ、aVL、Ⅱ、Ⅲ、aVF导联T波低平，不像多年高血压引起的左室复极异常，结合病史，更像有多年的心绞痛病史及多重高危因素，应进一步检查。经冠状动脉造影发现冠状动脉三支病变。由此可见，在女性冠心病患者中，心电图反映心肌缺血的特异性差，主要还是紧密结合临床，不能单纯依靠心电图下结论。

病例4：患者女性，59岁，发作性胸闷1月余，高血压病史半年，糖尿病病史10年。入院前1月，当地医院诊断急性下壁心肌梗死，心肌酶升高。心电图见图3-6-4。

冠状动脉造影：前降支中段70%狭窄，回旋支中段30%狭窄，右冠状动脉近段完全闭塞。

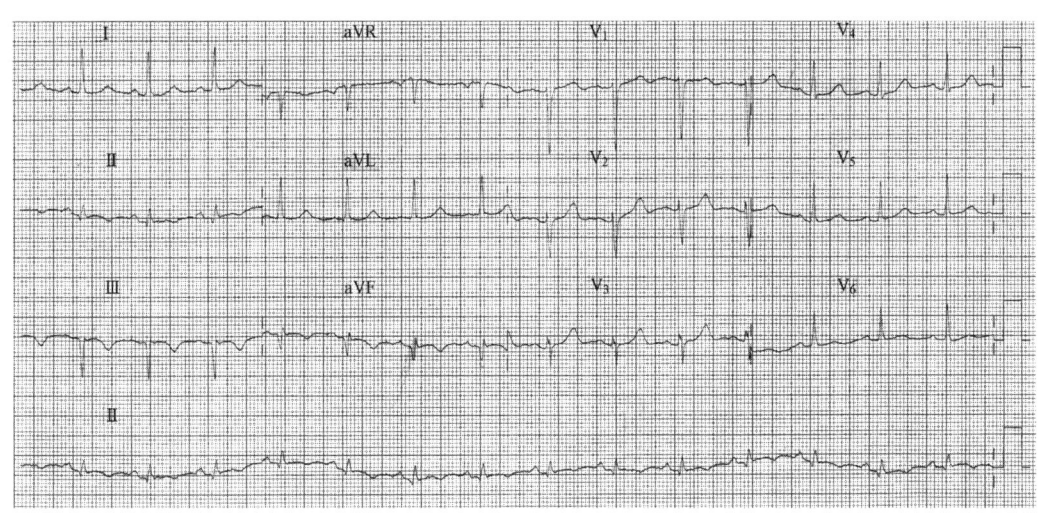

图3-6-4 病例4入院心电图

心电图解读：患者入院心电图：窦性心律，Ⅲ、aVF导联呈Qr型，T波倒置，Ⅱ导联呈qR型，R波<0.25mv，aVR导联QRS波有初始r波，提示有陈旧性下壁心肌梗死。

胸导联 $V_1 \sim V_3$ R 波增长不良。心电图提示右冠状动脉支配区域陈旧性心肌梗死，前降支支配区域可能有部分心肌丢失，应注意在女性冠心病患者中，右冠状动脉闭塞约有 20%～30% 患者在梗死后的一段时间心电图的梗死图形可不明显甚或消失，分析心电图应注意细微变化。

病例 5：患者女性，60 岁，发作性心前区不适 10 年，高血压病史 3 年，症状不典型，术前考虑心脏神经官能症，为排除冠心病行冠状动脉造影术。心电图见图 3-6-5。

冠状动脉造影：回旋支中段 80%～90% 弥漫性狭窄，前降支及右冠状动脉正常。

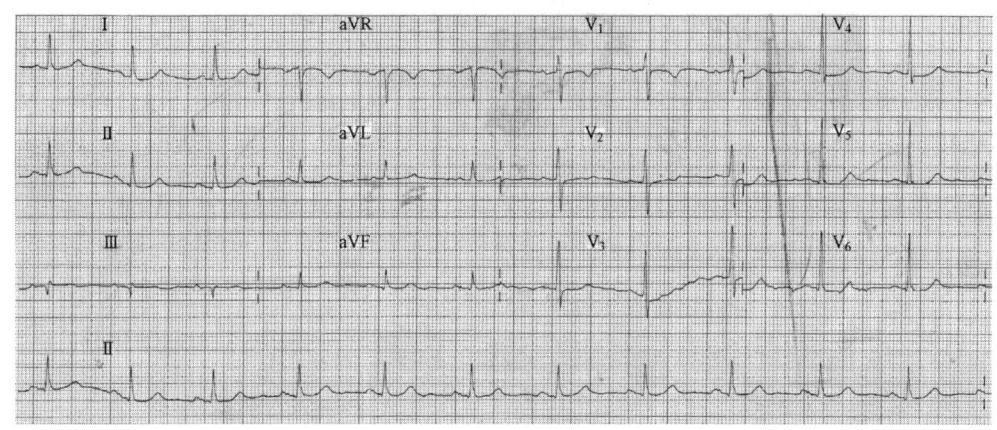

图 3-6-5 病例 5 入院心电图

心电图解读：患者心电图正常。其症状及心电图均未明确提示有冠状动脉病变，冠状动脉造影发现为回旋支病变，一般单纯回旋支近端急性闭塞，不常有明显症状及心电图改变，尤其在女性冠心病患者中，症状不典型，心电图可靠性差，前胸导联 V_1、V_2 QRS 波呈 Q/S 型，是心脏逆钟向转位还是回旋支病变，应加做 $V_{3R} \sim V_{5R}$ 和 $V_7 \sim V_9$ 导联，可有助于诊断。

（柳　杨　许玉韵）

参考文献

1. Hochman JS, Tamis JE, Thompson TD, et al. Global Use of Strategies to Open Occluded Coronary Arteries in Acute Coronary Syndromes Ⅱb Investigators. Sex, clinical presentation and outcome in patients with acute coronary syndromes. N Engl J Med, 1999, 341: 226-232.
2. Glaser R, Herrmann HC, Murphy SA, et al. Benefit of an early invasive management strategy in women with acute coronary syndromes. JAMA, 2002, 288: 3124-3129.
3. Johnson BD, Shaw LJ, Buchthal SD, et al. Prognosis in women with myocardial ischemia in the absence of obstructive coronary disease: results from the National Institutes of Health-NationalHeart. Lung and Blood Institute-sponsored Women's Ischemia Syndrome Evaluation (WISE). Circulation, 2004, 109: 2993-2999.
4. Halcox JP, SchenkeWH, Zalos G, et al. Prognostic value of coronary vascular endothelial dysfunction [J]. Circulation, 2002, 106: 653-658.
5. Panting JR, Gatehouse PD, Yang GZ, et al, Abnormal subendocardial perfusion in cardiac syndrome X

detected by cardiovascular magnetic resonance imaging. N Engl J Med, 2002, 346: 1948-1953.
6. Reis SE, Holubkov R, Conrad Smith AJ, et al, Coronary microvascular dysfunction is highly prevalent in women with chest pain in the absence of coronary artery disease: results from the NHLB IW ISE study. Am Heart J, 2001, 141: 735-741.
7. DoyleM, Fuisz A, Kortright E, et al. The impact of myocardial flow reserve on the detection of coronary artery disease by perfusion imaging methods: an NHLBIWISE study. J Cardio vascMagn Reson, 2003, 5: 475-485.
8. vonMering GO, Arant CB, Wessel TR, et al. Abnormal coronary vasomotion as a prognostic indicator of cardiovascular events in women: results from the National Heart, Lung, and B lood Institute – Sponsored Women's Ischemia Syndrome Evaluation (WISE). Circulation, 2004, 109: 722-725.
9. McCord JM. The evolution of free radicals and oxidative stress. Am J Med, 2000, 108: 652-659.
10. KannelWB. Risk factors for cardiovascular disease in women. Cardiol Rev, 2001, 18: 11-16.
11. Johnson BD, Kelsey SF, BaireyMerz CN. Clinical risk assessment in women: chest discomfort: report from the NHLB I2sponsored Women's Ischemia Syndrome Evaluation (WISE) study, In: Shaw LJ, Redberg RF, eds, Coronary Disease in Women: Evidence2Based Diagnosis and Treatment. Totowa, NJ: Humana Press, 2003, 129-142.
12. 杨进刚, 胡大一. 女性冠心病的特点与认识. 中国实用内科杂志, 2007, 27 (9): 633-634.
13. 胡大一, 杨进刚. 关注女性心脏病的诊疗. 临床荟萃, 2006, 21 (23): 1673-1674.

第七章　Tako-Tsubo 心肌病是有别于冠心病的独立疾病？

Tako-Tsubo 心肌病（Tako-Tsubo cardiomyopathy，TTC），也称应激性心肌病（stress-induced cardiomyopathy，SID），1990 年由日本学者 Hikaru Sato 及其同事首次报道，依照其急性期独特的左心室造影表现（左室收缩末期底部圆隆、颈部狭小），形似日本渔民捕捉墨鱼的鱼篓（图 3-7-1，图 3-7-2），而命名为 Tako-Tsubo（墨鱼瓶）心肌病，随后结合其发病早期独有的心尖部收缩功能障碍，将其命名为左心室心尖球囊综合征（left ventricular apical ballooning syndrome）。由于大部分患者发病前曾遭受严重的精神或躯体刺激，且发病时患者血浆儿茶酚胺等应激性物质水平明显增高，又将其命名为应激性心肌病，并作为一种新型心肌病正式列入心肌病的最新分类，2006 年 AHA 将其归为获得性心肌病，2008 年 ESC 将其归为未定型心肌病。

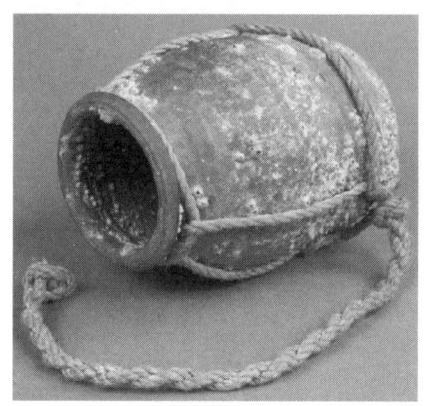

图 3-7-1　墨鱼瓶

［引自 Thomas MP et al. Takotsubo cardiomyopathy or transient left ventricular apical ballooning syndrome：A systematic review. Inter J Cardio 2008，124：283-292.］

TTC 的主要特征是左室心尖和（或）中段一过性室壁运动异常，呈气球样变。主要在绝经后的中老年女性中发病，多以精神或躯体应激事件诱发剧烈胸痛，出现酷似急性心肌梗死（AMI）的心电图改变（ST 段抬高、广泛 T 波倒置、异常 QS 波），心肌酶轻度升高，超声心动图和心室造影显示左心室运动消失或减弱，冠状动脉造影未发现有意义的狭窄。TTC 的心室扩大及异常室壁运动具有可逆性，预后良好。

随着近年来对 TTC 认识的提高，临床报道和相关研究逐年增多。但到目前为止，对该病的研究并不多，还有许多问题存在争议，需要探讨。

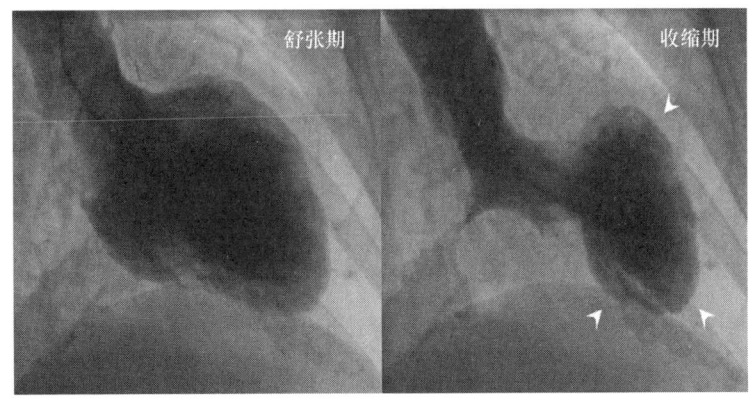

图 3-7-2 典型 TTC 患者左心室造影舒张相和收缩相图像

箭头所示：左室收缩相心尖部和中段运动减弱。[引自 Abhiram P et al. Apical ballooning syndrome (Tako-Tsubo or stress cardiomyopathy): A mimic of acute myocardial infarction. Am Heart J, 2008, 155: 408-417.]

一、严重心理应激如何触发 TTC 突然发作？

应激是发生 Tako-Tsubo 的关键性诱因。文献报道，TTC 患者中 44% 有心理性应激因素，36.2% 有躯体性应激因素。患者常常在某种突然的情感刺激（突发事件、亲属亡故、激烈争吵、法庭出庭、过度兴奋、惊吓、遭遇车祸和经历武装抢劫），或是由于原有的疾病（如脑血管病意外、癫痫发作、支气管哮喘、急腹症、消化道出血）加重后发病。德国 Peter W. Radke 教授指出，50% 以上患者有明确应激性诱发因素，但对其余的患者并不意味没有应激的诱因，只是由于未找到与之相关的诱发因素。

精神应激引起 TTC 的机制尚在研究之中，目前比较公认的观点是：应激导致交感神经兴奋，血浆儿茶酚胺水平过度升高，其代谢产物消耗了线粒体内高能磷酸键的储备，减弱了肌球蛋白三磷酸腺苷酶的活性，从而影响心肌收缩，引起心肌运动障碍。其依据来自于：①临床研究发现：TTC 患者在住院第 1~2 天，血浆儿茶酚胺水平较 AMI 患者高 2~3 倍，较健康人高 7~34 倍。在住院第 7~9 天，多数患者血浆儿茶酚胺、神经代谢产物和神经肽恢复到峰值的 1/3~1/2，但仍高于 AMI 患者的血浆浓度。②Nef 等对 8 例 TTC 患者进行心肌活检，结果显示心肌病变高度符合儿茶酚胺水平过高所致的心肌改变。但 Haghi 指出，并非所有研究都发现有血浆儿茶酚胺水平增高，但这一事实不能消弱应激假说，这是因为儿茶酚胺的半衰期非常短。③Ueyama 等在复制出 TTC 动物模型的研究中证实，阻断 α 和 β 受体可抑制应激诱导的即刻早期基因（IEG）上调，从而使心电图抬高的 ST 段恢复正常，心室造影的异常室壁运动恢复正常。因而，α 和 β 受体的激活是应激诱导的心脏改变的触发因素。④既往研究的结果显示的左心室心尖部易于受到儿茶酚胺介导的心脏毒性物质作用而发生顿抑的现象也支持该假说。⑤进一步的证据来自 TTC 和儿茶酚胺产生的肿瘤（嗜铬细胞瘤）患者的心肌功能障碍完全相同。

其他可能的假说很多，但均不能很好地解释所有的现象。①由于应激可以引起冠状动脉痉挛，有学者提出冠状动脉痉挛学说，但患者在疾病开始发作时心电图多数是正常的，而在症状发作 4~24 小时后才出现异常 ST-T 改变，不符合冠状动脉痉挛的特点。Abe 等的研究表明，激发试验诱发冠状动脉痉挛的患者，其心电图并不一定表现 ST 段抬高，患者室壁运动异常与痉挛冠状动脉供血区域没有明确的关系。冠状动脉痉挛引起突发的可以快速恢复的室壁运动异常的证据不足。②微血管缺血：尽管有研究表明交感神经介导的微循环功能障碍在 TTC 发病中起到主要作用，但在一部分患者中多普勒导丝技术和心肌声学造影技术均未发现缺血现象。③其他可能的机制还包括心肌炎症、脂肪酸代谢障碍、雌激素水平减低、左室流出道一过性梗阻、心肌结构功能和前降支结构异常等等。应该指出，以上所列出的诸种可能的病理生理机制仅基于对少量病人的观察，目前尚缺乏统一的认识。

二、中老年女性为何更易于患病？

日本的资料表明，TTC 在女性比男性常见，比率为 7∶1，女性平均发病年龄 68.6 岁 ±12.2 岁，男性平均发病年龄 65.9 岁 ±9.1 岁。欧洲和美国的报道也进一步证实女性患病率显著高于男性。美国的 Sharkey 等报告 22 例 TTC 患者全部为女性，年龄范围从 32～89 岁，其中 21 例（96%）患者的年龄大于 50 岁。Wittstein 等发现的 19 例患者中，18 例（95%）为女性，年龄在 27～87 岁之间，17 例患者已经绝经。最近一项荟萃分析总结了 MEDLINE 发表的关于 TTC 的 28 个研究小组的文献，共 563 例患者，510 例（90.7%）为女性，平均年龄 63.8 岁 ±8.1 岁。

女性患病率高的可能原因是对应及相关的心肌功能障碍在女性的生物敏感性要高于男性。Santarell 提出，性激素可能对交感神经轴和冠状动脉的血管反应性具有重要影响，从而使女性更容易发生交感神经介导的心肌顿抑。另一可能的解释是女性绝经后，内皮功能对雌激素水平降低的反应发生改变。Haghi 指出，动物研究显示雌激素可调控心肌对儿茶酚胺的反应。从而推测，老龄女性的特殊雌激素水平有可能促使她们更容易发生 TTC。Ueyama 等的动物模型研究表明，血清中雌二醇水平增加能够减少精神应激诱导的心脏病理改变。雌激素水平减低可能是 TTC 在绝经后女性中发病率增高的基础，但进一步的机制仍不清楚。

Radke 教授指出，目前可能尚不清楚为什么 TTC 在老年人中比年轻人多见，女性比男性多见。但老年和女性的高患病率可能是探索 TTC 病理和生理机制的关键环节和突破口。

三、临床如何鉴别 TTC 与 AMI？

1. 临床特点

TTC 发作突然，绝大多数患者表现类似 AMI 的剧烈胸痛，酷似 AMI 的心电图改变，一些患者还伴有心肌酶学升高。临床常将本病误诊为 AMI，据日本文献报道，本病约占 AMI 收治患者的 1%。Parodi 等最近报道，TTC 在疑为前壁 AMI 的女性中发生率约为 12%。本病与 AMI 的主要鉴别点如下（表 3-7-1）：①前者多见于绝经后女性，后者多见于中老年男性；②前者发病前常有应激史，后者不一定；③前者心肌酶学（CK-MB）仅为轻中度升高，升高的水平与心肌功能障碍的范围没有关联，后者升高更明显，升高水平反应心肌坏死程度；④前者冠状动脉造影示梗死相关冠状动脉（IRCA）血流通畅，后者一般为 IRCA 急性闭塞；⑤前者心尖部球样扩张一般在 1～2 周内恢复正常，后者室壁节段性运动异常和心室扩张难以恢复；⑥前者预后良好，后者一般预后较差。

表 3-7-1 Tako-Tsubo 心肌病与急性心肌梗死临床特点

	Tako-Tsubo 心肌病	急性心肌梗死
年龄/性别	绝经后女性	中老年男性
应激因素	常有	也有
心肌酶学升高	轻中度	明显
冠状动脉造影 IRCA	血流通畅	急性闭塞
室壁运动	心尖部球样扩张 1～2 周恢复	节段性运动异常 难以恢复
左室射血分数	早期减低，后期正常	一旦减低，难以恢复
预后	良好	较差

2007 年 Parodi 等回顾分析了 305 名前壁 AMI 行急诊冠状动脉造影的女性患者，结果表明，36 人（12%）符合 TTC 诊断标准。TTC 与 AMI 相比，糖尿病的发生率低，发病前应激性事件的发生率高，CK-MB 峰值低，6 个月的生存率和心脏事件存活率高。与 AMI 相比，TTC 的唯一独立预测因子是 CK-MB 峰值〔(21 ± 26) mU/ml vs (307 ± 302) mU/ml，$P=0.0001$〕和发生过应激性事件（$P=0.001$）。

2. 心电图改变

TTC 心电图表现类似 AMI，极易引起误诊。其心电图改变出现在症状发作 4～24 小时左右，可持续数小时至数天，重视观察心电图改变的时间和特点对 TTC 早期诊断和鉴别诊断有重要临床意义。

TTC 发病早期，81.6% 有 ST 段明显抬高，常见于胸前导联（V_2、V_3 导联），但缺少对应导联的改变，64.3% 出现广泛导联 T 波倒置，31.8% 有病理性 Q 波。其动态改变与 AMI 不同：ST 段抬高在入院时往往十分显著，尔后即开始回落，回落速度快于 AMI。T 波倒置呈现两个高峰，第一个高峰在起病后 3 天左右，第二个高峰出现在起病后 3 周左右，在两个高峰之间的时段，T 波倒置逐渐变浅，甚至恢复直立，尔后又倒置，并逐渐变深。病理性 Q 波在绝大多数患者（90%）均会逐渐消失。82% 患者在出院后 6 个月随访时心电图已恢复正常。心电图改变在起病后不久（数月，不超过半年）可完全恢复正常的现象是 TCC 的一个心电图变化的特征（图 3-7-3）。

Ogura 等分别观察了 TTC 与急性前壁心肌梗死各 13 例患者的心电图改变，发现在病理性 Q 波、T 波倒置及对应性改变、QT 间期、QTc、QT 离散度和 ST 段抬高幅度方面有明显差异（表 3-7-2）。这些差别有助于这两种疾病的鉴别。表 3-7-2 可见 TTC 患者的病理性 Q 波的发生率明显低于急性前壁心肌梗死，而 QT 间期、QTc 与 QT 离散度却明显高于急性前壁心肌梗死，此外 V_4～V_6 与 V_1～V_3 导联 ST 段抬高的比值，前者明显高于后者。注意这些心电图改变可能有助于两种疾病的鉴别。

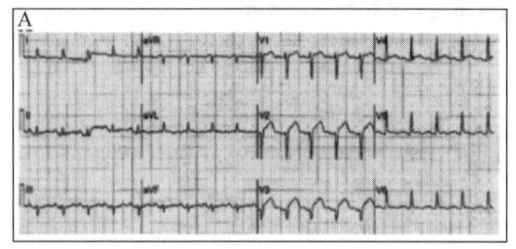
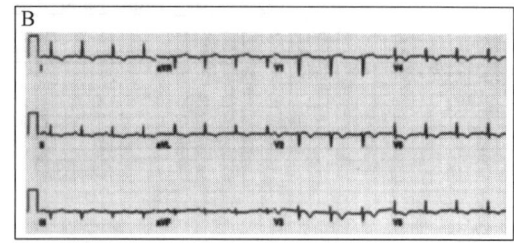

图 3-7-3　TTC 患者心电图

A：入院心电图：$V_1 \sim V_3$ 导联 ST 段抬高，V_2、V_3 导联可见病理性 Q 波。B：出院心电图：V_2、V_3 导联病理性 Q 波消失，Ⅰ、Ⅱ、aVL、$V_2 \sim V_6$ 导联 T 波倒置。

[引自 Scott et al. Spectrum and Significance of Electrocardiographic Patterns, Troponin Levels, and Thrombolysis in Myocardial Infarction Frame Count in Patients With Stress (Tako-tsubo) Cardiomyopathy and Comparison to Those in Patients With ST-Elevation Anterior Wall Myocardial Infarction. Am J Cardiol, 2008, 101: 1723-1728.]

四、为何左心室心尖部更易于出现节段性膨胀？

TTC 疾病早期可观察到左心室心尖部和（或）左室中段运动减弱或消失，基底部运动增强，呈特有的葫芦型改变。此种左心室心肌功能障碍的特点是：①室壁运动异常的部位和范围通常难以与某一支冠状动脉的供血范围一致；②这些改变平均在 1～2 周内恢复（文献报道多在 8～53 天，最短为 36 小时）。

表 3-7-2　Tako-Tsubo 心肌病与急性前壁心肌梗死心电图表现

	Tako-Tsubo 心肌病 ($n=13$)	急性前壁心肌梗死 ($n=13$)	P 值
病理性 Q 波	2 (15%)	9 (69%)	0.008
T 波倒置	4 (31%)	0	0.02
对应性改变	0	9 (69%)	0.0003
QT 间期 (s)	0.44±0.05	0.39±0.03	0.0037
QTc (s)	0.54±0.05	0.46±0.05	0.0004
QT 离散度 (ms)	101±30	63±16	0.0006
ST 段抬高 (mm)			
$V_1 \sim V_3$ 导联	4.33±3.10	11.04±7.35	0.008
$V_4 \sim V_6$ 导联	6.44±4.69	7.73±6.10	0.56
$V_4 \sim V_6 / V_1 \sim V_3$	1.55±0.53	0.57±0.58	0.0004

(引自 Ogura et. Specific Findings of the Standard 12-Lead ECG in Patients With "Tako-Tsubo" Cardiomyopathy Comparison With the Findings of Acute Anterior Myocardial Infarction. Circ J, 2003, 67: 687-690.)

左心室心尖部易于出现节段性膨胀的原因尚不完全清楚。从解剖学角度解释，可能与心肌结构有关：左心室心尖部没有左心室其他部位具有的 3 层心肌结构。血流不足时，心尖部成为边缘区，过度扩张后较易丧失弹性。从生理学角度解释，可能与脂肪酸代谢障碍有关：Kurisu 等对 14 例 TTC 患者进行了静息 ^{201}Tl 和 ^{123}I-BMIPP 两种同位素的单光子发射计算机断层显像。结果显示，^{123}I-BMIPP 摄取（反映脂肪酸代谢）的减少与心尖部运动消失的区域相一致，而该区域通常可见 ^{201}Tl 的摄取（反映心肌灌注）。因此，Kurisu 等认为，在 TCC 早期，运动消失的心尖部发生的脂肪酸代谢障碍要早于心肌灌注缺损。基础医学研究的结果则表明，左心室的心尖部和心底部心肌内的 β 肾上腺素能受体密度和组织儿茶酚胺水平不同，这可能为心尖部发生相对独特的球形变提供一种解释。

TTC 也可表现为左室基底段和中段室壁运动低下，心尖部收缩明显增强。还可能累及右心室，造成右室室壁运动异常（发生率 26%）。需要说明的是，Haghi 的这份报告病例数有限，34 例 TTC 患者中 9 例有右心室室壁运动异常，尚需要大样本的数据进一步验证。

五、该综合征是一种发病率逐渐上升的新疾病，还是一种以前未被认识的疾病？

目前所报道的病例主要集中在日本人群，在日本过去 10 年中，TTC 的发生率占临床疑似 AMI 患者的 1%～2%。但在拟诊急性冠脉综合征的女性中，本病发生率可高达 7.5%～12%。由于最早文献多为日本患者，所以曾认为本病主要与人种和地理分布有关。但近年来欧洲、美国、拉丁美洲也陆续报道，病例明显增多，提示本病发病可能并不具有种族差异。国内目前也有疑似个案报道。2008 年的一项荟萃分析总结了 MEDLINE 发表的关于 TTC 的 28 个研究小组的文献，TTC 发生率占诊断 AMI 行冠状动脉造影者的 0.7%～2.5%。根据 AHA 数据，美国每年约有 732000 例 AMI 患者出院，估计每年 TTC 发病例数在 7000～14000 例左右。据统计，我国每年死于 AMI 的人数超过了 100 万，按照这个比例，我国每年 TTC 发病例数至少应在 1 万例左右。但现状是，我国目前发现和报告的病例数十分有限，是中国没有 Tako-Tsubo 心肌病？还是我们没有关注？胡大一教授 2006 年就呼吁，目前我国已有大量的心电图 ST 段抬高患者的冠状动脉造影资料，应该重新复习并关注中国的"Tako-Tsubo 心肌病"。

当前，有些专家质疑 TTC 是一种新的"综合征"或独立疾病。捷克共和国布拉格市 Charles 大学的 Milka Klinceva 教授认为这一综合征患病率似乎在增加，可能的原因是由于 ST 段抬高的心肌梗死患者日益广泛地常规接受冠状动脉造影检查，从而有更多的机会发现和识别 TTC。

六、如何诊断 TTC？

目前，临床上诊断 TTC 仍有一定的困难，尚无统一的诊断标准。

基于文献报道，2003 年 Abe 和 Kondo 对 TTC 的诊断提出自己的观点，认为应将其分为原发性和继发性两种。由全身性疾病诱发的称为继发性，原发性 TTC 的诊断标准包括 2 个主要标准和 3 个次要标准两部分，2 个主要标准包括：左室心尖部可逆的球囊样室壁运动障碍和基底段收缩功能增强，类心肌梗死样心电图改变；3 个次要标准包括：躯体和精神诱发因素、类心肌梗死样胸痛和心肌酶轻度升高。排除标准：①缺血性心肌顿抑；②蛛网膜下腔出血；③嗜铬细胞瘤危象；④急性心肌炎；⑤心动过速性心肌病。

2004 年 Mayo Clinic 的 Kevin Bybee 教授介绍了他们建议使用的诊断系统。其标准如下：①新发现的心电图异常（ST 段抬高或 T 波倒置）；②冠状动脉造影未见闭塞性病变；③一过性可逆左心室运动消失或减弱；④无心肌病、头颅创伤、脑出血或嗜铬细胞瘤。

2007 年 Prasad 等提出一个诊断标准，满足以下 4 条标准者可诊断本病：①短暂的左心室心尖部运动减弱或消失，且累及范围与单支冠状动脉的供血区域不一致；②冠状动脉造影无明显的狭窄性病变，也无斑块急性破裂的征象；③新出现的心电图异常（ST 段抬高或 T 波异常）或血肌钙蛋白水平升高；④除外以下情况：近期严重的颅脑外伤、颅内出血、嗜铬细胞瘤、心肌炎、肥厚性心肌病。

与 Mayo 和 Prasad 标准相比，Abe 的次要标准包括了应激因素，但临床有不到一半的 TTC 患者发病并没有明确的诱发因素。Abe 和 Prasad 标准中，室壁运动减弱的部位局限在左心室心尖部，由于临床上存在着不同类型的 TTC（典型性-心尖室壁运动异常者，非典型性-心室中部运动异常），可能造成漏诊或误诊。因而 Mayo 标准的"一过性可逆左心室运动消失或减弱"更贴近临床。但 Mayo 标准也是有争议的。Haghi 教授指出，根据 Mayo 标准，冠状动脉造影发现有闭塞的冠状动脉可以排除 TTC，而患有 TTC 的老年人常常同时存在与此综合征无关的冠状动脉闭塞性或狭窄性病变。Prasad 标准中"冠状动脉造影无明显的狭窄性病变"的提法也有一定局限性。

因而，在 TTC 诊断标准的制定上还需要仔细商榷。Haghi 等报告的 34 例 TTC 患者中，9 例（26%）有右心室室壁运动异常。基于这一发现，双侧心室的球形变，可能对诊断 TTC 提供有意义的依据。鉴于误诊 TTC 可能导致错误治疗，引致严重后果，还可能由于终生接受冠心病防治药物治疗造成医疗资源的严重浪费，迫切需要能提供 TTC 单一可靠诊断线索的简易检测手段。我国有大量心电图 ST 段抬高患者的冠状动脉造影资料，回顾并发现中国的 Tako-Tsubo 心肌病，总结其临床特点，可能为 Tako-Tsubo 心肌病的诊断提供一定的依据。

七、思考与展望

随着对 Tako-Tsubo 心肌病的关注，临床医生对 TTC 的认识也在逐步提高。

关注 1：2008 年底，德国 Ingo Eitel 等医生给一位 76 岁的 TTC 女性患者口服了最大推荐治疗量的 α_1 受体阻滞剂和 β_1 受体阻滞剂，发病 36 小时后心脏核磁共振检查显示心脏功能完全恢复正常。这是迄今为止病情恢复最快的一位 TTC 患者。尽管目前在 TTC 急性期进行肾上腺素受体阻滞剂和 ACEI 治疗尚无依据，但该患者治疗的显著疗效无疑为我们提供了一个思路。

关注 2：胡大一教授 2006 年就在质疑，是中国没有 TTC？还是没有引起关注？我国有大量心电图 ST 段抬高患者的冠状动脉造影资料，但因条件所限，相关的左心室造影资料非常有限。因而，可能误诊或漏诊 TTC。这就需要临床医生提高对 TTC 的认识，完善造影检查避免误漏诊。

关注 3：TTC 在临床表现、起病特点、心电图改变及心肌损伤标记物检查等方面与冠心病有许多相似之处，二者极易发生混淆。由于 TTC 发病独有的心肌收缩功能障碍及特有的应激诱因，已将其归为获得性心肌病。但 TTC 是否完全有别于冠心病有待商榷及进一步研究。

展望：我国有大量的心电图 ST 段抬高患者的冠状动脉造影资料，应该在此基础上，系统地组织统计相关资料，以期发现中国 TTC 的发病资料。

（马建新　许玉韵）

参考文献

1. Perry E, Bert A, Eloisa A, et al. Classification of the cardiomyopathies: a position statement from the european society of cardiology working group on myocardial and pericardial diseases. E Heart J, 2008, 29: 270-276.
2. Ahmad AE, Abhiram P, et al. Four-Year Recurrence Rate and Prognosis of the Apical Ballooning Syndrome. JACC, 2007, 50: 448-452.
3. Wittstein IS, Thiemann DR, Lima JAC, et al. Neurohumoral features of myocardial stunning due to sudden emotional stress [J]. N Eng J Med, 2005, 352: 539-548.
4. Thomas MP, Thomas RW. Takotsubo cardiomyopathy or transient left ventricular apical ballooning syndrome: A systematic review. Int J Cardio, 2008, 124: 283-292.
5. Parodi G, Del-Pace S, Carrabba N, et al. Incidence, clinical findings, and outcome of women with left ventricular apical ballooning syndrome [J]. Am J Cardiol, 2007, 99 (2): 182-185.
6. Scott WS, John RL, et al. Spectrum and Significance of Electrocardiographic Patterns, Troponin Levels, and Thrombolysis in Myocardial Infarction Frame Count in Patients With Stress (Tako-tsubo) Cardiomyopathy and Comparison to Those in Patients With ST-Elevation Anterior Wall Myocardial Infarction. Am J Cardiol, 2008, 101: 1723-1728.
7. Ogura R, Hiasa Y, Takahashi T, et al. Specific Findings of the Standard 12-Lead ECG in Patients With "Tako-Tsubo" Cardiomyopathy Comparison With the Findings of Acute Anterior Myocardial Infarction. Circ J, 2003, 67: 687-690.
8. Kurisu S, Inoue I, Kawagoe T, et al. Myocardial perfusion and fatty acid metabolism in patients with tako-tsubo-like left ventricular dysfunction. JACC, 2003, 41: 743-748.
9. Bonnemeier H, Ortak J, Burgorf C, et al. "The artichoke heart": the inverse counter-part of left ventricular apical ballooning [J]. Resuscitation, 2007, 72 (7): 342-343.
10. Haghi D, Athanasiadia A, Papavassiliu T, et al. Right ventricular involvement in Tako-Tsudo cardiomyopathy [J]. Eur Heart J, 2006, 27 (20): 2433-2439.
11. Abhiram P, Amir L, et al. Apical ballooning syndrome (Tako-Tsubo or stress cardio-myopathy): A mimic of acute myocardial infarction. Am Heart J, 2008, 155: 408–417.
12. Abe Y, Kondo M, Matsuoka R, et al. Assessment of clinical features in transient left ventricular apical ballooning. JACC, 2003, 41: 737-742.
13. Bybee KA, Karaoke T, Prasad A, et al. Systematia review: transient left ventricular apical ballooning: a syndrome that mimics ST-segment elevation myocardial infarction. Ann Inten Med, 2004, 141: 858-865.
14. Prasad A, Apical ballooning syndrome: an important differential diagnosis of acute myocardial infarction [J]. Circulation, 2007, 115 (5): 56-59.
15. Ingo E, Christian L, et al. Full recovery of Takotsubo cardiomyopathy (apical ballooning) in two days. Int J Cardio (2009), doi: 10.1016/j.jcard.2008.12.044.

第八章 心电图运动试验在冠心病诊断中的作用

第一节 心电图运动试验概述

运动是一种普通的生理负荷，有时可诱发出在休息时不能表现出来的心血管异常，常可用于评价心脏的功能状态。运动试验是许多负荷试验中唯一可表现患者自然状况的一种试验，所以"负荷试验"的称谓并不十分确切。心电图运动试验（exercise electrocardiographic test）是其中最常用的一种运动试验，它是以心电图记录一定运动负荷下的心肌缺血表现，是评价缺血性心脏病病人诊断及预后的一种无创检查方法。目前，心电图运动试验是一种简便、经济和相对安全的无创性检查方法，广泛用于评价患者预后、判定个体运动能力、判断患冠心病的可能性和程度以及治疗效果。心电图运动试验开展几十年来，人们不断对运动试验进行研究，以期对临床提供更多有意义的信息，它们主要集中在研究如何提高对冠心病诊断的准确性和冠心病预后的危险分层方面。本文拟对心电图运动试验的概况和进展作些介绍。

一、运动生理

人体的运动一般分为等长型、等张型和混合型，其中等张运动是运动试验常用的类型。目前常用的心电图运动试验方法有踏车运动试验和平板运动试验。检查冠心病心肌缺血常采用亚极量负荷运动，目标心率定为最大心率（220－年龄）的85%～90%。

运动的初期，根据Frank-Starling定律，增加每搏输出量和心率可以增加心输出量，后期则主要靠增加心率来增加心输出量。健康人群在进行通气阈值以下次极量工作负荷时，在运动开始的数分钟内，身体达到稳定状态；随后心率、心输出量、血压和肺通气量保持在相当稳定状态下。运动中交感神经兴奋，迷走神经受抑制，除参与运动的肌肉、心、脑的血管外，其余血管均处于收缩状态。随着运动量增加，骨骼肌血流增加，氧摄取量增加3倍。总外周阻力下降，收缩压、平均动脉压、脉压增加，舒张压可能保持不变或有所下降。肺血管床可容纳心输出量增加6倍时的血量以保持肺动脉压无显著增加。正常个体中，这不是峰运动量的唯一决定因素。运动过程中，随不同个体的身体素质和训练水平不同，心输出量较基础状态可增加4～6倍。运动终止后的数分钟内血流动力学状态可恢复到基础水平。迷走神经激活是心脏状态恢复的主要机制。训练有素的运动员这一过程较快，心脏病患者这一过程可能减慢。

开始运动或运动量增加时，氧摄取迅速增加。在通气阈值下，每级运动两分钟后，氧摄取可达到相对稳定。最大氧摄取（VO_2max）是在呼吸功能正常时，运动过程中人体从吸入的空气中摄取的最大氧量。最大氧摄取是测定心血管对运动适应性和运动量的最好指标。VO_2max 代表运输到细胞和用于细胞代谢的氧量。VO_2max 受年龄、性别、运动习惯、遗传及心血管临床状况影响。通气阈值是测定相对工作量的另一方法，通气阈值是通气突然增加的那一点。大多数情况下，尽管一些患者不能达到或确定该值，尤其是运动能力差的患者，但通气阈值具有可重复性。

VO_2max 等于最大心输出量与动静脉氧差的乘积。因为心输出量等于心率乘以每搏输出量，每搏输出量只增加到一个固定水平，所以 VO_2max 直接与心率相关。运动中最大动静脉氧差（随运动增加而增加）的生理极限为 15%～17%；所以，如果运动达到最大负荷，通过 VO_2max 可估计最大心输出量。

心肌摄氧量主要取决于心肌的室壁张力（左室收缩压×舒张末容积/左室厚度）、心肌收缩力和心率。另外，心脏额外做功，活动所需的能量和心肌基础代谢所需的能量也影响心肌摄氧量。准确测定心肌氧摄取量需要通过心导管技术获取冠状动脉和静脉的氧含量，也可通过计算运动试验中心率和收缩压的乘积，即双乘积或率-压乘积来估计心肌氧摄取量。心肌氧摄取量与冠状动脉血流呈线性相关。运动中冠状动脉血流量是静息血流量的 5 倍。冠心病心绞痛患者运动时冠状动脉血流量不足以提供相应心肌的代谢需要，结果发生心肌缺血。

运动时心血管系统立即反应是迷走张力降低导致心率增加，随后交感神经兴奋心率继续增加。运动试验中，心率与运动负荷、VO_2max 呈线性增加。心率在低运动量的数分钟内达到稳定水平。随着运动负荷增加，心率达到稳定所需的时间进行性延长。心率对运动的反应受多种因素影响。由于神经系统的影响，平均最大心率随年龄而降低。等张运动比等长运动和阻力运动时心率增加更多。长期卧床的病人标准运动负荷时心率增加更多。其他影响心率的因素包括体位、运动类型、健康状况、血容量、窦房结功能、药物和环境等。

收缩压也是随运动增加而增加，而舒张压通常保持不变或轻度降低。已经确定了男性正常最大收缩压数值，该值与年龄直接相关。在最大运动负荷后，通常收缩压下降，在 6 分钟内降至休息时水平，且保持收缩压比运动前水平更低达数小时。运动突然终止，一些试验者由于静脉储血而使收缩压突然下降，此时可使试验者平卧以避免晕厥的发生。

二、代谢当量（metabolic equivalent，MET）

运动负荷以代谢当量的形式来表示，即 MET。该指标有助于制定运动处方、评价运动能力以及将不同运动试验方案的极量与次极量负荷标准化。1 个代谢当量（1MET）即坐位休息时，每分钟每公斤体重耗氧的毫升数，约为 3.5ml/（kg·min），即 1MET＝3.5ml/（kg·min）。因为氧消耗在没有肺和骨骼肌受限的情况下主要取决于心输出量，因此可对心功能作一粗略的评估。3～5MET 的运动负荷相当于做轻木工活、打高尔夫球或以 4.8～6.4km/h 的速度散步；5～7MET 的运动负荷相当于较重的木工活、网球单打或轻负荷背包徒步旅行。超过 9MET 的运动负荷相当于重体力劳动、打手球或以 9.7km/h 的速度跑步。

三、运动试验强度的分类

（一）极量运动试验：运动量逐渐增加，耗氧量也逐渐增加，当达到某一高水平运动量时，耗氧量达到最大，此时的运动量为极量。即按年龄预测心率的 100%（220－年龄）。

（二）次极量运动试验：即达到极量运动心率的85%～90%，此时的心率为目标心率，目标心率＝195－年龄。

（三）症状限制性运动试验：因出现心肌缺血症状或证据（如心绞痛、心电图缺血性ST段下降）而终止运动。

四、受试者准备

（一）患者应在运动试验前3小时禁食、禁吸烟，可饮水。患者的穿着应适合运动，尤其是鞋。至少在运动试验前12小时不要进行特殊运动。

（二）运动试验的目的如是诊断之用，应考虑停用某些药物（尤其是β受体阻滞剂），因药物可削弱受试者对运动的反应和难以解释运动试验的结果。目前没有正规的停药指南，但是新近发生的急性冠脉综合征患者停药可能出现反跳现象。大多数患者会继续服用常规药物。医生应询问所服用的药物并注意其可能造成的电解质紊乱及其他反应。

（三）在运动试验前应简要询问病史和体检，目的是排除禁忌证和获得重要的临床体征，如心脏杂音、奔马律、肺部的干湿啰音。不稳定型心绞痛及心力衰竭患者病情稳定后方可进行运动试验。心脏体检可检查出瓣膜病及先天性心脏病患者，因为这些患者运动中可出现血流动力学异常，需严密监测，有些患者可能需要提前终止运动试验。对血压升高和主动脉狭窄的患者需要重新考虑是否进行运动试验。

（四）记录受试者休息时标准12导联心电图，因其可能不同于运动前心电图。

（五）记录立位心电图和血压，以除外血管调节异常和体位改变所致ST段压低。

（六）向病人作详细的解释，说明检查过程、危险性和可能的并发症。患者在指导下完成试验。

五、运动试验方案

（一）Master二级梯运动试验　30年代由Master创建。按年龄、性别、体重不同，以适当速度在规定时间内完成规定次数的二级登梯运动。分析运动前后的心电图变化以判断结果。该方法虽简单、易行、经济、安全，但由于负荷量小，敏感性较差，因而假阴性率较高。目前，这一方法已基本被淘汰。

（二）踏车运动试验（bicycle ergometer test）　让病人在装有功率计的踏车上进行踏车运动，以速度和阻力调节负荷大小，负荷量分级依次递增，直至病人的心率达到亚极量水平。运动前、运动中及运动后多次进行心电图记录，逐次分析以作出判断。这种方法的主要优点是根据受试者个人情况，达到各自的亚极量负荷，符合运动试验的原理和要求，结果比较可靠。

（三）活动平板运动试验（treadmill test）　这是目前应用最广泛的运动负荷试验方法。让病人在活动的平板上走动，根据所选择的运动方案，仪器自动分级依次递增平板速度以调节负荷量，直到病人心率达到亚极量水平，分析运动前、中、后的心电图变化以判断结果。近年的研究表明：无论何种运动方案，达到最大耗氧值的最佳运动时间为8～12min，延长运动时间并不能增加诊断准确性，强调运动方案的选择应根据不同病人的具体情况而定。

平板运动试验方案常用Bruce方案（表3-8-1）或改良Bruce方案（表3-8-2）。

Bruce 方案的优点是许多发表的研究应用这种方案，每一级 3min 可以达到次极量标准。缺点是每一级内工作负荷递增大，估计的 VO_2max 欠准确，而且第四级或跑或走，产生不同的氧耗量。部分患者因为肌肉无力或不能耐受工作负荷递增过快而提前终止试验。每一种理想方案应持续 6~12min 并根据个体情况进行调整。

表 3-8-1 经典的 Bruce 方案分级标准

级别	时间（min）	速度（km/h）	坡度（°）
1	3	2.7	10
2	3	4.0	12
3	3	5.4	14
4	3	6.7	16
5	3	8.0	18
6	3	8.8	20
7	3	9.6	22

表 3-8-2 改良 Bruce 方案分级标准

级别	时间（min）	速度（km/h）	坡度（°）
1	3	2.7	0
2	3	2.7	5
3	3	2.7	10
4	3	4.0	12
5	3	5.4	14
6	3	6.7	16
7	3	8.0	18

6min 步行试验是一种功能试验，用于评估明显左室功能异常或由于外周动脉阻塞性疾病不能完成踏车或活动平板运动试验患者的活动能力。在 30.48m（100 英尺）（Can Med Assoc J，1985，132（8）：919-923）的走廊中，患者在指导下以自己的步幅行走，6min 内尽可能步行更远的距离。测定 6min 内总步行距离，同时记录患者出现的症状。这类方案仅能达到次极量负荷。这种试验中不能进行常规心电图监测，所以使诊断的准确性降低。

六、运动试验的绝对和相对禁忌证

（一）绝对禁忌证

■ 急性心肌梗死（2 天内）
■ 高危不稳定型心绞痛
■ 引起血流动力学障碍的不能控制的心律失常
■ 活动性心内膜炎
■ 引起症状的严重主动脉狭窄
■ 失代偿性心力衰竭

- 急性肺栓塞或肺梗死
- 急性非心源性异常可能影响运动或被运动加重（如感染、肾衰竭、甲状腺功能亢进）
- 急性心肌炎或心包炎
- 身体缺陷不能进行安全和足够的运动试验

（二）相对禁忌证
- 左主干病变
- 中度狭窄性瓣膜病
- 电解质紊乱
- 心动过速或心动过缓
- 不能控制的心房颤动
- 肥厚型心肌病
- 精神障碍不能合作
- 高度房室传导阻滞
- 未控制的、严重的高血压（收缩压大于200mmHg，舒张压大于100mmHg）
- 不宜行运动心电图检查的情况还有左束支传导阻滞、左室肥厚、预激综合征或持续性室速，因为这些情况伴有ST段改变，影响最后结果的判断。

七、终止运动试验的指征

（一）绝对指征
- 试验中运动负荷增加，但收缩压比基础血压水平下降超过10mmHg，并伴随其他心肌缺血征象
- 中、重度心绞痛
- 神经系统症状（例如共济失调、眩晕、近似晕厥状态）
- 低灌注表现（发绀或苍白）
- 由于技术上的困难无法监测心电图或收缩压
- 受试者要求终止
- 持续性室性心动过速
- 无诊断意义的Q波导联上出现ST段抬高（≥1.0mm）（非V_1或aVR）

（二）相对指征
- 试验中运动负荷增加，收缩压比原基础血压下降≥10mmHg，不伴有其他心肌缺血的征象
- ST段或QRS波改变，例如ST段过度压低（水平型或下斜型ST段压低＞2mm）或显著的电轴偏移
- 除持续性室性心动过速之外的心律失常，包括多源性室性期前收缩、室性期前收缩三联律、室上性心动过速、心脏传导阻滞或心动过缓
- 劳累、气促、哮喘、下肢痉挛、跛行
- 束支传导阻滞或心室内传导阻滞与室速无法鉴别
- 胸痛加剧

第二节　运动心电图结果分析

评价心电图运动试验的方法主要是观察 ST 段改变，观察 QRS 波间期、振幅及 QT 间期也有一定的意义。

一、ST 段改变　运动诱发的心肌缺血有三种 ST 段表现：ST 段压低、抬高或正常化。

（一）ST 段压低　是常见心肌缺血表现。极量运动出现 J 点下降是一种正常反应，J 点后 ST 段快速上斜型压低（＞1mV/s）＜1.5mm 应视为正常。J 点后 80ms ST 段缓慢上斜型压低＞1.5mm 视为异常。ST 段水平或下斜型压低＞0.1mV，持续 2min 为异常。下斜型较水平型 ST 段压低更有意义。

（二）ST 段抬高　ST 段抬高出现于有心肌梗死病史并有病理性 Q 波的导联或无病理性 Q 波的导联，其意义不同。运动使有 Q 波导联的 ST 段抬高，这与局部心肌运动障碍或室壁瘤形成有关。无病理性 Q 波导联出现 ST 段抬高，提示病变可能位于血管近端或由于冠状动脉痉挛引起。严重透壁的心肌缺血也表现为 ST 段抬高并可由此估计出缺血的部位，而 ST 段压低估计缺血部位不可靠。运动诱发 ST 段抬高者更易发生室性心律失常。

（三）ST 段正常化或无变化　指静息时 ECG 异常，T 波倒置，ST 段压低，而心绞痛发作或运动时恢复正常。可能是心肌缺血的一种表现，但不特异。

目前根据指南的规定，心电图运动试验的阳性标准是运动中或运动后即刻心电图出现 ST 段水平型或下斜型下移或上抬（除 aVR 及有病理性 Q 波的导联）≥0.1mV，或原有 ST 下移者在运动后在原有基础上再下降≥0.1mV，并持续 2min 以上逐渐恢复正常；运动中出现典型的心绞痛；运动中血压下降，收缩压较基线水平下降＞10mmHg，伴随其他缺血证据等。虽然有研究认为 ST 段心率校正等指标更为准确，但目前的指南尚未明确。

二、其他几种评价运动心电图的方法

（一）心率校正的 ST 段压低（图 3-8-1）

目前已提出几种心率矫正的方法以提高运动心电图的诊断准确性和敏感性，尤其对多支血管病变。一种是用计算机计算出相对心率的 ST 段最大斜率 [mV/（次/分）]，最大 ST/HR 斜率＞2.4mV/（次/分）视为异常，＞6mV/（次/分）提示三支血管病变。应用这种测定方法需要用改良的运动方案以便心率逐渐增加，而不是在级别增加时心率突然增加。这种方法在心肌梗死后早期并不准确。另一种是 ST/HR 指数，该指数代表了在整个运动试验过程中 ST 段随心率的平均改变。ST/HR 指数小于 ST/HR 斜率，ST/HR 指数将 1.6 定为异常。通过运动诱发的心率增加来区分峰值运动时 ST 段压低水平的不同。研究未发现 ST/HR 指数比单纯的 ST 段测量更能准确地提示诊断。在临界 ST 段压低＜0.1mV 的病例中，用心率校正的方法可以得出有用的结论。由于 ST/HR 指数和斜率的敏感性高而特异性低，这些方法主要用于筛查三支血管病变和左主干病变，较其他的标准诊断方法更准确（如 Gensini 评分、运动放射性核素显像）。ST/HR 指数和总指数变量证实也可以提高对冠状动脉支架再狭窄的预测价值。近来有人用 ST/HR 斜率减去 ST/HR

指数可以用于检查服用地高辛患者的冠状动脉疾病。ST/HR 校正在一些无症状的个体中显示出一定的预测预后价值，但这些数据并不直接适用于所有有症状患者的诊断，可能与方法学和人群个体差异有关。

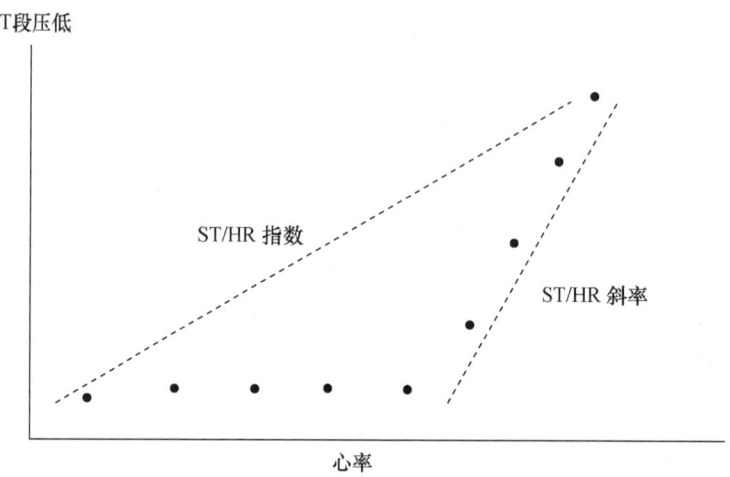

图 3-8-1　ST/HR 斜率和 ST/HR 指数

（二）QRS 间期

交感神经刺激可增加传导速度，心肌缺血可以通过延长心室动作电位 0 位相来减低传导速度。运动试验中 QRS 间期的延长变化是心肌缺血的表现。1986 年 Ahnve 已经证实心肌缺血时 QRS 间期明显延长。Michealides 等发现在冠状动脉正常的人中运动使 QRS 间期缩短 3ms，而有冠状动脉疾病者 QRS 间期延长 6~8ms，还发现其延长的程度与冠状动脉受累的支数呈正比关系。Berntsen 等发现运动引起 QRS 间期延长 15ms，继发于缺血的室性心动过速的危险性明显升高。应用计算机检测的 QRS 间期更精确，可用于检测冠状动脉介入后支架内再狭窄和女性患者的检查。

（三）QRS 振幅

很多因素影响运动时 QRS 波振幅反应。1978 年 Bonoris 等提出，在运动试验中，QRS 波群中 R 波的振幅明显增加是冠心病的又一指征。将 R 波振幅增高与 ST 段改变联合应用，可明显提高运动试验诊断冠心病的可靠性。

Athens QRS 波群评分＝（DR－DQ－DS）aVF＋（DR－DQ－DS）V_5

（D 代表静息与运动的差值）

1990 年 Micheslides 等进行次极量运动试验，结果采用 Athens 评分进行评价。发现计分值是负值的为冠状动脉疾病者，这种判断法表明计分值与冠状动脉阻塞的数目呈反比关系，和 ST 段压低无关。此法诊断冠心病不仅提示有无冠心病且可判定冠状动脉受累支数。

但近来认为在正常人和病人中，运动试验时 R 波振幅的变化呈多样性。在运动时心率达到 120~150 次/分时，R 波振幅一般升高；超过 150 次/分时，R 波振幅降低。而病人一般在心率达到 120~150 次/分时，就会终止试验，此时 R 波振幅也是升高的，心率再增快时，就无法观察其变化。运动试验时 R 波振幅改变的机制尚不清楚，有人认为冠心病患者运动中 R 波振幅增高可能与心肌缺血引起左心室容积增加有关。还有人认为运动试验时左心室容积改变与 R 波振幅无关。总之对运动试验引起 QRS 波振幅改变，目前没有肯定的结论。

（四）QT 间期

QT 间期代表心室除极与复极所需全部时间。冠心病患者 QT 延长的机制是心肌缺血引起心室复极不平衡、钙离子内流改变、交感神经活性不平衡。冠心病患者运动后 QT 间期延长是运动试验中的常见表现，对诊断冠心病有帮助，但不能作为独立的预报因子。一些研究指出运动中出现校正的 QT 间期延长，提示有心肌缺血，特别是病人出现运动相关的室性心律失常。但随后的一些研究不支持这些观点。目前这些指标未被应用于临床。

（五）QT 间期离散度

Lax 的研究中发现正常人和冠心病患者在运动的全过程中 QT 间期离散度是不同的。一些研究显示 QT 间期离散度对运动中缺血性收缩功能不全有预测价值。T 波形态也可预测运动诱发的心肌缺血。

（六）U 波

静息心电图正常者，如运动后尤其是心率低于 120 次/分时，出现 U 波倒置，高度提示心肌缺血，有很高的特异性。但发生率较低，仅有 2% 左右，故常被忽视。

（七）运动后心率恢复

运动后心率恢复异常是指运动终止后 1 分钟内心率减少 12 次/分。心率恢复异常是预测死亡的指标。Christopher 等对 2428 名诊断冠心病患者进行心肌核素检查，随访 6 年，运动后心率恢复异常者，死亡率为 19%，正常者仅为 5%。在死亡的 213 名患者中 56% 有运动后心率恢复异常。其敏感度、特异度分别为 56%、77%。随着运动，迷走神经张力下降，心率增加，而运动终止，心率快速减慢。运动后 1 分钟心率减慢延缓提示迷走神经张力下降。

第三节　运动试验对冠心病的诊断价值

一、运动试验对冠心病的诊断价值

尽管冠状动脉造影在冠心病诊断的定性、定位和程度判断上居重要地位，是目前公认的诊断冠心病的"金标准"，但其仅限于冠状动脉病变形态学方面的诊断，对冠状动脉的功能、储备，对心肌缺血的阈值，对缺血发作的程度、昼夜分布的规律等都不能给予相应的评价。运动心电图试验对冠心病的诊断（敏感性、特异性）还是有一定价值的。临床上经常将运动试验结果阳性作为参考，以决定患者是否进行冠状动脉造影检查。这样选择的效果将错误地提高敏感性，而降低了特异性。一些其他的非介入技术（如铊 201 心肌核素显像、负荷超声心动）也已用于对冠心病的诊断。当这些技术与运动心电图试验结合，参考的偏差会最小化，这样就降低了敏感性，而增加了特异性。运动试验的平均敏感度为 68%（23%～100%），平均特异度为 77%（17%～100%）。

依据运动试验来决定已知患冠心病或可疑冠心病患者是否行进一步检查、需行何种检查应当慎重。对于运动试验阴性的低危患者（年死亡率≤1%），用药物治疗来控制危险因素是合适的选择；运动试验是高危（年死亡率≥5%）者可考虑行冠状动脉造影术；对处于中危的患者（年死亡率1%～5%），首选核素心肌显像作进一步分层，然后再行评估和治疗，如果出现多发的和广泛的核素灌注异常提示需要介入检查，而对于扫描正常或仅有很少量的核素缺乏区，那么保守治疗是合理的。很显然，对于那些不能运动或静息心电图异常不适合运动者，应首选心肌核素显像或药物负荷超声心动图，而且应将其他的临床特点如年龄等作为这些负荷试验和处理选择时考虑的内容。

冠状动脉造影发现单支血管病变者，在运动试验时诱发出ST段改变，发生ST段改变的导联并不能正确反映出冠状动脉病变部位，尤其是右冠状动脉病变或左前降支病变。但对多支血管病变，运动试验能引起多导联ST段显著改变，能较准确地反映多支冠状动脉血管病变，结合多变量分析也能较好地反映冠状动脉病变的严重程度。ST段改变出现的导联越多，持续的时间越长，提示冠状动脉病变越严重。

根据冠状动脉造影的结果，冠状动脉病变部位和支数影响运动试验的敏感性。单支血管病变（右冠状动脉和回旋支）敏感度为37%～60%。左前降支病变敏感度为77%。双支血管病变敏感度为67%～91%。三支血管病变敏感度为86%～100%。

运动试验对判断冠心病的预后有很好的预测价值。运动试验诱发出典型的心绞痛者，提示其缺血程度高于无症状者。其随后存活期的降低与运动持续时间、运动耐受力降低呈正相关。常规运动能力好者（≥10MET），预后良好，5年存活率≥95%。但是运动后ST段压低≥1mm者，不能达Bruce方案的1级（5MET）、更低或相当的运动水平者，其存活的可能性很低，其5年存活率行为50%～72%。可见运动试验对已知冠心病人预后判断有良好的预测性，并可用于指导病人治疗方案的选择。

二、心肌梗死后运动试验

心肌梗死后的运动试验分为两阶段进行，急性期（心肌梗死后7～10天）和恢复期（心肌梗死后3～6周）。在严格掌握禁忌证和应用低负荷运动方案情况下进行心肌梗死后运动试验还是相当安全的。

急性心肌梗死后1～5天，出现充血性心力衰竭、心源性低血压、心肌梗死后心绞痛持续24小时以上、肺淤血、ST段抬高、心肌酶升高持续时间延长，既往有心肌梗死病史者为高危组，第一年病死率在25%～30%，这类病人不适宜进行运动试验。

心肌梗死后运动试验可判断是否存在缺血或左室功能不全，并进行远期危险评估。运动试验中运动诱发出心绞痛、ST段移位、血压下降或血压增加不能达到≥110mmHg、室性心律失常、运动耐受差（≤6MET）、心率不达120次/分（未服用β受体阻滞剂）均预测未来出现心血管事件高危（如不稳定型心绞痛、再次心肌梗死、心源性死亡）。如果无上述任何一项指征则预测1年死亡率为1%；如果有上述3项或更多，那么死亡率为17%。运动试验还能对心肌梗死后病人的心脏功能进行评估，以指导病人恢复正常活动，以及评估病人心脏能耐受的各种刺激程度，对心肌梗死后病人进行康复治疗。

三、介人治疗后运动试验

运动试验常被用于确定经皮腔内冠状动脉成形术（PTCA）后血管再通程度，已作为PTCA术前术后的常规检查项目。在PTCA术后的1~2周可行症状限制性运动试验。单支病变者PTCA术后未出现心肌缺血，冠状动脉情况良好。如运动试验出现心肌缺血征象，提示有再狭窄，PTCA术后再狭窄一年发生率约为25%~30%。多支病变的PTCA病人运动试验的结果不易分析。运动试验心电图不能反映出心肌缺血的部位。多支血管PTCA后的再狭窄率高于单支病变者。对多支血管病患者推荐应用负荷铊201扫描来确定缺血相关血管部位，并有助于决定是否需要再次行PTCA或冠状动脉搭桥术。

（史旭波　郑　华）

第四节　运动心电图病例分析

病例1：

患者男性，46岁。入院前两天中午打乒乓球时感胸痛伴出汗，持续20分钟自行缓解后来院就诊。既往无高血压、糖尿病、高脂血症，无烟酒嗜好，无家族史。运动试验阳性（图3-8-2，3-8-3，3-8-4）。

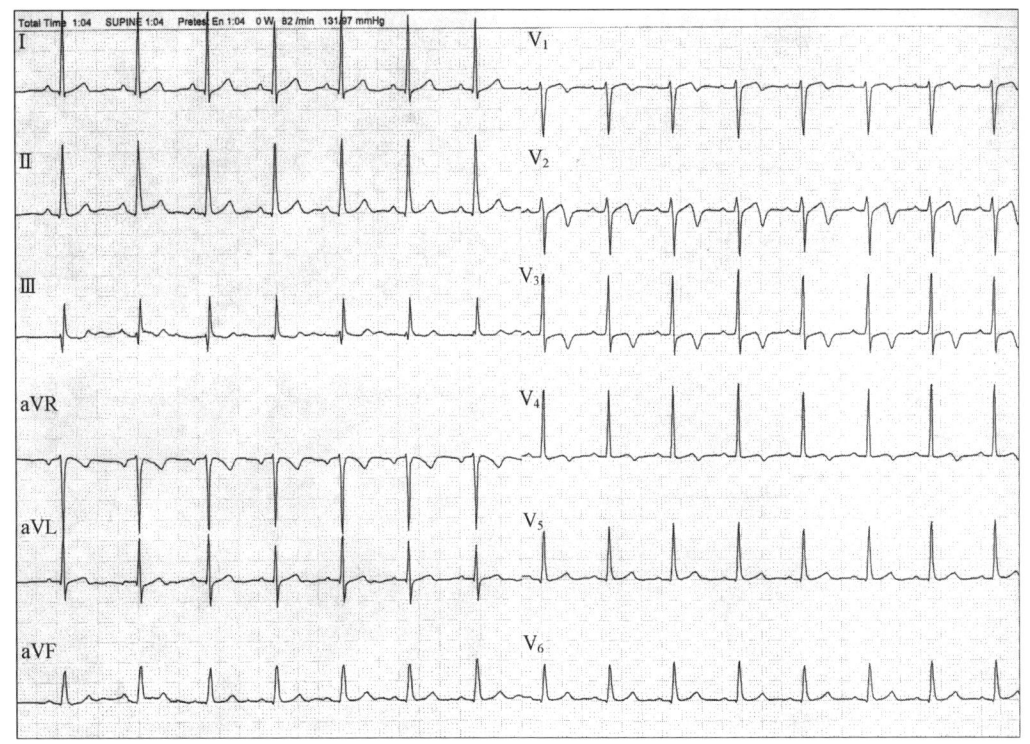

图3-8-2　运动前心电图

V_1、V_2导联ST段抬高0.05~0.1mV，V_2~V_4导联T波倒置。

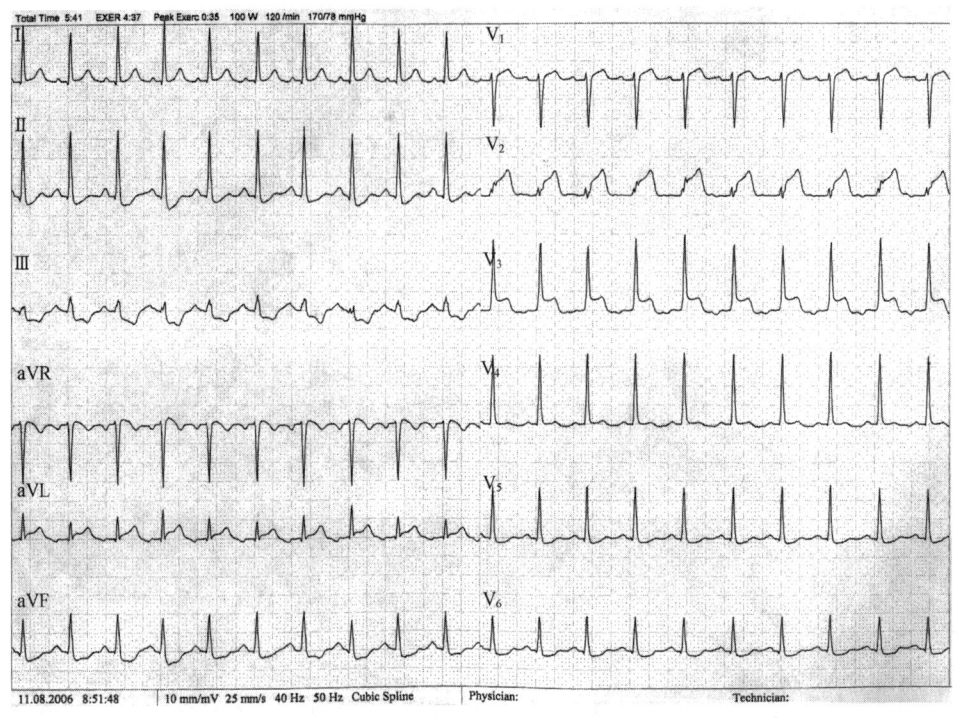

图 3-8-3 运动中心电图

Ⅱ、Ⅲ、aVF 导联 ST 段下斜型压低 0.1~0.2mV，V_2、V_3 导联 ST 段呈弓背抬高 0.2~0.3mV。停止运动病人未诉胸痛气短，但提前停止运动。

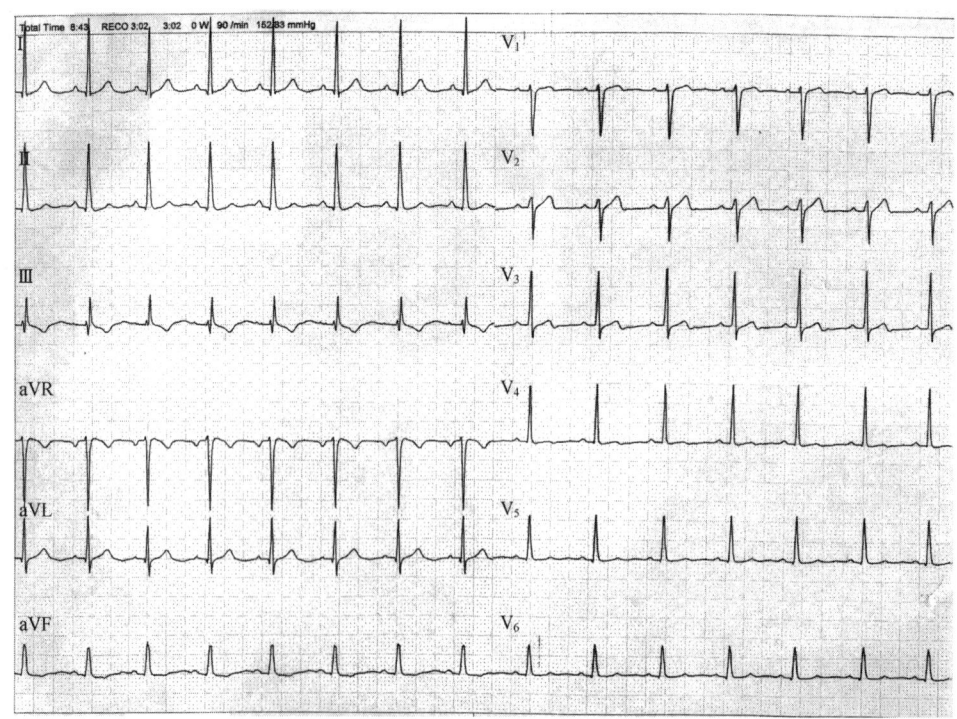

图 3-8-4 运动恢复期心电图

ST 段改变基本恢复。

冠状动脉造影：前降支近段于粗大的第一对角支发出后99%节段性狭窄，前向血流TIMI 3级。于前降支置入支架。

运动心电图解析：本例应关注：①病史典型：男性＞30岁，初发心绞痛；②运动前心电图（图3-8-2）：V_2～V_4导联T波倒置＞0.1mV，V_2导联R波明显递增不良有意义，运动中心电图（图3-8-3）出现V_2、V_3导联ST段弓背抬高，虽然运动中没有心绞痛，但结合心电图改变要考虑有前降支近段的病变。冠状动脉造影证实有前降支狭窄，表明运动心电图应紧密结合临床，如有典型的可能的初发不稳定型心绞痛应避免行运动试验。

病例2：

患者男性，59岁。活动后胸痛、胸闷3个月，2天来发作频繁，1天前于夜间休息时发作胸痛入院。既往有高血压病20年，高脂血症，糖耐量异常，吸烟10年。运动试验阳性（图3-8-5，3-8-6，3-8-7）。

冠状动脉造影：单支病变累及前降支。

运动心电图解析：本例应关注：患者静息心电图（图3-8-5）未见明显异常，但T波在V_1导联直立，V_5、V_6导联＜V_1～V_3导联，结合病史（劳力型心绞痛逐渐发展至不稳定型心绞痛）要考虑有心肌缺血。运动试验中和恢复期出现ST段改变（图3-8-6，图3-8-7），进一步证实有明显心肌缺血，从而有利于评估是否进一步行冠状动脉介入治疗。

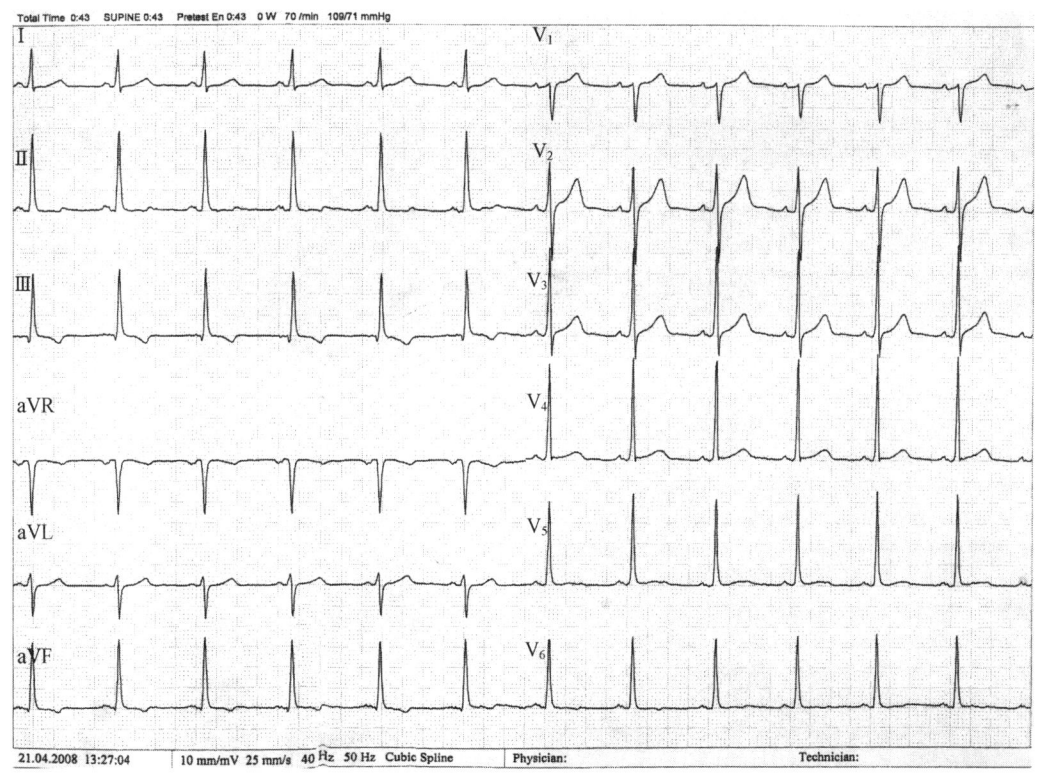

图3-8-5 静息心电图

V_1～V_3导联T波直立，V_5、V_6导联T波低平。

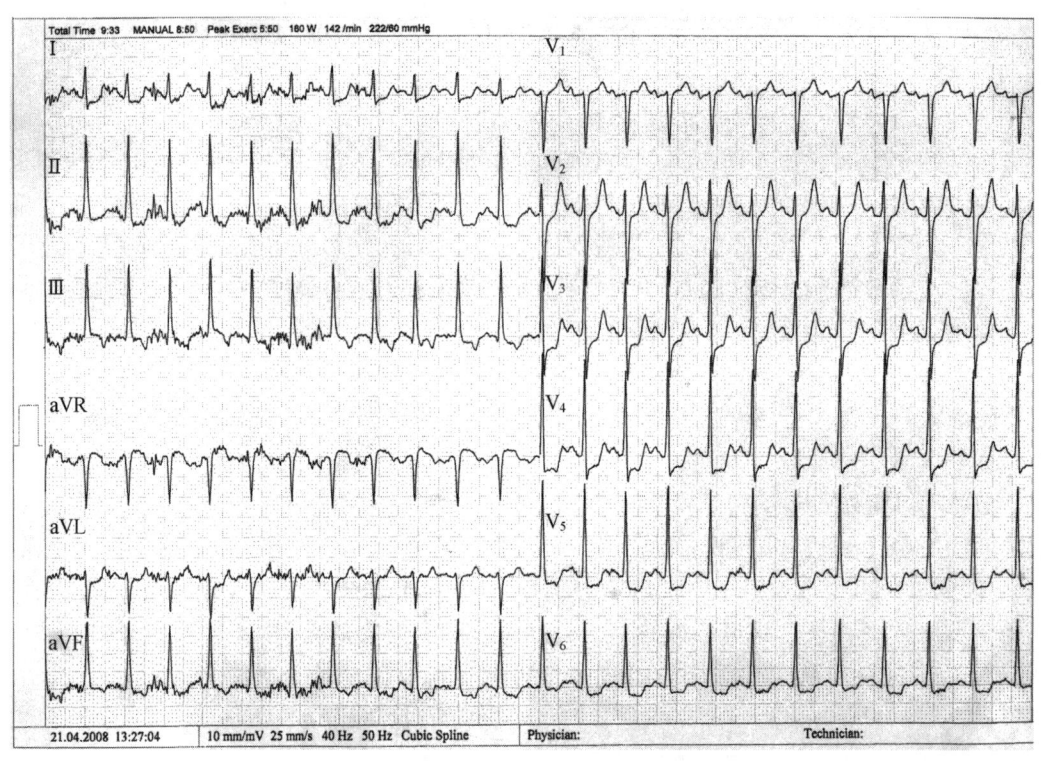

图 3-8-6 运动中心电图

$V_3 \sim V_6$ 导联 ST 段水平型下移 0.05~0.2mV，持续 2min 以上。

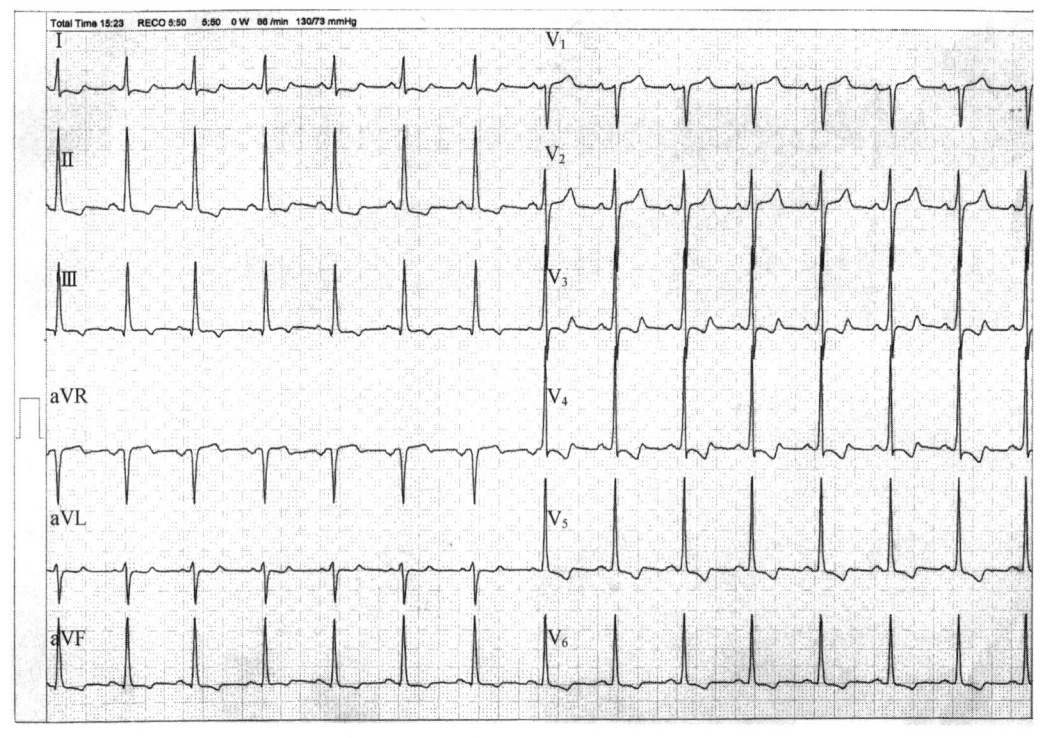

图 3-8-7 恢复期心电图

$V_3 \sim V_6$ 导联 ST 段仍呈下斜型压低 0.1~0.2mV，T 波倒置。

病例 3：

患者男性，50 岁。胸痛、胸闷 2 个月入院。2 月前快走时胸痛，持续 5min，休息后缓解。既往有高血压病 2 年，吸烟史 30 年，6 支/日。运动试验阴性（图 3-8-8，3-8-9，3-8-10）。

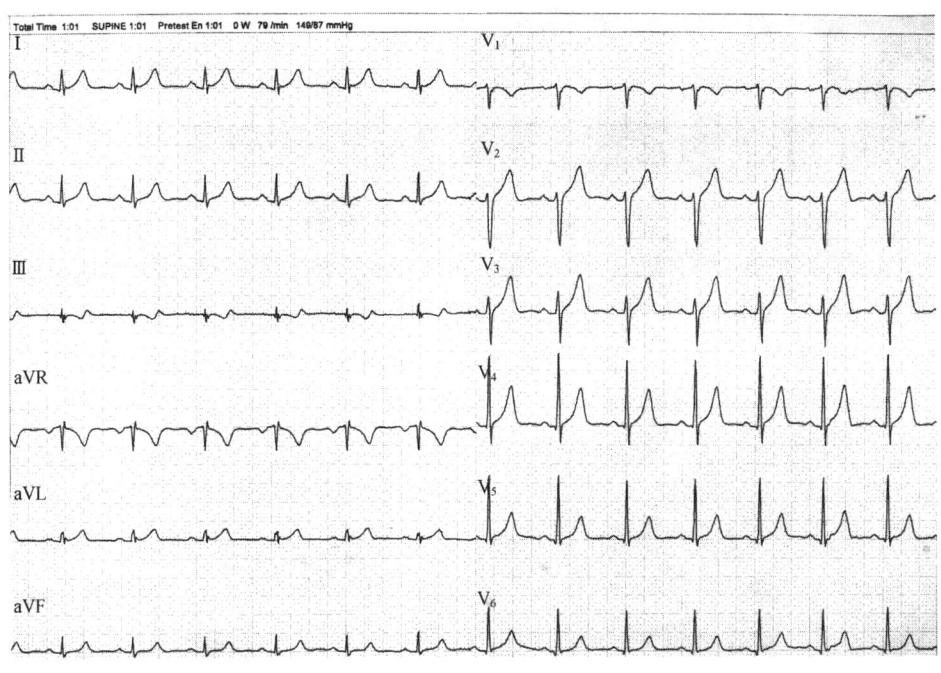

图 3-8-8　静息心电图

V_2、V_3 导联 R 波递增不良，肢体导联低电压（尤其 aVF 导联）

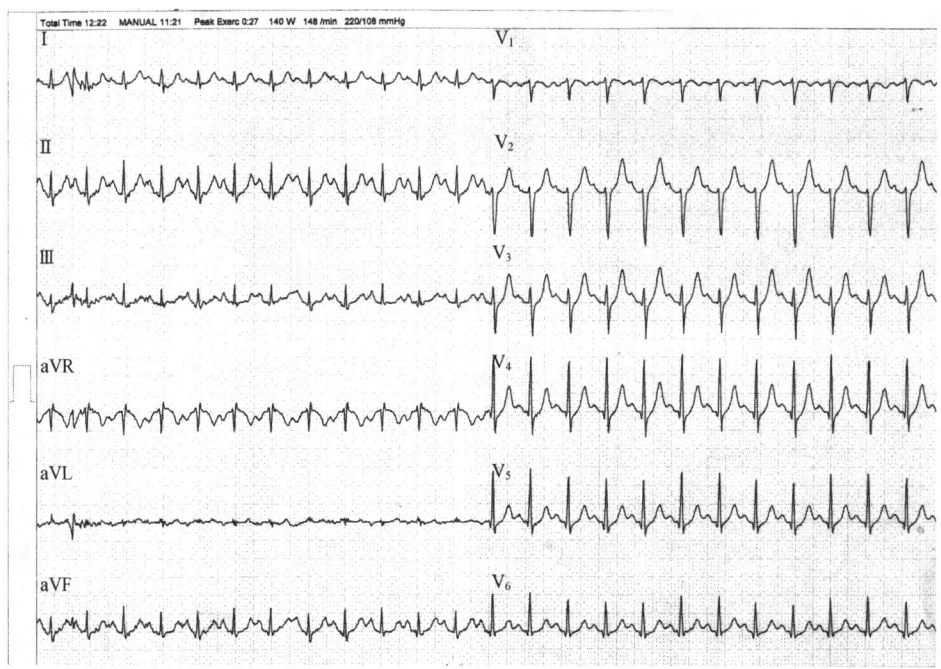

图 3-8-9　运动中心电图

ST 段上斜型下移 0.05mV

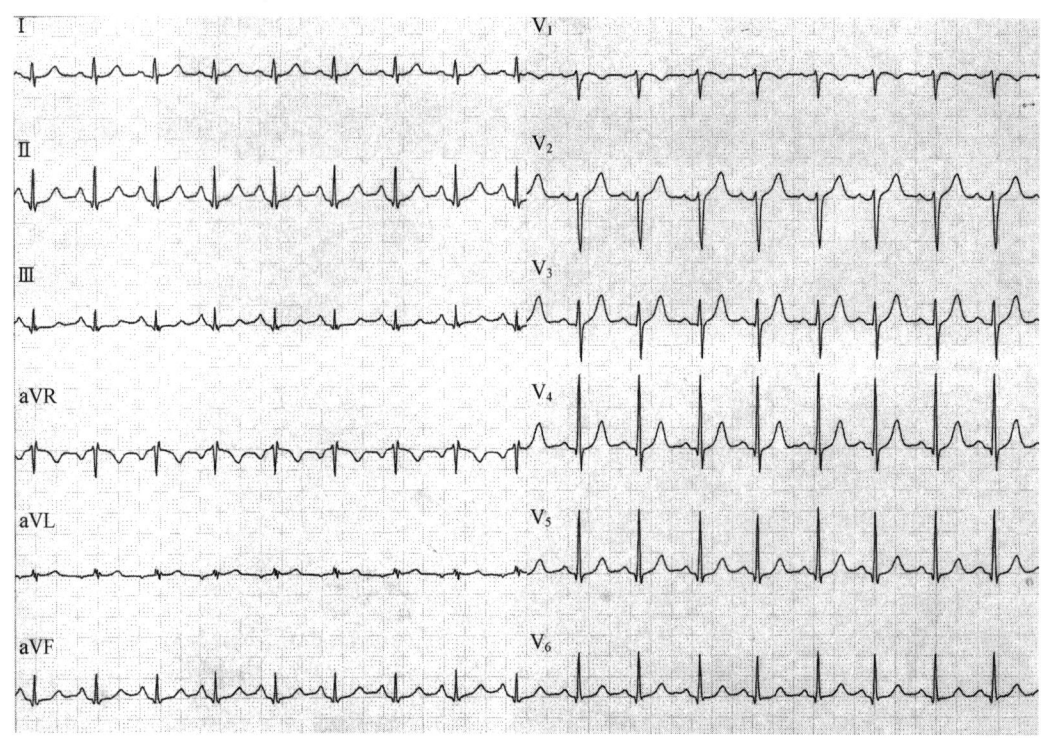

图 3-8-10 恢复期心电图
ST-T 无明显压低

冠状动脉造影：冠状动脉走形区可见点片状钙化影，前降支中段 80% 节段性狭窄，回旋支细小，近段 70% 局限性狭窄，右冠状动脉远段 75% 局限性狭窄，后降支近段 80% 节段性狭窄，未见侧支循环。

运动心电图解析：本例患者心绞痛症状典型，虽然运动试验可疑阳性，但造影检查证实有冠状动脉狭窄，提示冠心病患者运动试验可出现假阴性，应结合病史进一步检查。

病例 4：

患者女性，61 岁。胸痛 1 个月入院。1 月前出现胸骨后疼痛，持续 10min，与活动无明显关系。既往无高血压、糖尿病、高脂血症病史，有早发冠心病家族史。运动试验阳性（图 3-8-11，3-8-12，3-8-13）。

冠状动脉造影：冠状动脉粥样硬化，累及冠状动脉各支，以前降支中段为著。

运动心电图解析：运动中或恢复期心电图（图 3-8-12，图 3-8-13）J 点后 0.08s ST 段上斜型下移超过 0.15mV 也可判断为阳性。

病例 5：

患者，女性，53 岁。胸闷 1 个月，加重 7 天入院。胸闷与活动或劳累有关，持续 2～3min 可自行缓解。有高血压病史，已绝经 3 年。运动试验阳性（图 3-8-14，图 3-8-15，图 3-8-16）。

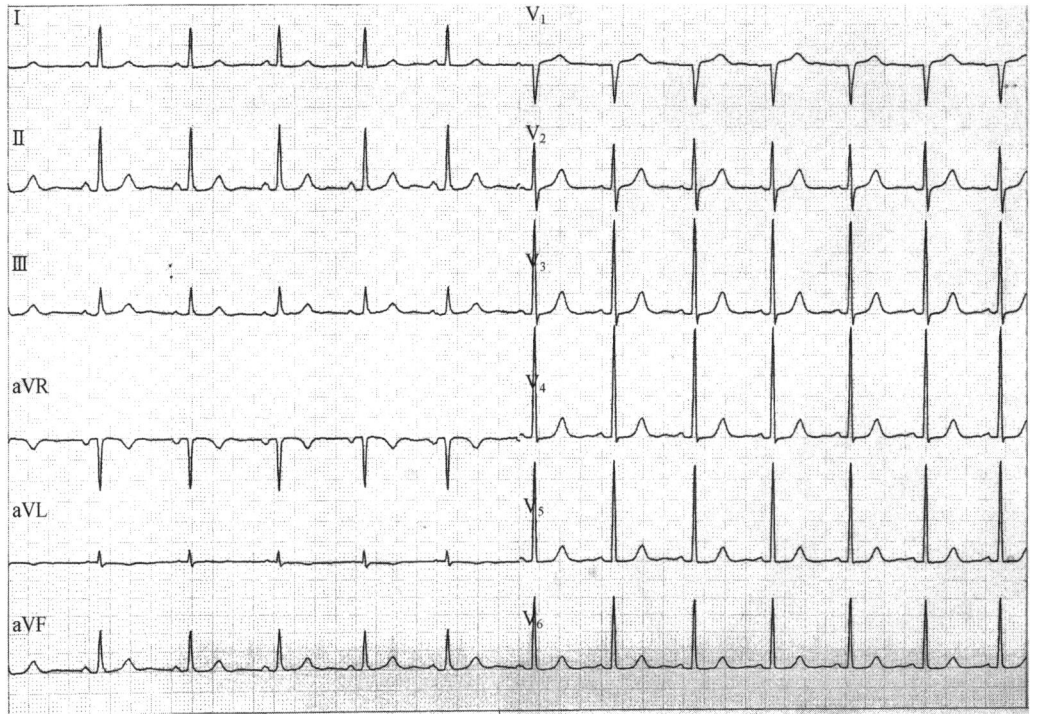

图 3-8-11　静息心电图　未见 ST-T 改变

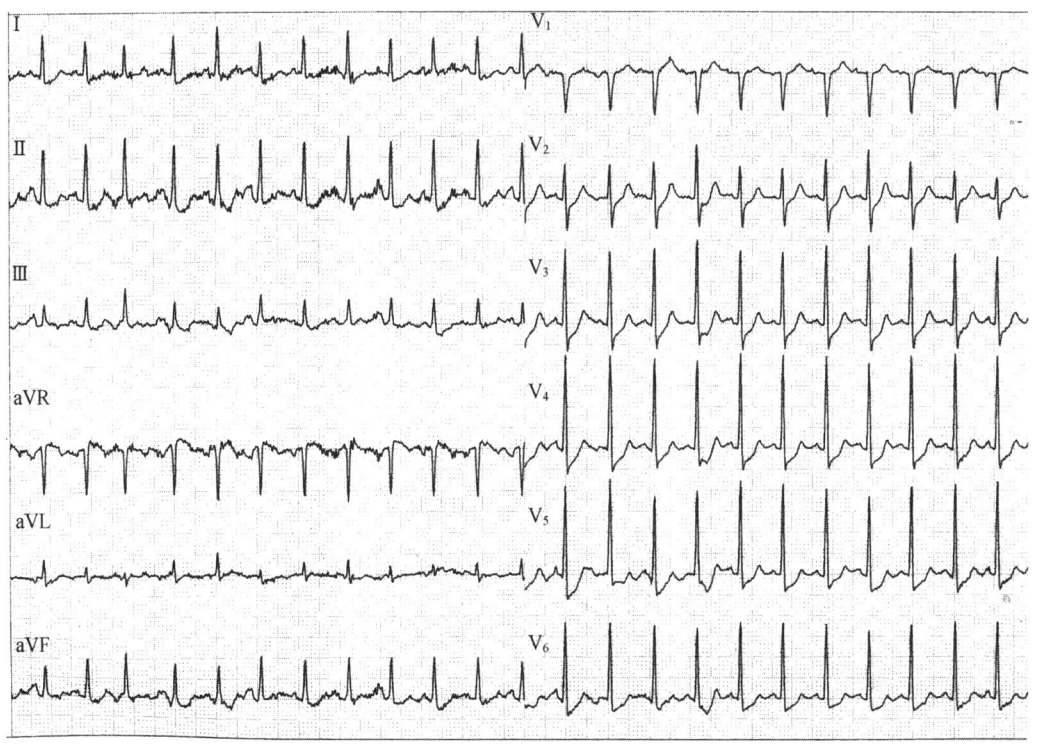

图 3-8-12　运动中心电图　Ⅰ、Ⅱ、Ⅲ、aVF 导联 ST 段下斜型下移 0.05~0.1mV，V_2~V_6 导联 ST 段上斜型下移 0.05~0.2mV

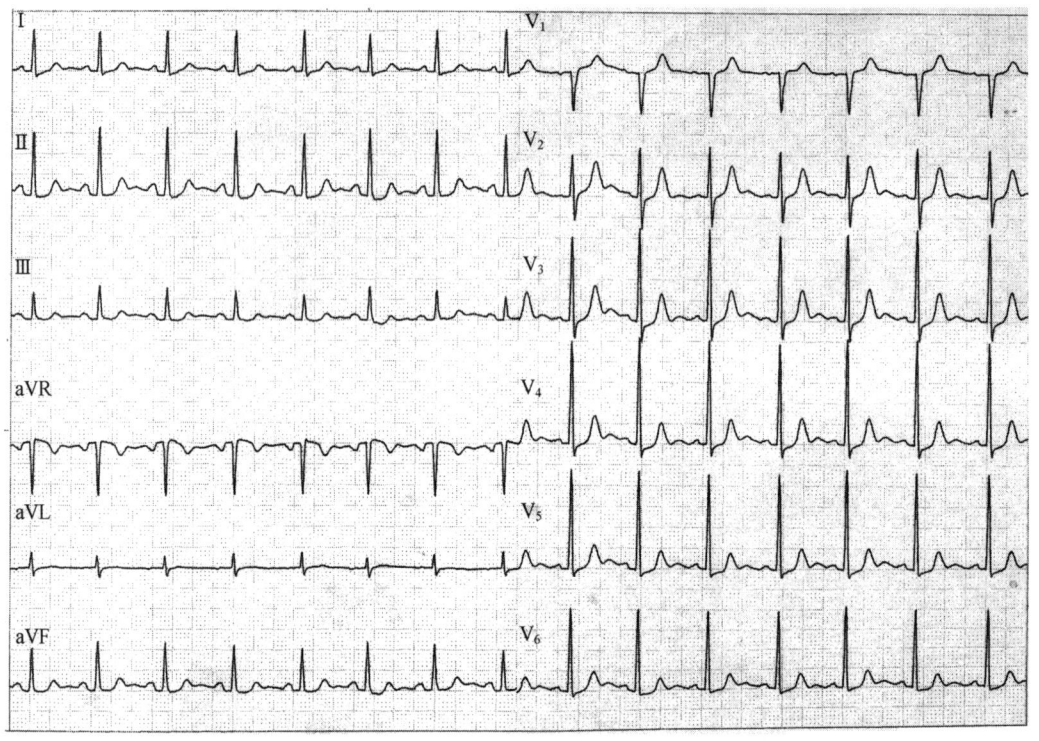

图 3-8-13　恢复期心电图　$V_3 \sim V_6$ 导联 ST 段水平型下移 0.05mV

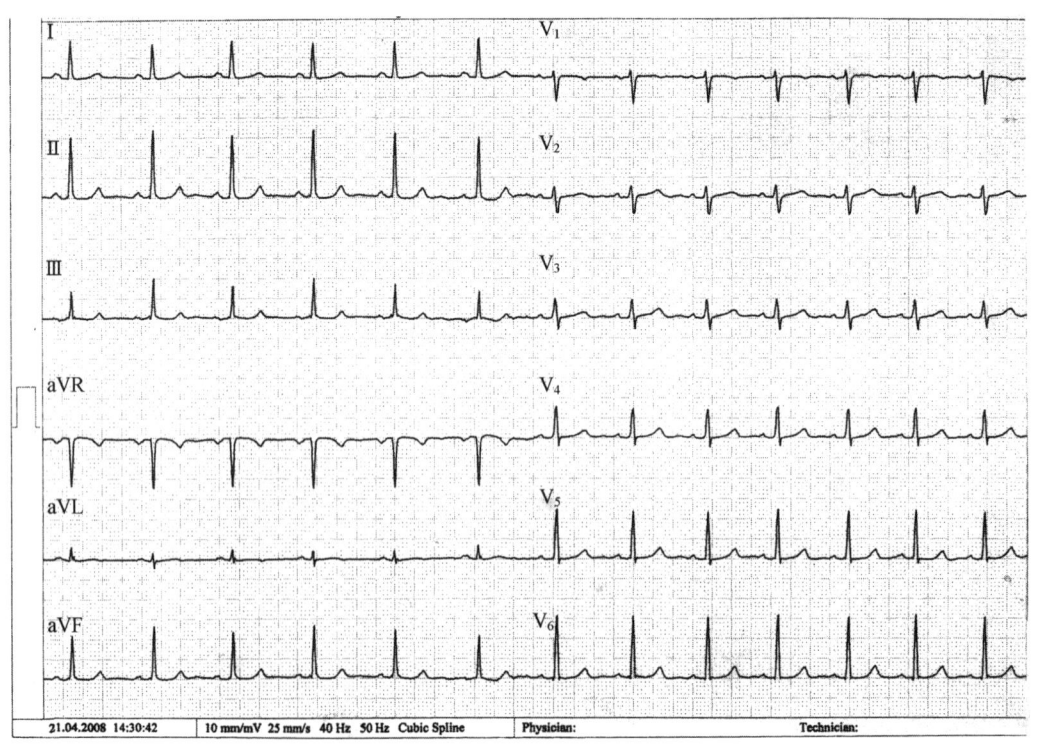

图 3-8-14　静息心电图　未见 ST-T 改变

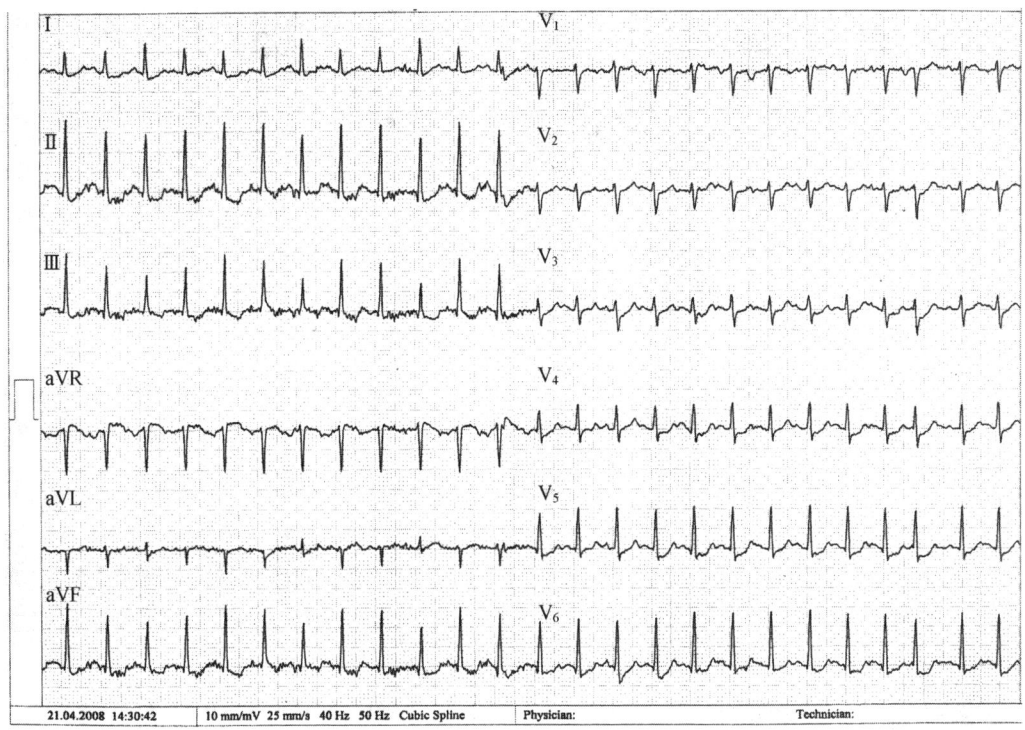

图 3-8-15　运动中心电图　Ⅱ、Ⅲ、aVF 导联 ST 段下斜型下移 0.05mV，$V_2 \sim V_6$ 导联 ST 段上斜型下移 ≥0.05mV

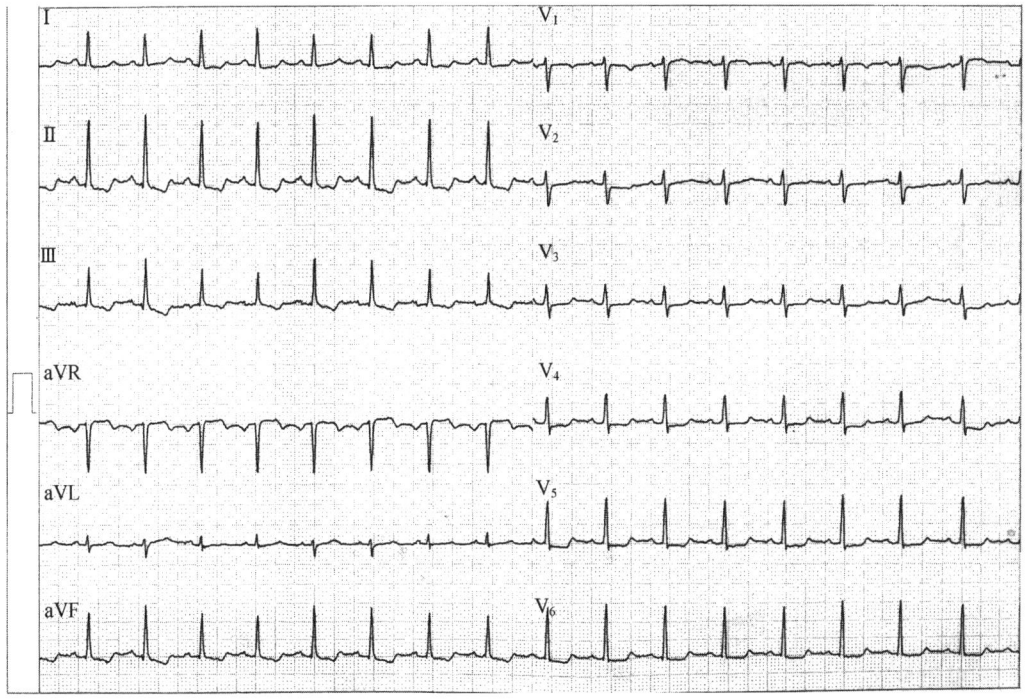

图 3-8-16　恢复期心电图　Ⅱ、Ⅲ、aVF、$V_2 \sim V_6$ 导联 ST 段水平型下移 0.05~0.1mV

冠状动脉造影：未见异常。

运动心电图解析：患者有劳力型心绞痛症状，运动试验中和恢复期（图 3-8-15，图 3-8-16）心电图有 ST 段改变，但冠状动脉造影未见冠状动脉狭窄。提示女性患者，尤其在围绝经期，易出现运动试验的假阳性。

病例 6：

患者男性，55 岁。主因休息中胸痛 3 年，加重 6 天入院。胸痛持续 10min，可自行缓解。超声心动图：左心扩大（左室舒张末期内径 56mm）。运动负荷心肌核素显像：左室腔扩大，未见心肌缺血征象。运动试验阳性（图 3-8-17，图 3-8-18，图 3-8-19）。

冠状动脉造影：冠状动脉粥样硬化，狭窄程度小于 50%。

运动心电图解析：患者心绞痛症状不典型，运动试验中（图 3-8-18）有 ST 段改变，但冠状动脉造影未见冠状动脉狭窄。提示左心扩大的患者在左室复极原有异常基础上，行运动心电图检查易出现假阳性结果。

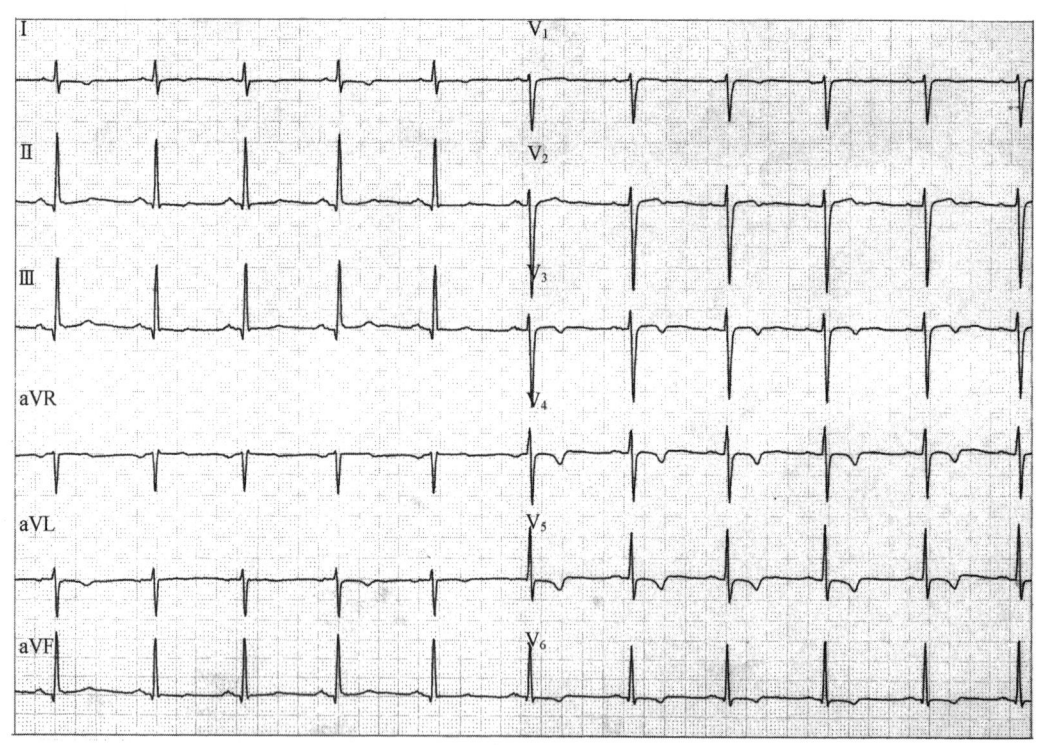

图 3-8-17　静息心电图　$V_3 \sim V_6$ 导联 T 波倒置

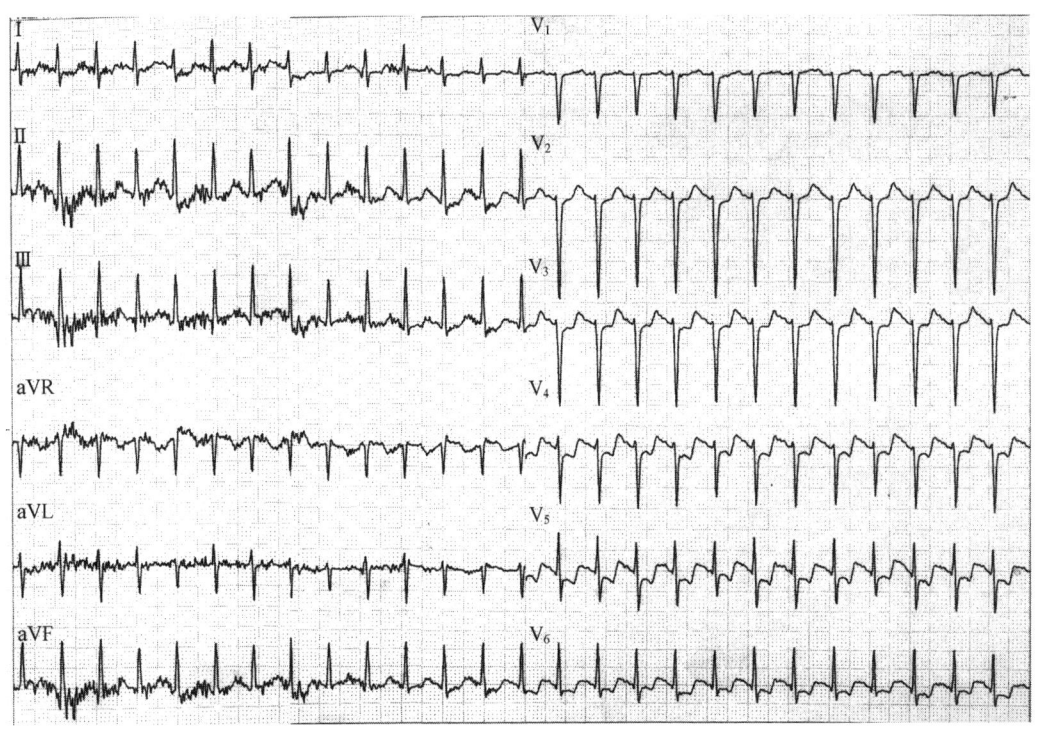

图 3-8-18　运动中心电图　$V_2 \sim V_6$ 导联 ST 段水平型下移 $0.1 \sim 0.2$ mV

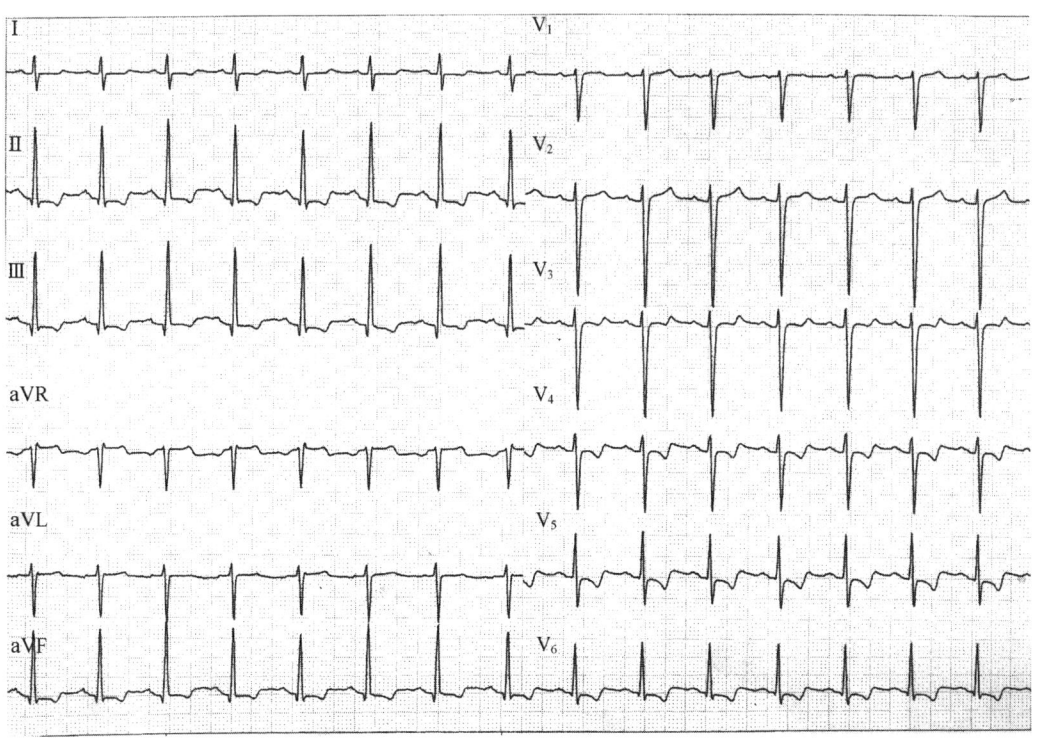

图 3-8-19　恢复期心电图　$V_2 \sim V_6$ 导联 ST 段恢复到运动前水平

（史旭波　郑　华）

参考文献

1. Palatini P. Exercise testing in asymptomatic subjects: from diagnostic test to prognostic tool? Eur Heart J, 2008 Aug, 29 (15): 1803-1806.
2. Möhlenkamp S, Wieneke H, Sack S, et al. Risk stratification of asymptomatic subjects using resting ECG and stress ECG. Herz, 2007 Aug, 32 (5): 362-370.
3. Israel CW. Non-invasive risk stratification: prognostic implications of exercise testing. Herzschrittmacherther Electrophysiol, 2007 Mar, 18 (1): 17-29.
4. Gibbons RJ, Balady GJ, Bricker JT, et al. ACC/AHA 2002 guideline update for exercise testing: summary article: a report of the American College of Cardiology/American Heart Association Task Force on Practice Guidelines (Committee on Exercise Testing) J Am Coll Cardiol, 2002, 40: 1531－1540.
5. Exercise electrocardiogram testing: beyond the ST segment. Kligfield P, Lauer MS. Circulation, 2006 Nov 7, 114 (19): 2070-2082.
6. Michaelides AP, Fourlas CA, Giannopoulos N, et al. Significance of QRS duration changes in the evaluation of ST-segment depression presenting exclusively during the postexercise recovery period. Ann Noninvasive Electrocardiol, 2006 Jul, 11 (3): 241-246.
7. Exercise and heart rate recovery. MacMillan JS, Davis LL, Durham CF, Matteson ES. Heart Lung, 2006 Nov-Dec, 35 (6): 383-390.
8. Gibbons RJ, Balady GJ, Bricker TJ, et al. ACC/AHA 2002 guideline update for exercise testing: summary article. A report of the American College of Cardiology/American Heart Association Task Force on Practice Guidelines (Committee to Update the 1997 Exercise Testing Guidelines) [J]. J Am Coll Cardiol, 2002, 40: 1531-1540.
9. 胡大一. 冠心病的诊断与治疗 [M]. 北京: 人民军医出版社, 2001: 40-42.
10. 郭继鸿. 心电图学. 北京: 人民卫生出版社, 2002: 1262-1263.

第九章 远程心电监测技术在冠心病诊断中的应用进展

心血管疾病是人类健康的第一杀手,而心脏性猝死(SCD)又是心血管疾病的主要死亡原因。心脏性猝死是指由各种心脏原因引起的自然死亡,发病突然、进展迅速,死亡发生在症状出现后1小时内。患者发生猝死事件前可以有心脏疾病表现,但猝死的发生具有无法预测的特点。可怕的是相当数量的心脏病患者可能会以猝死作为首发表现,有器质性心脏病的患者发生猝死绝大多数发生在医院外。猝死事件一旦发生,存活比例甚低,西方国家报道院外猝死抢救存活率仅为2%～15%。心脏性猝死已引起全世界的关注,它严重地威胁人们的生命安全,被称为"人类的可怕杀手"。各种心脏病均可导致猝死,但以冠心病为最主要的原因,在西方国家冠心病可能占猝死原因的80%,约20%～25%的冠心病以猝死为首发表现,心肌梗死者75%可发生SCD。

我国冠心病发生率低于欧美一些国家,但人口总基数大,近期一项"十五攻关"项目公布了我国心脏性猝死流行病调查结果。该攻关项目采用人群监测的方法:在北京市、广州市和新疆分别选取20.6万、14.9万、16.0万的城市居民,在山西选取16.2万农村居民进行心脏性猝死发病情况的监测。监测时间从2005年7月1日至2006年6月30日,监测总人群共67.8万,总死亡人数为2983人,其中心脏性猝死人数284人,心脏性猝死发生率为41.84/10万。第一次初步得出我国的心脏性猝死发生率,若以13亿人口推算,我国猝死的总人数约为54.4万/年,总的心脏性猝死人数多于美国。在我国,心脏性猝死发生率男性高于女性:男性发生率为44.6/10万,女性发生率为39.0/10万。

心脏性猝死的主要危险因素是冠心病。在西方国家,80%的心脏性猝死是由冠心病引起的,即使在冠心病发病率不高的地区和国家,其仍然是猝死的主要病因。在心脏性猝死的原因中,一些不常见的原因与遗传有关,例如先天性Q-T综合征(长Q-T综合征、短Q-T综合征),肥厚型梗阻性心肌病,Brugada综合征以及家族性婴儿和青年人猝死等。遗传性心脏传导系统异常已被证明有发生心脏性猝死的高度危险性,家族系谱分析QT综合征使我们更进一步理解了某些基因与猝死的关系。因此,充分研究与心脏性猝死有关的机制、临床和心电图信息,在猝死发生前予以识别以及治疗干预,有助于减少猝死的发生。

冠心病监护病房的建立大大降低了住院患者的死亡率,但大量统计证明心脏猝死总数减少不甚明显。因此人们已经把注意力转移到在院前发现与防治急性心肌缺血或严重的心律失常事件。许多工作表明,猝死者在死前数周内有症状者高达60%以上,甚至不少病人还曾经诊治过,但因症状短暂,或因病人就诊时症状已消失,缺乏有症状时的客观心电图证据而被忽视。

远程监测心电图

一、远程监测心电图（电话传输心电图、遥测心电图）

利用电子计算机及现代通信技术远距离的采集、传输、监测心电图称为远程监测心电图。

对心血管疾病的早期诊断与监测一直是医学界研究的热点问题。1957年Holter动态心电图的发明，可记录被测者24小时生理状态下的10万次左右的心电信号，这大大提高了对一过性心律失常事件的检出率，但人们不可能永远佩戴Holter记录器。所以对一些一过性心律失常和一些偶发的严重心律失常仍不能及时捕获到，例如晕厥等症状出现时的心电活动。

20世纪60年代人们利用电话作为传输工具进行实时心电图远程传输。由于当时的科技水平所限心电记录盒较大，干扰噪声也严重，电话传输技术不稳定。所以没能真正用于临床。20世纪80年代末，应用新型电子技术，国内外均研制出了"心脏BP机"。其体积小，用普通电话传输心电信号可获得成功，但需要人工接收心电信号，使用成本上升影响了其在临床的普及推广。近些年又研制出了植入式Holter仪，可将心电记录器植入体内，可以连续记录1年的心电信号。这种方法价格昂贵、有创伤，仍不能满足广大临床患者的需求。

21世纪信息通讯技术的发展促进了远程医学服务，开辟了新的服务领域，出现新的远程心电监测系统：心电记录器表面有液晶显示器远程医学服务心电图可直接显示在记录器表面，可通过调制解调器经普通座机发送心电信号；最近又研制出了手机远程心电监测系统，手机背面加装心电记录装置，可直接传送心电信号，并有GPS定位系统。

二、基本设备组成

1. 心电采集器：是一个便携式的设备（包括电极、心电采集、记录、发送、电池）。
2. 数据传输系统：用电话座机或手机发送心电图信号（包括发送器、电话座机、手机、有线/无线通信传输信息网站系统、接收器）。
3. 心电图监测系统：包括接收器、心电图显示器、计算机、专家诊断工作站、打印机。
4. 导联方式：胸前模拟双极导联，威尔逊（Wilson）12导联，改良12导联。
5. 专家诊断工作站：它与中心服务器通过互联网连接，可实时查看到发送的心电病历，安装独立的心电处理分析软件，显示、处理、分析心电波形并发出心电诊断，打印心电图。

三、临床应用适应证

1. 经过临床医师诊治并进行常规12导联至18导联心电图检查，临床需要进一步观察日常心电图变化者；
2. 经常或偶有一过性心律失常出现，但常规心电图及Holter不易捕捉者；

3. 有头晕、黑矇、晕厥等症状的患者；
4. 药物治疗前后观察心律、心率及不良反应者；
5. 冠状动脉支架术或搭桥术，术后监测；
6. 急性心肌梗死患者康复期的监护及出院后监测；
7. 安装心脏起搏器患者术后及出院后监测；
8. 有心悸、胸闷等症状而常规检查未能确诊者及疲劳、乏力、电解质紊乱者；
9. 有其他慢性病及心脏感觉不适者；
10. 社区医疗、健康保健、咨询、特殊人群心电图监测等。

四、结果的判断标准

1. 远程监测心电图尚未制定判断标准，应参考心电图、动态心电图 Hotler 的判断标准；
2. 对一过性心律失常（依据病人病史、当时的状态、出现的症状等情况）诊断意义较大；
3. 对于安装心脏起搏器患者术后及出院后监测有诊断意义；
4. 心电图 ST-T 改变结合病人病史、当时的状态、出现的症状有参考意义；
5. 病人出现头晕、黑矇、晕厥等症状；依据病人病史、当时的状态、出现的症状有参考意义。

五、远程心电监测技术普及推广

美国、德国、以色列、日本在 20 世纪 80 年代研制了电话传送心电图监测系统，广泛用于临床监测中。90 年代研制了以计算机为中心的各种"心脏 BP 机"院外心脏病监测。是集诊断、急救、保健为一体的新的监护方式，可用于农村、城市、家庭、公共场所等，对心血管病防治起了重大作用。我国 60、70 年代研制了遥测心电图、电话传输心电图，90 年代研制了各种"心脏 BP 机"，用于临床监测遥测心电图。

2003 年 9 月至 2004 年 12 月北京大学第一医院杨虎应用从德国引进的（SM100）远程心电监测仪技术进行了 120 人次的试验（自愿受试者）。其中有正常人、心肌梗死患者、心绞痛患者、心律失常患者及安装起搏器患者，被试者用记录器记录心电图，然后用电话机或普通手机、小灵通，发送到北京大学第一医院心电中心，接收、存储、打印心电图，并作出诊断。

心电信号发送来自：吉林延边朝鲜族自治州、广东深圳、浙江杭州、北京地区。心电记录器体积小、重量轻、耗电低，整机可待机工作 5 年，可使用 1500 次。通过电话或手机远距离传送到心电中心，服务器自动接收可以直接下载和拷贝心电图，并由医生作出诊断，也可通过计算机或传真机发送给基层医院或者主管医生对所记录的心电图作出分析、诊断，指导患者。记录心电信号的满意率达到 90%，能够捕捉到许多有意义的心电信号。部分心电图出现干扰、基线不稳，其原因主要是对使用者培训不够，致使操作时心电记录仪电极与被测患者的皮肤接触不良所引起，没有因仪器质量而引起干扰和伪差的情况发生，基本能满足临床的要求。

北京、上海、沈阳、太原、武汉、大连、珠海等地也先后开展了远程心电监测工作，取得成果。远程监测技术也有新发展：多导联心电图监测，多参数（心电、血压、血氧）远程监测，蓝牙技术，GPS定位系统等现代电子计算机及通信技术也应用到远程监测技术领域。

　　远程心电监测仪利用现代电子计算机及通信技术在心律失常的监测方面弥补了常规心电图与动态心电图 Hotler 的不足，能够对日常生活中的一些慢性病人和老年人，特别是处于现代化、快节奏中的上班族能够及时监测和发送心电信号并与医生快速沟通，及时得到医生的健康指导，为保证广大人民群众的身体健康提供了行之有效的监测手段。国内已有报道应用远程心电监测仪深入边疆少数民族地区开展地方病、遗传病患者心电监测，取得成果。

　　随着电子计算机技术的普及，计算机网络、无线技术、PDA技术、蓝牙技术的发展，可以远程同时传送很多资料，如：心电图、血压、脉搏、体温、体重、心脏杂音、X射线、B超、血糖值等。可用于农村、城市、家庭、公共场所等。对我国心血管病防治起着重大作用。远程医疗技术必将得到迅速发展，远程心电监测技术在农村、城市社区普及推广将大有可为。

（杨　虎）

参考文献

1. 黄宛. 临床心电图. 北京：人民卫生出版社. 第5版，1998.
2. 杨虎. 心电图专业人员培训教材. 北京：北京大学医学出版社，2005.
3. 杨虎. 远程心电监测技术进展. 中国医疗器械信息，2005，Vol.：6.

第四篇 其 他

第一章　急性心肌梗死合并束支传导阻滞的心电图表现

急性心肌梗死（AMI）合并束支传导阻滞的发生率高达10%，其中40%为新出现的。AMI合并束支传导阻滞住院死亡率高达40%，明显高于无束支传导阻滞AMI者（15%），而冠心病合并左束支传导阻滞者的猝死率比单纯冠心病者高出5倍。因此，AMI合并束支传导阻滞受到临床高度重视。

一、束支的解剖与血供

1. 束支的解剖

希氏束穿过中心纤维体后，沿室间隔膜部后下方走行，并在室间隔肌部顶端分成左、右束支。

（1）左束支：主干呈带状，宽0.5cm，长度不等，而后分为前分支、后分支和中分支。

（2）右束支：主干单一、细长，从希氏束分出后在心内膜深面呈弓形弯向前方，极少有分支，到达间隔下部后分支。

2. 束支的血流供应（图4-1-1）

（1）右束支沿室间隔右侧走行，位置浅表，其2/3无双重血液供应，主要靠左前降支供血，很容易受累，主要伴发前壁心肌梗死，见于左前降支近端阻塞。

（2）左束支主干及分支接受左前降支、右冠状动脉后降支双重供血，前2/3受前降支的分支穿隔支供血，后1/3接受后降支的穿隔支供血。受损机会较少，病变广泛时才能使其全部受损。

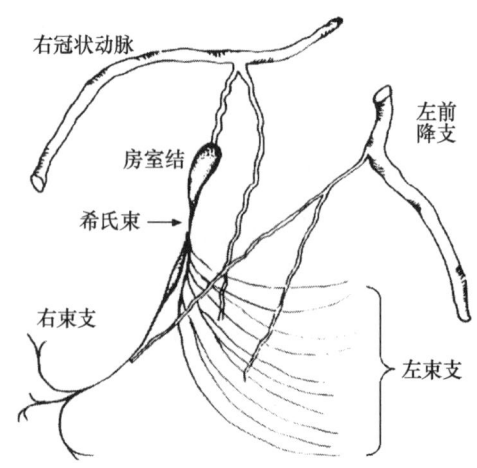

图4-1-1　束支的血流供应示意图

二、AMI 合并束支传导阻滞的诊断

一般人群中束支传导阻滞的发生率为 1%，结扎犬前间隔动脉双束支传导阻滞发生率为 26%，AMI 者中束支传导阻滞的发生率约为 10%，以左束支传导阻滞常见，右束支伴发左前分支传导阻滞发展为第三度房室传导阻滞比左束支传导阻滞更常见。50% 发生在 AMI 前，50% 发生在 AMI 时，即在造成心肌坏死的同时累及束支系统。AMI 时伴发右束支传导阻滞的几率约为 2%，伴发左束支传导阻滞的几率约为 2%～3%。部分束支传导阻滞在梗死恢复期消失。前壁心肌梗死引发束支传导阻滞的发生率高于下壁心肌梗死伴发束支传导阻滞 3 倍以上。新近发生的束支传导阻滞中 20%～40% 发生暂时性或永久性房室传导阻滞。

（一）右束支传导阻滞

右束支传导阻滞时心室除极的初始向量未变，变化与增加的向量是终末向量，集中在 QRS 波群的后 40ms（图 4-1-2）。心肌梗死时，病理性 Q 波主要影响 QRS 波前 40ms，可与右束支传导阻滞异常的后 40ms 并存，应分别作出诊断（图 4-1-3）。

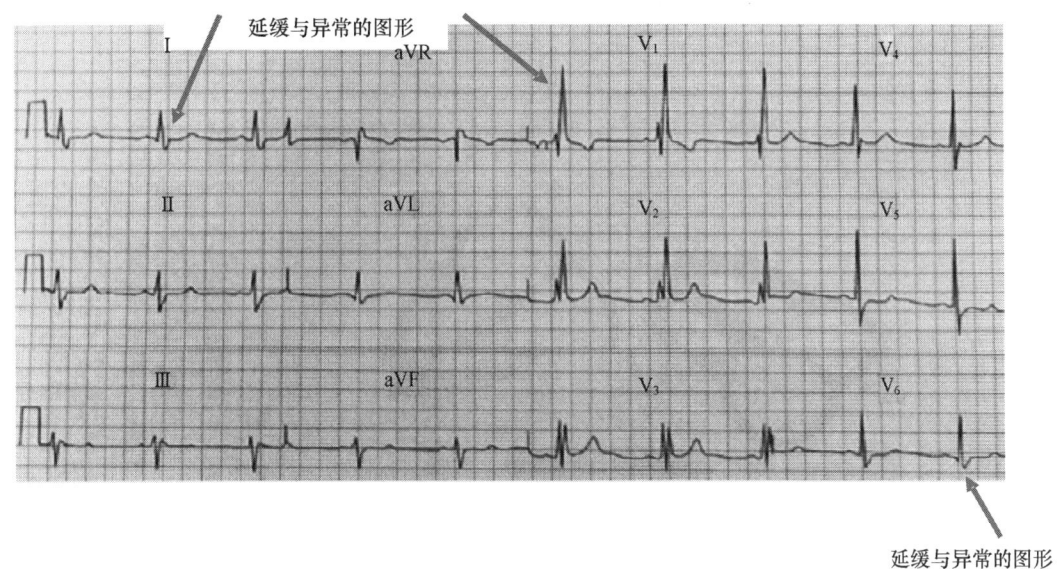

图 4-1-2　右束支传导阻滞心电图

（二）左束支传导阻滞

1. 左束支传导阻滞向量改变

额面：QRS 环初始向量指向左方，环主体较正常偏向左上方，呈逆钟向运行，时间达 0.13s，T 环未闭合，ST 向量指向右上方。

水平面：QRS 环初始向量指向左方，但迅速转向左后方，呈顺钟向运行，时间达 0.13s，环中部运行缓慢，终末向量并未回到零点，直接与 T 环相连，ST 向量指向右前方，T 环指向前方，呈圆形（图 4-1-4）。

第四篇 其 他

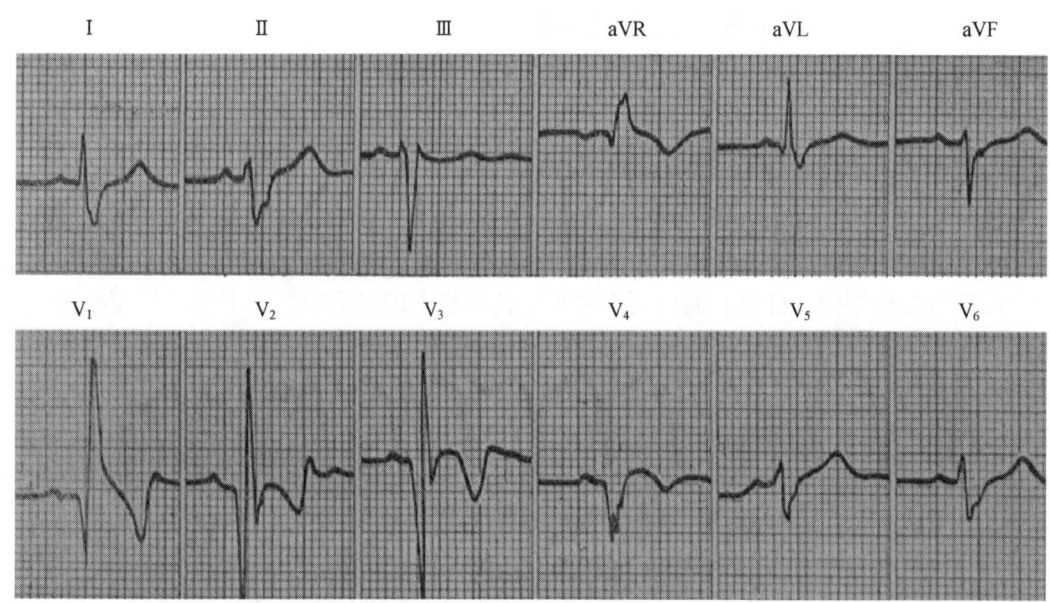

图 4-1-3 右束支合并心肌梗死的心电图

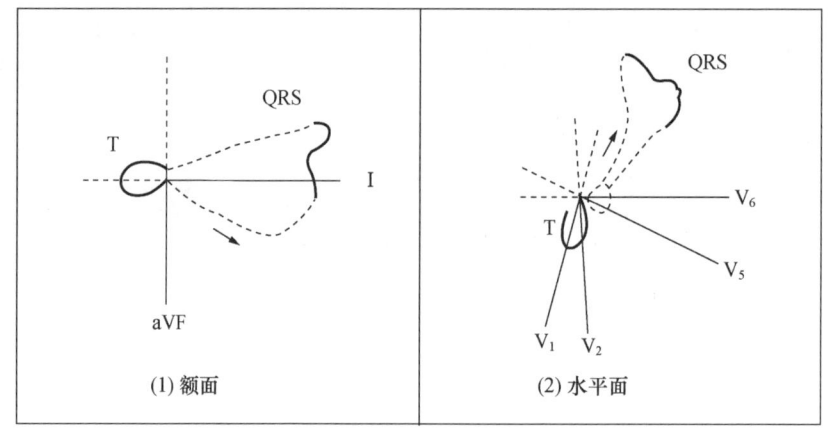

图 4-1-4 左束支传导阻滞的心电向量图

2. 左束支传导阻滞与心肌梗死病理性 Q 波的时相均为前 40ms，两者同时存在时，心肌梗死图形约 70% 被掩盖。左束支传导阻滞时间隔除极方向从右向左，此时在 V_1 导联出现 QS 图形，与前壁心肌梗死的图形难以区分。左束支传导阻滞常发生在年龄偏大、心肌损害严重的患者，一旦发生 AMI 临床症状多不典型，常为无痛性 AMI，使诊断更加困难。此时多依靠病史、心肌酶学、影像学是否合并其他部位的心肌梗死而鉴别。因此，左束支传导阻滞的老年患者突然心慌、气短、憋气、心律不齐、血压降低应警惕 AMI 的可能。

3. 心肌梗死合并左束支传导阻滞的心电图诊断线索

（1）1981 年 Wackes 提出以下几个诊断点，特异性高但敏感性低：

①存在等位性 Q 波：$V_1 \sim V_6$ 导联 R 波递增不良及反向递增，提示左束支传导阻滞合并前壁心肌梗死（图 4-1-5）。

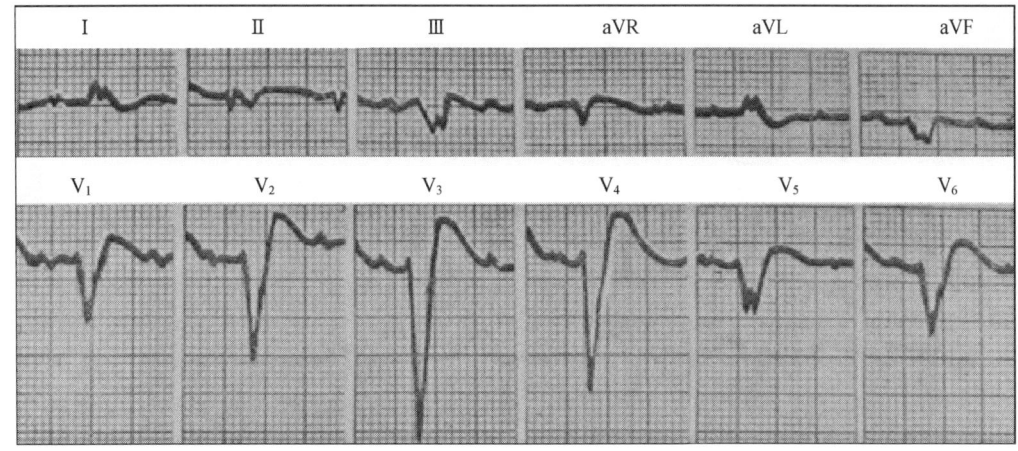

图 4-1-5　$V_1 \sim V_6$ 导联 R 波递增不良，提示左束支传导阻滞合并前壁心肌梗死

②伴症状的动态 ST-T 改变：至少一个导联与 QRS 主波一致性 ST 段抬高＞1mm 或与 QRS 主波非一致性 ST 段偏移＞5mm。特异性为 92%～96%（图 4-1-6）。

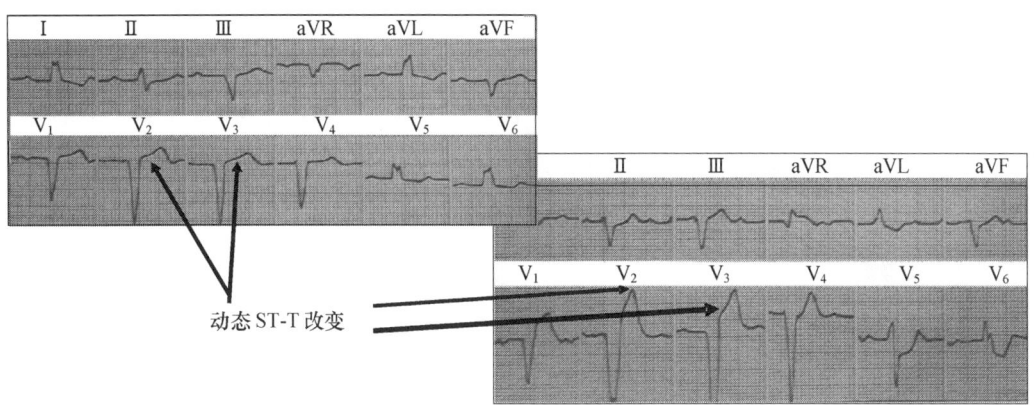

图 4-1-6　ST-T 动态改变　胸前 $V_2 \sim V_4$ 导联与 QRS 主波相反的 ST 段偏移＞5mm，提示左束支传导阻滞合并前间壁心肌梗死

③发生前壁之外导联的 Q 波、T 波、ST 段的改变（图 4-1-7）
- Ⅰ、aVL、V_5、V_6 导联出现 Q 波；
- $V_2 \sim V_4$ 导联 S 波有切迹——Cabrera 征；
- 小而窄的 R 波或 QRS 波群的终末部有系列小切迹；
- Ⅰ、aVL、V_5、V_6 导联 R 波的升支有切迹——Chapman 征；
- Ⅲ、aVF 导联出现 Q 波，特异性为 91%；
- aVF 导联 Q 波时限超过 50ms。

（2）近年，Sgarbossa 根据 GUSTO-Ⅰ的研究又提出 3 点补充：①与 QRS 波群主波同一方向的 ST 段抬高≥1mm；②$V_1 \sim V_3$ 导联 ST 段压低≥1mm；③与 QRS 波群主波异向的 ST 段抬高。

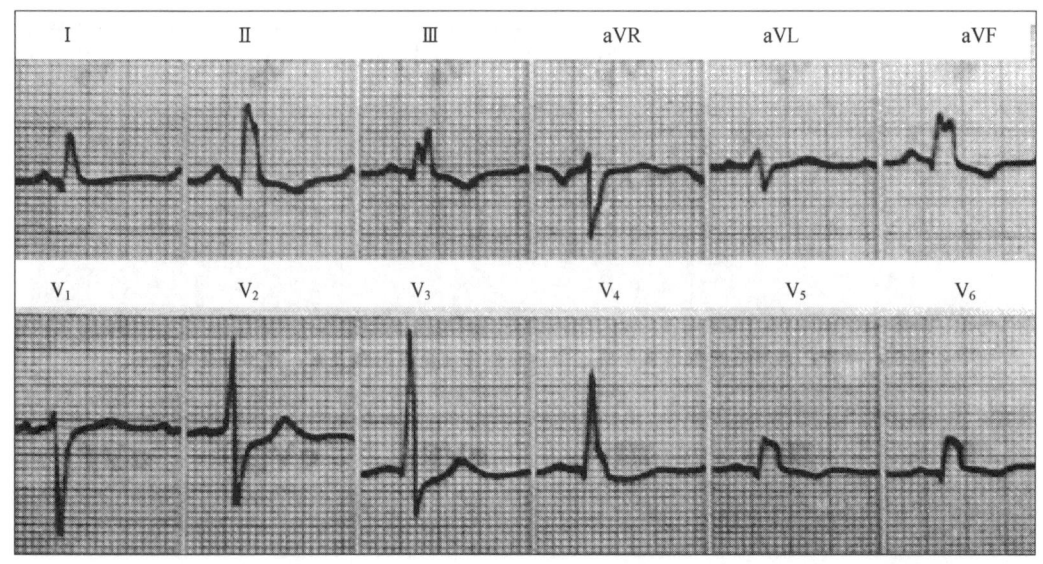

图 4-1-7 本图 I、V_5、V_6 导联均有的 Q 波，在左束支传导阻滞时不可能发生，提示存在侧壁心肌梗死。$V_1 \sim V_5$ 导联 R 波的反向递增，提示伴有前壁心肌梗死。

三、病例分析

病例 1：患者男性，36 岁，发作性心前区闷痛 1 年，加重 20 天，入院心电图见图 4-1-8。高血压病史 2 年。

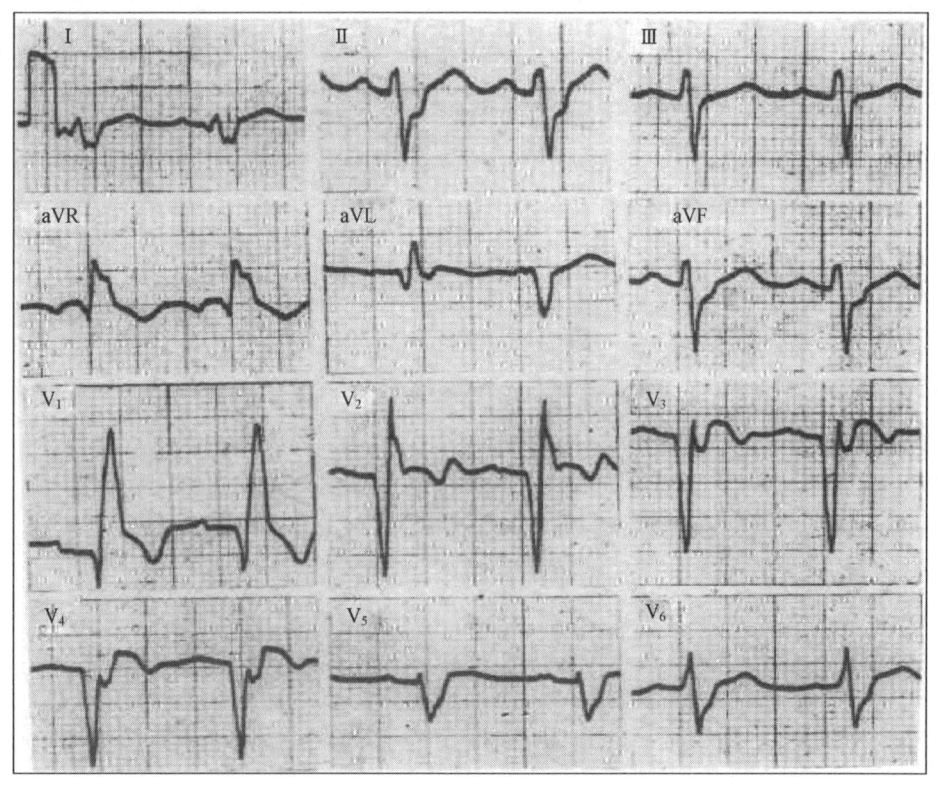

图 4-1-8 病例 1 入院心电图

冠状动脉造影显示：右冠状动脉优势型，前降支近段95%局限性狭窄。

心电图解读：心电图显示QRS时间延长≥0.12s，V_1呈QR型，R波上升部切迹，V_5呈rS，V_6呈RS型，S波粗钝，Ⅰ、aVL呈qrS型，S波粗钝。心电图为：完全性右束支传导阻滞。V_1呈QR型，$V_2 \sim V_4$呈Qr型，V_5呈rS，V_6呈RS型；$V_1 \sim V_4$导联ST段抬高≥0.3mV，T波倒置，提示前壁间隔心肌梗死。

小结：右束支传导阻滞时心室除极的初始向量不受影响，仅改变终末向量（QRS波的后40ms）。心肌梗死时，病理性Q波主要影响QRS波初始向量，可与右束支传导阻滞异常的后40ms并存，作出各自的相应诊断。右束支沿室间隔右侧走行，主要靠左前降支供血，很容易受累，主要伴发前壁心肌梗死，高度提示左前降支近端阻塞。

病例2：患者男性，47岁，因间断胸痛1个月，持续胸痛3小时入院。高血压4年。心肌酶谱增高。给予静脉溶栓治疗。

溶栓后90分钟冠状动脉造影：前降支近段次全闭塞，回旋支正常，右冠状动脉正常（图4-1-9）。

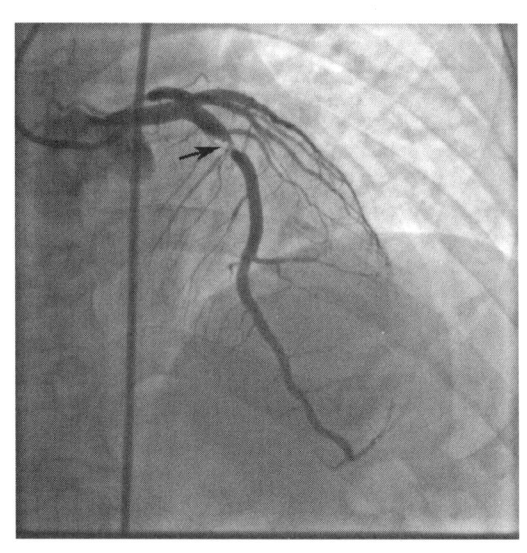

图4-1-9 病例2左冠状动脉造影结果

心电图解读：急诊心电图显示：V_1、V_2导联出现病理性Q波，$V_1 \sim V_4$导联ST段抬高0.2～0.9mV（图4-1-10），电轴左偏≥-40°，aVL导联呈qR型，aVF导联呈rS型，提示前壁心肌梗死合并左前分支阻滞。溶栓25分钟后心电图（图4-1-11）显示：$V_1 \sim V_5$导联呈Qr型，$V_1 \sim V_4$导联ST段已回落，出现阵发性室性加速性自主心律，考虑溶栓再通，已发生广泛前壁心肌梗死。

小结：左前分支阻滞主要心电图表现在肢体导联和电轴改变方面。左前分支阻滞时，激动经左后分支向下部扩散，因此前壁和侧壁的兴奋延迟，这取决于激动从左后分支逆向传导到达的时间，因此QRS波的终末向量指向左上（图4-1-12）。由于无其他向量与之相互抵消，此终末向量很明显而使QRS平均向量向左上偏移，导致电轴左偏。由于从间隔和下壁（Ⅱ、Ⅲ、aVF）发生的初始向量指向右下，在Ⅰ导联可记录到初始的q波，下壁导联记录到小r波。因此，左前分支阻滞时，Ⅰ导联通常为qR型，下壁导联呈rs型。

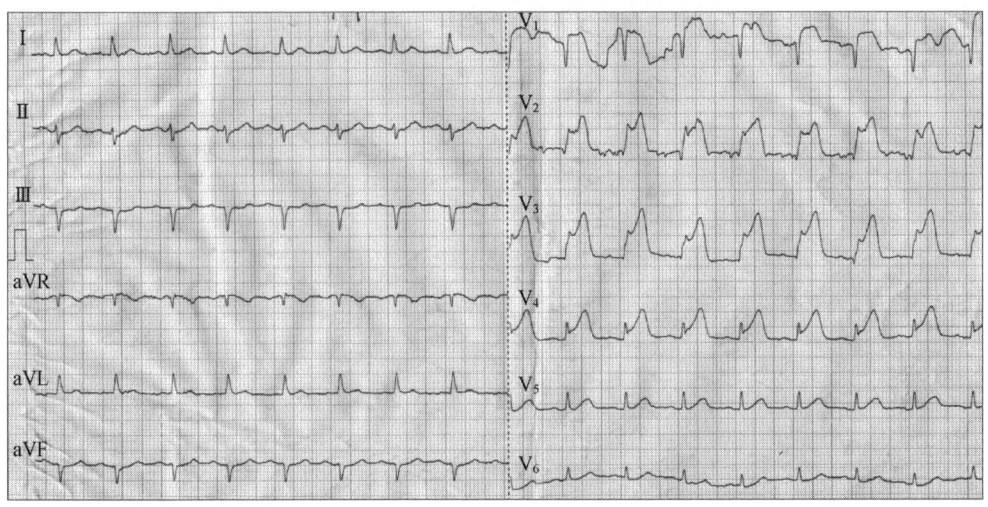

图 4-1-10　病例 2 急诊心电图

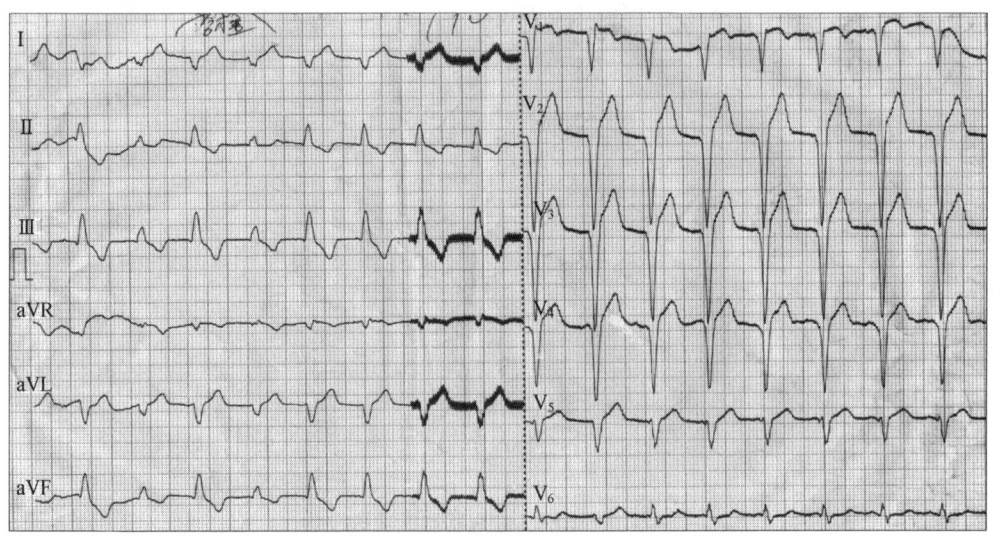

图 4-1-11　病例 2 溶栓 25 分钟后心电图

左前分支阻滞时胸前导联 QRS 波的移行区可能向左移，伴左侧胸前导联 R 波幅度逐渐降低和 S 波深度逐渐增加，这些改变与 QRS 波向量指向上有关，而右侧胸前导联呈 qrS 型，左前分支阻滞时右侧胸前导联出现小 q 波，提示前壁心肌梗死。左前分支阻滞对前壁心肌梗死诊断影响不大，而对下壁心肌梗死容易造成混淆。

下壁心肌梗死的病人在下壁导联出现 Qs 或 Qr 型。如果 Q 波较深，计算的 QRS 平均电轴可能超过 $-30°$。但这种情况不代表左前分支阻滞，即使 QRS 电轴左偏，因为此时是初始向量而不是终末向量朝上。当下壁导联出现 QS 波时，左前分支阻滞可能与心肌梗死同时存在。

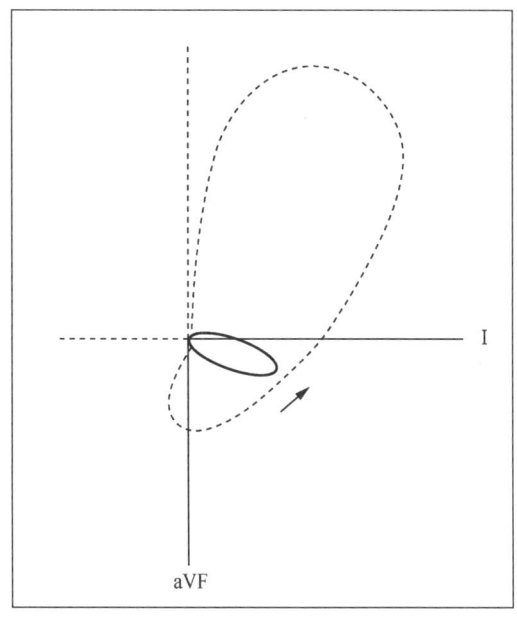

图 4-1-12 左前分支阻滞额面向量图

病例3：患者男性，54岁，阵发性胸痛4天，持续胸痛16小时入院。吸烟10年。心肌酶谱增高。

冠状动脉造影：前降支正常，回旋支近端100%闭塞，右冠状动脉正常（图4-1-13）。

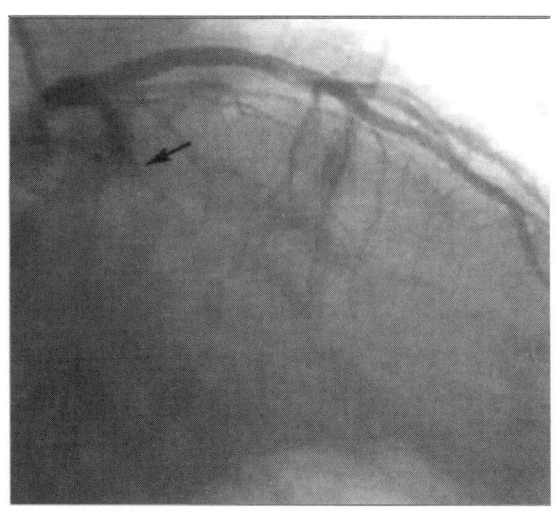

图 4-1-13 病例3左冠状动脉造影结果

心电图解读：急诊心电图（图4-1-14）显示Ⅰ、aVL、V_6~V_9导联ST段抬高，但V_1~V_3导联ST段明显压低，V_4、V_5导联ST段轻度压低，提示回旋支近端闭塞引起急性心尖、侧壁及正后壁梗死；Ⅲ导联呈QR型，Ⅱ、aVF导联呈qR型伴T波低平，Ⅰ、aVL呈RS型，电轴在+90°之间，可能累及左束支的左后分支引起左后分支阻滞而部分掩盖了下壁梗死。24h后心电图（图4-1-15）显示Ⅰ、Ⅱ、Ⅲ、aVF、V_4~V_9导联ST段不同程度抬高伴 T 波双相或倒置改变及相对应的 $V_{3R}\sim V_{5R}$ 导联 ST 段下降，V_1、V_2 导联转为 Rs 型（等位性 Q 波）伴直立 T 波及对应性 $V_7\sim V_9$ 导联 QRS 波呈 QS 型，T 波倒置，进一步证实回旋支近端闭塞引起急性下壁、正后壁、心尖及侧壁心肌梗死。

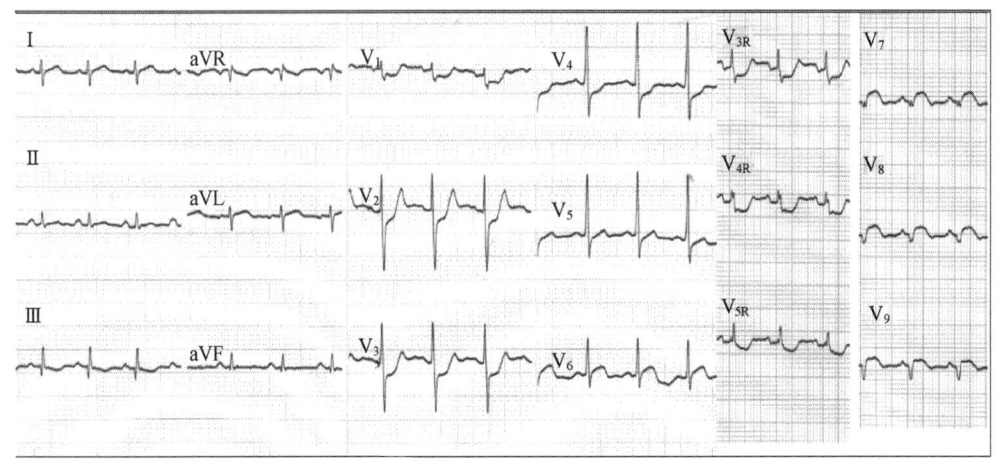

图 4-1-14　病例 3 急诊心电图

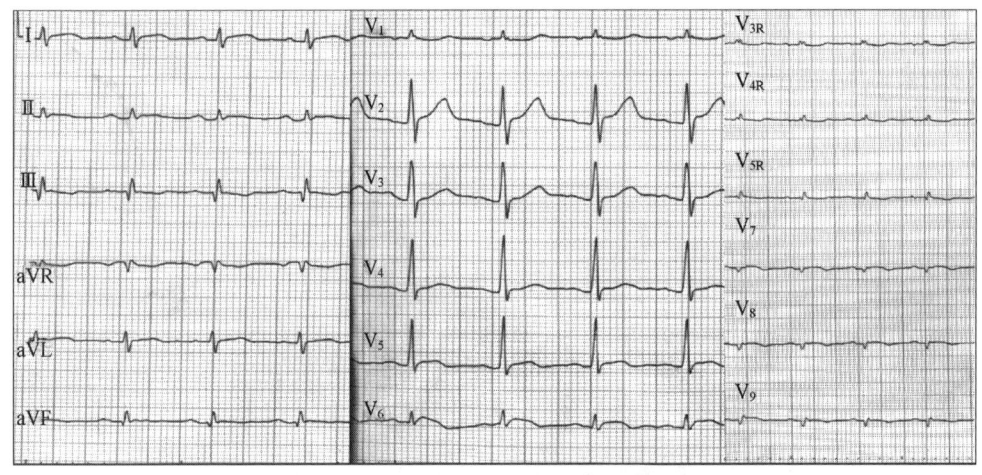

图 4-1-15　病例 3 入院 24 小时后心电图

小结：单纯的左后分支阻滞较少见，最常见原因是冠状动脉疾病，这是由左后分支的特点所决定的。①左后分支较短而且较粗；②它由从左前降支和后降支的双重血液供应；③它位于左室流入道，此处湍流较少；④它是希氏束分出的第一组纤维。左后分支阻滞时，左室前侧壁激动越提前，QRS 初始向量越向左向上（图 4-1-16）。因此，Ⅰ导联记录到初始的 R 波，Ⅱ、Ⅲ、aVF 导联记录到 Q 波。左后分支阻滞的心电图改变主要表现在肢体导联，主要影响 QRS 波群终末向量，常伴有 QRS 间期的延长，因此不容易掩盖前壁心肌梗死心电图改变。

病例 4：患者男性，72 岁，发作性心前区闷痛 5 年，加重 1 天。高血压病史 5 年，糖尿病史 4 年。

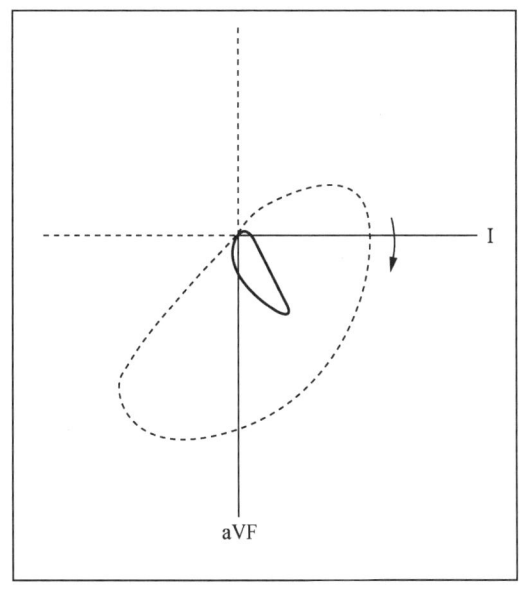

图 4-1-16　左后分支阻滞额面向量图

冠状动脉造影显示：右冠状动脉优势型，前降支开口及近段 95% 局限性狭窄；回旋支细小，右冠状动脉正常。

心电图解读：患者入院心电图（图 4-1-17）显示心前导联 R 波递增不良，Ⅰ、V_5、V_6 导联 ST 段抬高 > 1mm，与 QRS 波主波方向一致，$V_{1\sim4}$ 导联 S 波加深。提示前壁间隔心肌梗死。

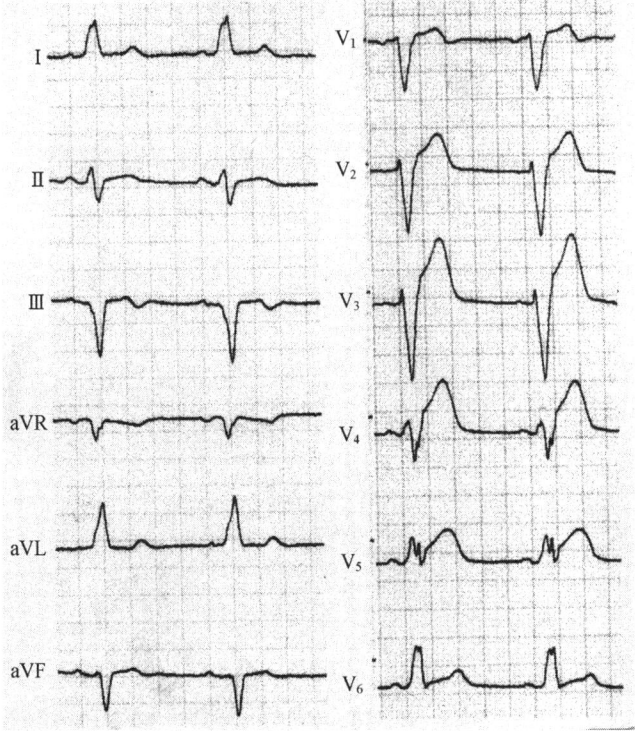

图 4-1-17　病例 4 入院心电图

小结：左束支传导阻滞与心肌梗死病理性 Q 波的时相均为前 40ms，两者同时存在时，心肌梗死图形容易被掩盖。存在等位性 Q 波，V_1～V_6 导联 R 波递增不良及反向递增，胸前导联 ST-T 动态改变，Cabrera 征，提示左束支传导阻滞合并前壁心肌梗死。

（石丽威　李运田）

参考文献

1. Petrina M，Goodman SG，Eagle KA. The 12-lead electrocardiogram as a predictive tool of mortality after acute myocardial infarction：current status in an era of revascularization and reperfusion. Am Heart J，2006，152（1）：11-18.
2. Hands ME，Cook EF，Stone PH，et al. Electrocardiographic diagnosis of myocardial infarction in the presence of complete left bundle branch block. Am Heart J，1988，116：23.
3. Sgarbossa EB，Pinski SL，Barbagelata A，et al. Electrocardiographic diagnosis of evolving acute myocardial infarction in the presence of complete left bundle branch block. N Eng J Med，1996，334：481.
4. Sokolove PE，Sgarbossa EB，Amsterdam EA，et al. Interobserver variability in the electrocardiographic diagnosis of acute myocardial infarction in the presence of complete left bundle branch block. Ann Emerg Med，2000，36（6）：566-571.
5. Kontos MC，Mcqueen RH，Jesse RL，et al. Can myocardial infarction be rapidly identified in emergency department patients who have left bundle branch block Ann Emerg Med，2001，37：431-438.
6. Gula LJ，Dick A，Massel D. Diagnosing of acute myocardial infarction in the setting of left bundle branch block：prevalence and observer variability from a large community study. Coron Artery Dis，2003，14（5）：387-393.
7. Rodriguez RM，Tabas J. A meta-analysis of the meta-analysis of Sgarbossa criteria for acute myocardial infarction in the presence of complete left bundle branch block. Acad Emerg Med，2006，13：33.
8. Madias JE. The nonspecificity of ST-segment elevation⩾5mm in $V_{1～3}$ in the diagnosis of acute myocardial infarction in the presence of ventricular paced rhythm. J Electrocardiol，2004，37：135-139.
9. Smith SW，Bertog SC，Lathrop LM，et al. ST-elevation-to-S wave ratio best identifies anterior myocardial infarction in the presence of complete left bundle branch block. Acad Emerg Med，2006，13：161.

第二章 起搏心电图诊断急性心肌梗死的心电图标准

安装永久心脏起搏器患者突发急性心肌梗死（AMI）时，AAI、ADD、AVI等不需心室起搏的起搏模式及房扑、房颤快速自主心室率时因不影响心室的除极顺序，识别AMI不难。但多数情况是心室起搏特别是起搏器依赖的患者发生AMI时，由于心室起搏改变了正常心室的电激动及除极复极顺序，QRS波形态会发生变化，同时ST段及T波也会受到影响。当发生AMI，尤其是V_1～V_3导联会出现主波向下的QS型，可能掩盖前间壁及前壁心肌梗死；右心室心尖部起搏时，下壁导联（Ⅱ、Ⅲ、aVF）QRS起搏图形为QS形，可能会掩盖下壁AMI；右心室流出道起搏时，高侧壁导联（Ⅰ、aVL）QRS起搏图形可为qR、QR或Qr形，可能会掩盖高侧壁AMI。正确诊断起搏器患者并发AMI对预后影响极大，有时仅凭一次心电图难以作出诊断，需密切结合无症状时的起搏心电图进行分析，必要时可降低起搏频率、延长A-V间期，使自身心律显示出来，同时还要动态观察心肌酶的改变，更有利于诊断。

当病人临床典型心绞痛症状超过半小时，在右心室起搏的情况下，AMI的诊断就与并存左束支传导阻滞时相似，可能被"掩盖"。

1. 同向ST段抬高＞1mm，应高度怀疑急性心肌梗死。在有正向QRS的导联（侧壁导联Ⅰ、aVL，有时为V_5、V_6），若存在ST段抬高（因其同向），可诊断为侧壁AMI。

2. 同向ST段压低应怀疑AMI存在（图4-2-1）。在有负向QRS波的下壁导联，若出现同向ST段压低，应高度怀疑下壁AMI。在V_1～V_3导联出现同向ST段压低，应高度怀疑后壁AMI。

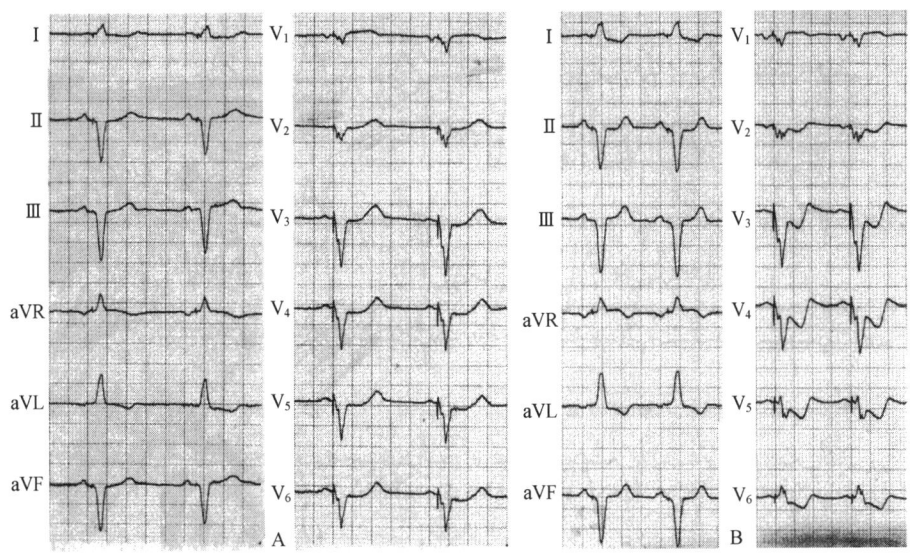

图4-2-1 回旋支闭塞前（A）和闭塞后（B）心室起搏心电图。注意回旋支闭塞后，胸前V_2～V_5导联ST段压低，QRS波时限增宽，有切迹

3. 过度抬高的 ST 段（>5mm 或与 QRS 不成比例），尽管是反向的，也应高度怀疑 AMI。

4. 原有宽大畸形的 QRS 波群振幅变浅，出现与原主波方向相反的波形，相当于坏死性 Q 波形成。前壁 AMI 时：①QRS 波：V_3、V_4 导联呈 QS 型，V_1、V_2 导联呈 rS 型，V_5、V_6 导联呈 Rs 型或 R 型；V_2、V_3 导联呈 QS 型，V_4 导联呈 rS、Rs 或 R 型；$V_1 \sim V_4$ 导联均呈 Qs 型，主波振幅依次递减。②ST-T：从原来与主波方向相反的继发性改变，演变为与主波方向相同的伪改善，并有动态变化。③心率增快，出现新的心律失常。

5. 大面积心肌缺血时，可能出现起搏的 QRS 波电交替现象（图 4-2-2）。

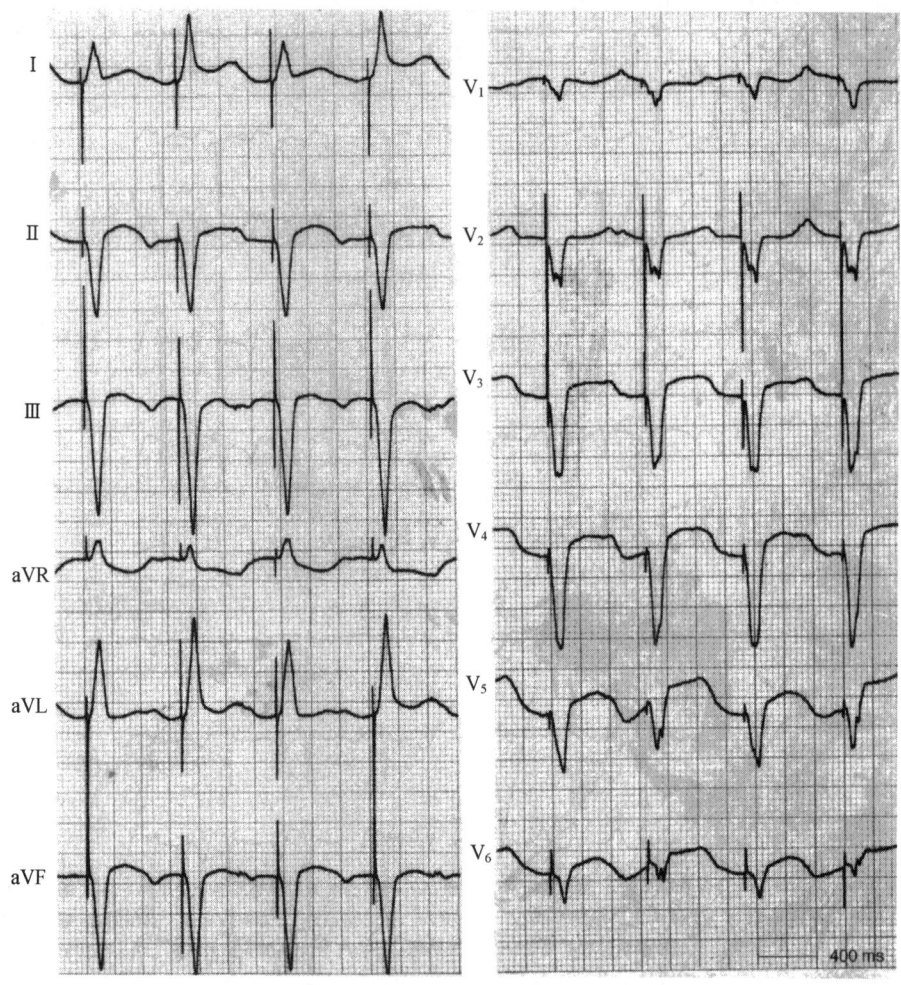

图 4-2-2　左主干闭塞患者心室起搏时出现 QRS 波电交替

由于在没有心肌梗死情况下，心室起搏时 $V_1 \sim V_3$ 导联 ST 段是明显抬高的，因而对心室起搏时心肌梗死的诊断主要依靠 ST 段的动态抬高。Sgarbossa 等报道了心室起搏时在 QRS 波群以负向为主的导联 ST 段抬高≥5mm 的敏感性为 53%，特异性为 88%。与应用 QRS 波群诊断标准相比（敏感性 25%，特异性 100%），观察 ST 段抬高的敏感性要好。此外，心室起搏时出现深大倒置 T 波还需要与心脏记忆相鉴别。

病例分析

病例1：患者女性，75岁，完全性房室传导阻滞植入心脏起搏器（图4-2-3）后3年，气温骤降后突然胸痛、呼吸困难8小时急诊。急诊心电图见图4-2-4（双极起搏）。

心电图解读：患者化验心肌损伤标记物升高，确诊为AMI，超声心动图提示前侧壁心肌运动减弱。本次发病时心电图（图4-2-4）见心率明显增快而且心律不齐，V_5、V_6导联QRS反向改变，由原来QS形变为R波为主，这种变化可视为心肌坏死改变。

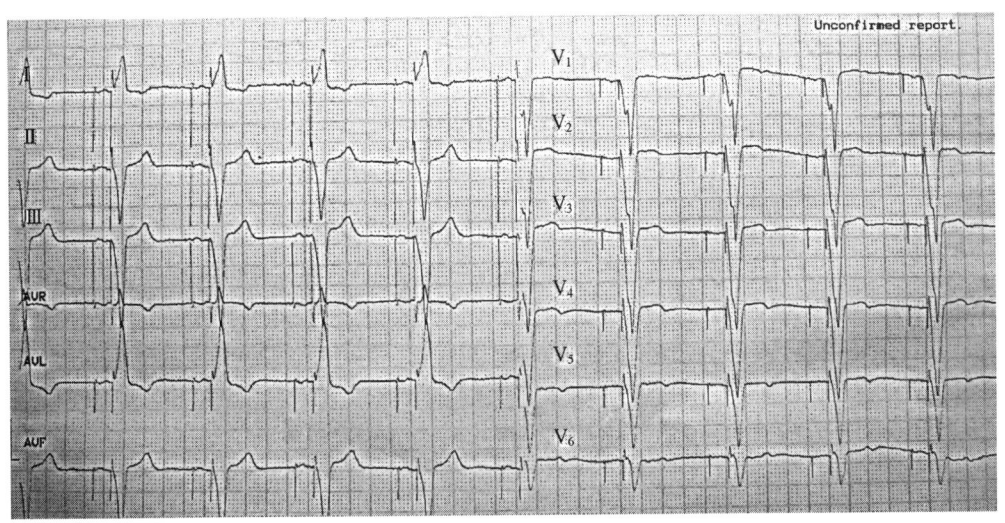

图4-2-3 发病前心电图（单极起搏）

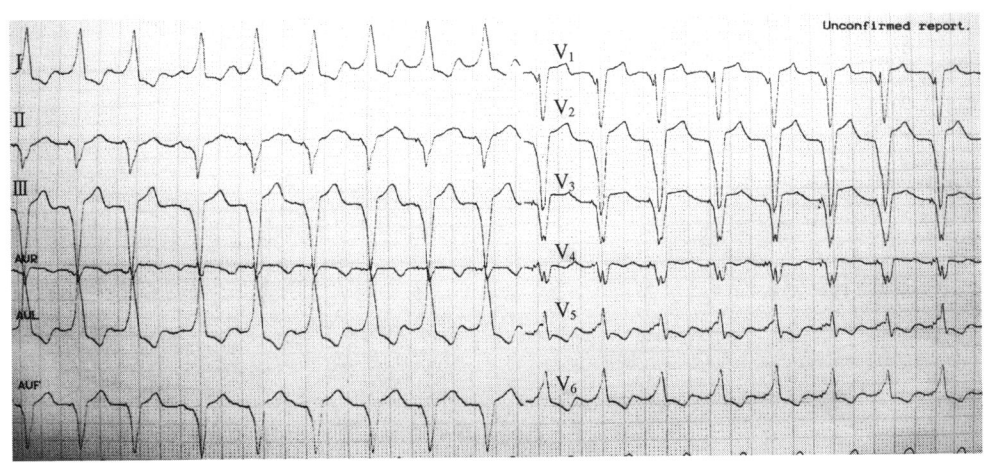

图4-2-4 发病时心电图（双极起搏）

病例2：患者男性，72岁。因心前区不适6小时于2009年8月3日急诊入院。2007年安置DDD型起搏器。入院查心肌酶学：TNI3.4ng/ml。既往及入院心电图见图4-2-5，图4-2-6。心脏超声：左室前壁运动减弱，EF53%。

心电图解读：患者有胸痛症状，心肌损伤标记物升高，符合AMI。对比发病前、后心电图，有以下改变：V_2～V_6导联ST段弓背抬高，T波倒置。心电图有明显动态变化，心肌酶学改变支持心肌梗死。

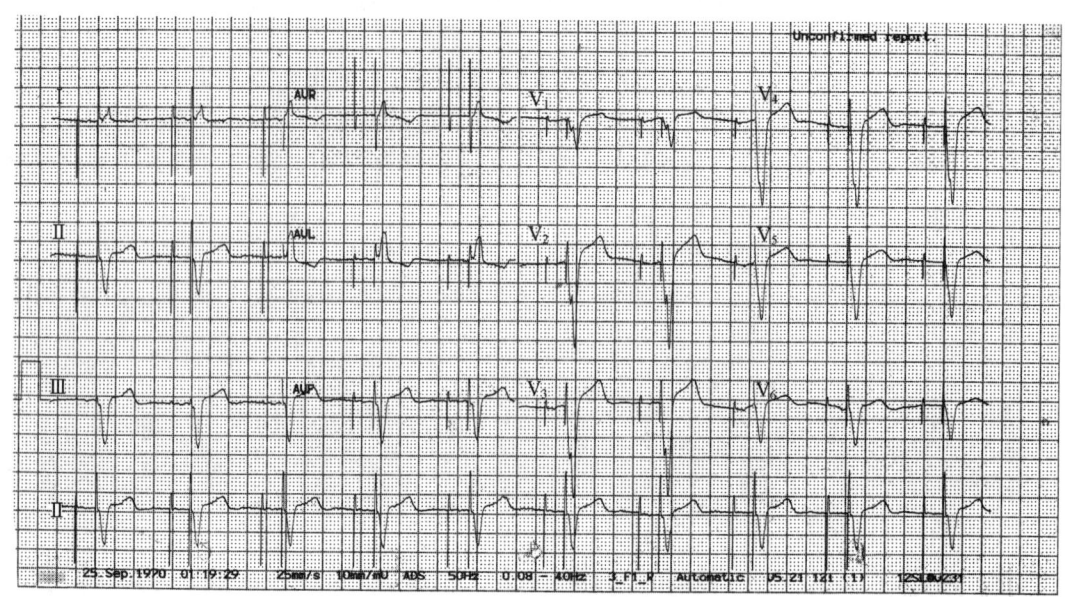

图 4-2-5 病例 2 发病前心电图

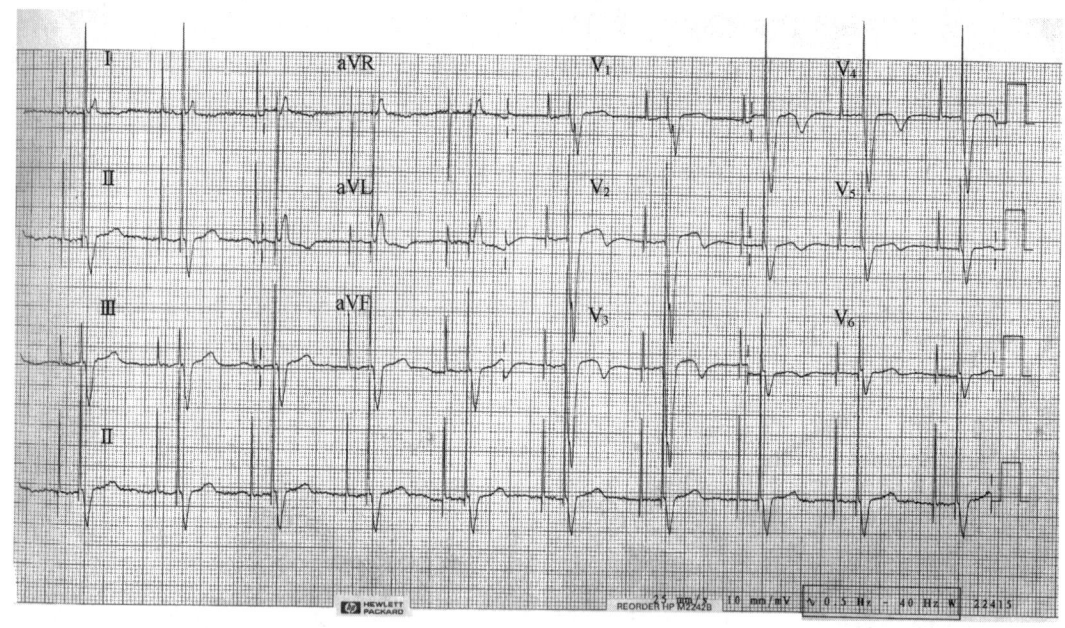

图 4-2-6 病例 2 发病时心电图

（宋成运）

参考文献

1. 罗心平，施海明，山樱，等. 起搏器依赖患者急性心肌梗死的心电图变化一例. 中国心脏起搏与心电生理杂志，1999，2（13）：115.
2. 孙琪，陈念，肖竟. 心脏起搏器置入者合并急性心肌梗死的心电图表现. 中国急救医学，2004，6（6）：393.

第三章 预激合并心肌梗死的心电图表现

预激综合征是指心电图呈预激表现,临床上有心动过速发作。心电图的预激是指由于通过附加的房室传导通路使心室提前激动而产生的一种具有特殊心电图表现的综合征,是一种不少见的心律失常,诊断主要依靠心电图。

发生预激综合征的解剖学基础是房室附加旁路,1940年已证实,附加束(旁路)的组织学基础与心室肌相同。已知的房室附加旁路包括:①心房-心室旁路:位于房室环任何部位;②心房-希氏束旁路;③结室(或结束)、束室旁路;④房束旁路。这些解剖联系构成各自不尽相同的心电图表现。以上旁路中以房室旁路最常见,其典型心电图改变与并发的心动过速常被分别称为经典的预激和预激综合征。

一、预激综合征的类型及心电图表现

(1) 以往预激综合征根据旁路解剖学特征和心电图分类分为:① 经典的预激综合征(W-P-W综合征),即Kent型;② 短PR正常QRS综合征(L-G-L综合征),即James型;③ 变异型预激综合征,即Mahaim型。

W-P-W综合征心电图表现为:①P-R间期<0.12s;②QRS波增宽>0.10s,起始可见δ波;③P-J间期<0.27s;④继发性ST-T改变。

L-G-L综合征心电图表现为:P-R间期<0.12s,QRS时限正常,无δ波。

Mahaim型心电图表现为:P-R间期正常或稍长,QRS时限正常,无δ波。心动过速发作时QRS波呈左束支传导阻滞,常伴电轴左偏。

(2) 近年,欧洲心脏预激综合征专题研究小组根据旁路的解剖学特征提出新的分类方法:①心房和心室之间直接联系的房室旁路,即经典的预激综合征;②直接连接心房和希氏束的房室结旁路,即L-G-L综合征;③少见的房-希氏束、结室纤维及分支室纤维。

二、预激综合征合并心肌梗死的心电图表现

由于预激的心室QRS波是室上性激动分别经正常房室传导系统和旁路下传激动心室形成的室性融合波,所以旁路存在的心电图表现变化很大。窦性心律时,预激的程度决定于旁路下传和经房室结希浦系下传激动心室的相对比例。若室上性激动沿房室结希浦系下传激动心室的比例大,心电图QRS波群前则不出现δ波;若室上性激动沿旁路下传激动心室的比例大,心电图QRS波群前则出现δ波(图4-3-1)。

典型预激综合征的病例发生心肌梗死时,心肌梗死的心电图表现可被掩盖。这是由于心肌梗死的坏死性Q波为心室提前除极所产生的向上的波,位于QRS波群前40ms,而典型预激的δ波也位于QRS波群前40ms,它的某些表现可酷似心肌梗死的心电图特征,并可掩盖心肌梗死的心电图变化。Ⅱ、Ⅲ、aVF导联的负向δ波酷似下壁心肌梗死(图4-3-2);异常δ波在Ⅰ、aVL导联则酷似高侧壁心肌梗死(图4-3-3);$V_1 \sim V_3$导联呈

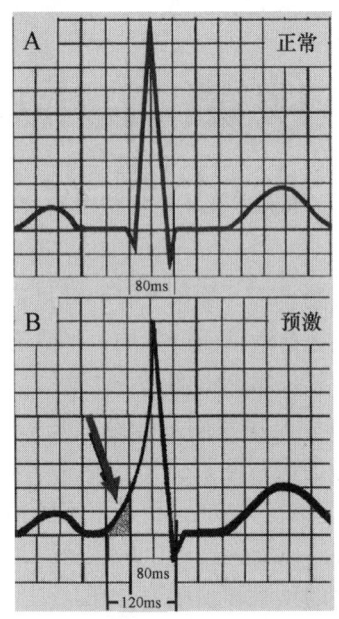

图 4-3-1　A：室上性激动沿正常房室传导系统下传激动心室，心电图 P-R 间期正常，QRS 波群前无 δ 波；B：室上性激动沿旁路下传激动，心电图 P-R 间期缩短，QRS 波群前可见 δ 波

QS 型则酷似前间壁心肌梗死（图 4-3-4）。

预激综合征心电图中有很多存在着继发性 ST-T 改变，显性预激综合征者窦律心电图中更是如此，表现为在 QRS 综合波以 R 波为主的导联上出现 ST 段下降及 T 波倒置，以 Q 波（或 S 波）为主的导联上出现 ST 段上升及 T 波直立。其某些表现酷似心肌梗死的心电图特征，并可掩盖心肌梗死的心电图变化。这是由于①心肌缺血所产生的 ST-T 变化可被旁路传导所产生的继发性 ST-T 的变化而抵消；②偶可见到缺血性 ST-T 变化与旁路传导产生的继发性 ST-T 变化相重叠。在这些情况下，只有当心电图上出现正常的房室传导时，才有可能发现所存在的心肌梗死。此外，W-P-W 综合征心电图中，QRS 综合波以 Q 波（或 S 波）为主的导联上，T 波不是直立而变为倒置者，应考虑有心肌梗死存在的可能。

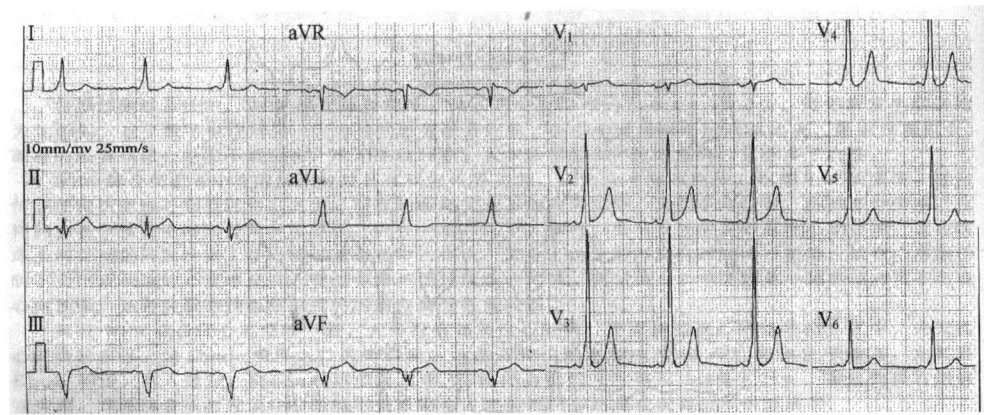

图 4-3-2　预激综合征心电图 1 例

Ⅱ、Ⅲ、aVF 导联的 δ 波可能误诊为下壁梗死。

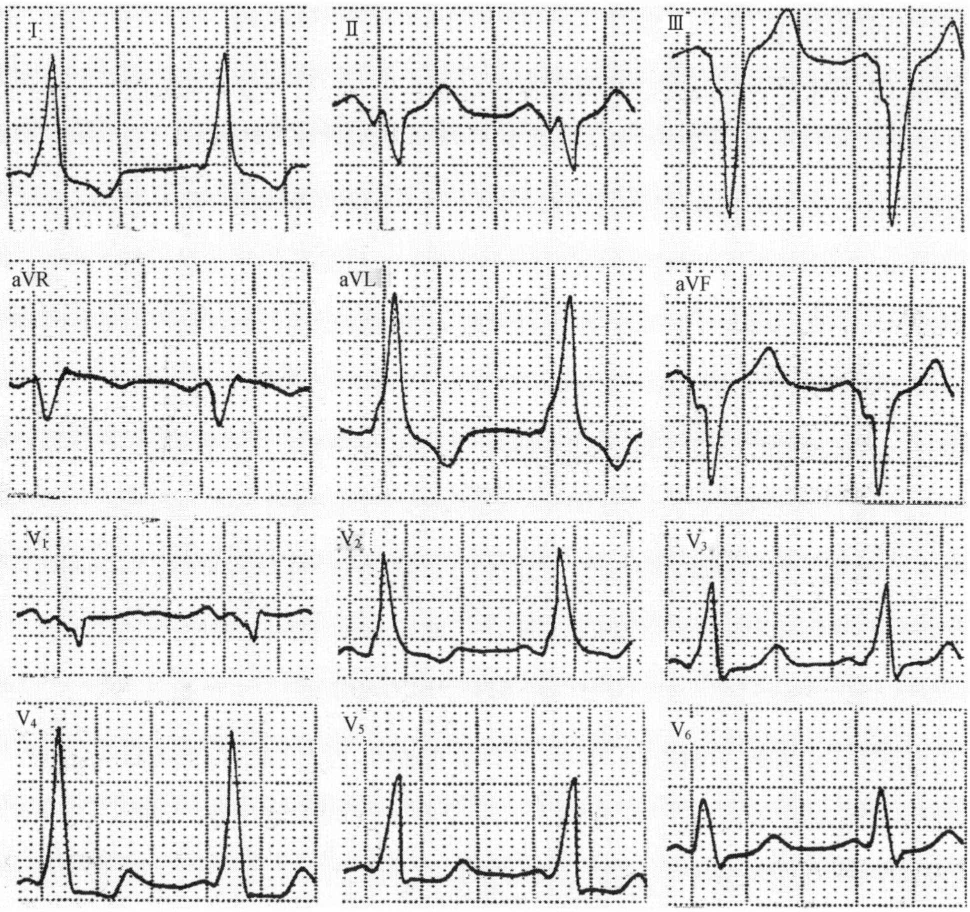

图 4-3-3 预激综合征心电图 1 例

异常 δ 波在 Ⅰ、aVL 导联，酷似高侧壁心肌梗死

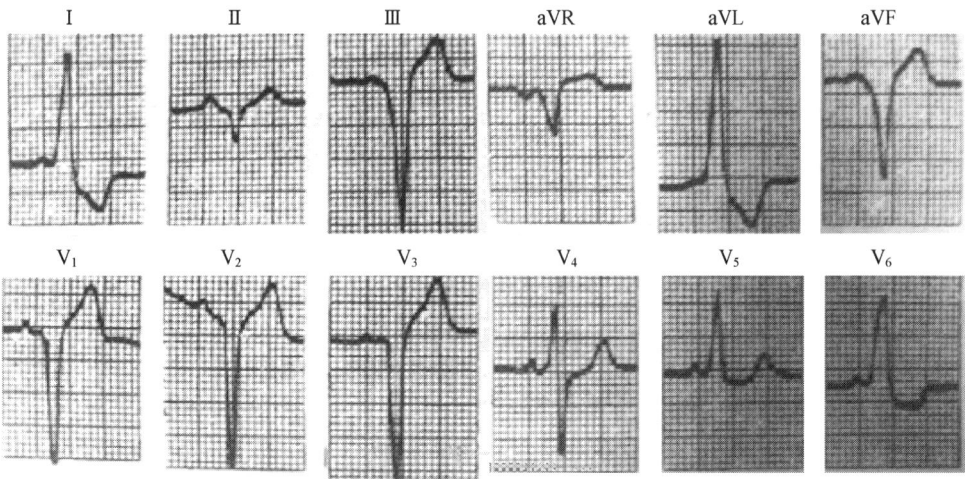

图 4-3-4 预激综合征心电图 1 例

$V_1 \sim V_3$ 导联 QRS 波呈 QS 型可能被误诊为前间隔部梗死，Ⅱ，Ⅲ，aVF 导联 QRS 波呈 QS 型可能被误诊为下壁梗死

三、病例分析

病例1：患者女性，79岁。因阵发性胸闷3个月，症状加重半月入院，心电图见图4-3-5。半月前在外院诊断为急性下壁心肌梗死，给予药物保守治疗。高血压病史10年。

冠状动脉造影：左冠状动脉正常，右冠状动脉中段90％狭窄，远端100％闭塞。

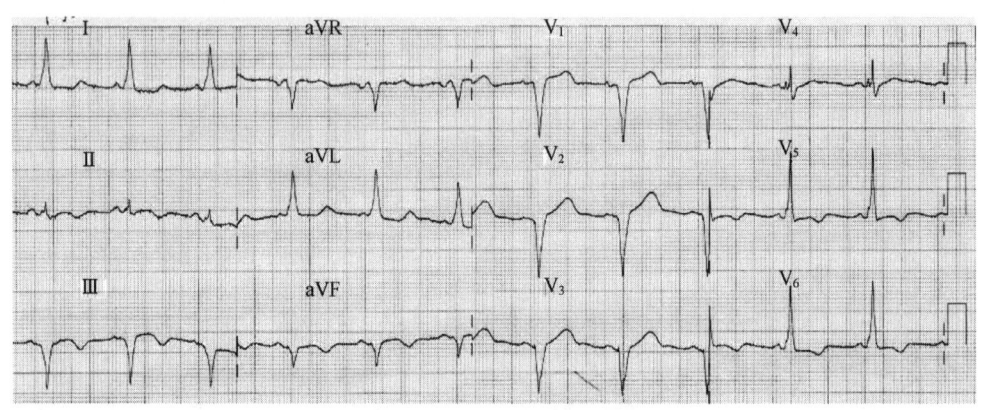

图4-3-5　病例1入院心电图

心电图解读：入院心电图（图4-3-5）P-R间期0.08s，QRS时限≥110ms，V_1导联主波向下，呈QS型，Ⅰ、aVL导联R波主波向上伴δ波直立，提示间隔旁路；aVF导联δ波向下，可能是右后间隔旁路，而Ⅲ、aVF导联呈QS型进一步证实是右后间隔旁路，但继发T波改变应是直立伴ST段轻度抬高，相反Ⅲ、aVF导联T波倒置，提示可能伴有下壁心肌梗死，易被W-P-W所掩盖。该病例如施行射频消融治疗，一旦W-P-W消除后，Ⅲ、aVF导联还存在QS波，即可得到正确诊断。胸前导联改变应是B型W-P-W所见。

病例2：患者男性，69岁，活动后心悸、胸闷6个月入院。超声心动图检查未见心内结构异常。心电图见图4-3-6、图4-3-7。

冠状动脉造影：左前降支中段90％狭窄，回旋支远端弥漫性病变，右冠状动脉近端100％闭塞。

心电图解读：入院心电图（图4-3-6）为显性预激，Ⅲ、aVF导联QRS波群起始可见δ波，呈QS型；射频消融后心电图（图4-3-7）显示Ⅲ、aVF导联仍可见病理性Q波伴T波倒置，Ⅱ导联由rS型转为qR型，提示有陈旧性下壁心肌梗死，为右冠状动脉慢性闭塞。V_1～V_6导联显示预激波消失，QRS波群由RS型转为Rs型，V_1～V_4导联T波高耸。应加作$V_{7\sim9}$导联心电图证实有无正后壁心肌梗死。患者因有预激综合征，不能肯定下壁是否有心肌梗死图形，经射频消融后才显示前降支及右冠状动脉的病变。

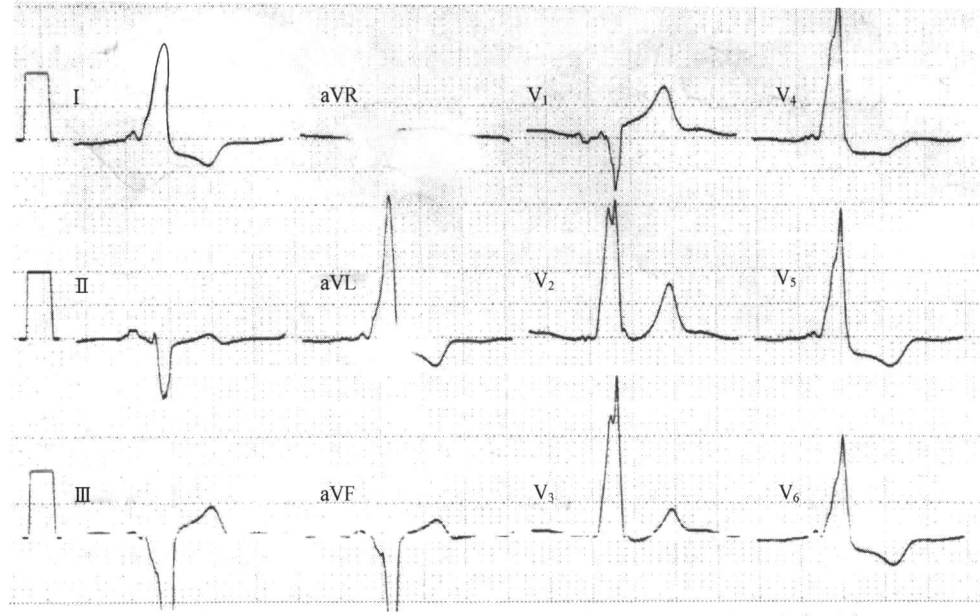

图 4-3-6　病例 2 入院心电图

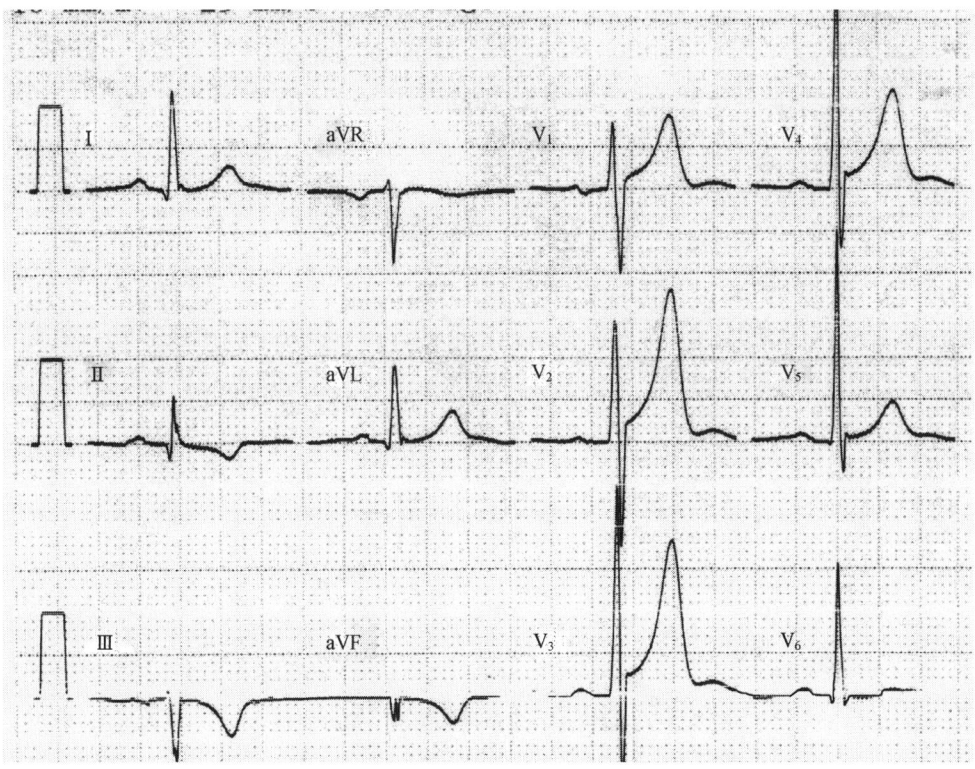

图 4-3-7　病例 2 射频消融后心电图

病例3：患者男性，56岁。突发性心前区剧痛半小时急诊入院。急诊心电图见图4-3-8。临床拟诊心肌梗死（MI）。

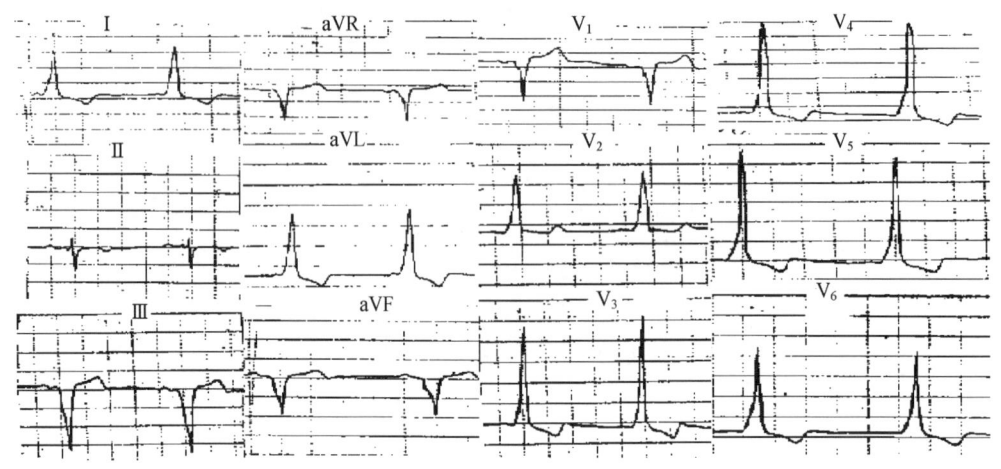

图4-3-8 病例3急诊心电图

急诊心电图：窦性心律，P-R间期0.08s，各导联可见δ波，P-J间期0.24s，V_1导联主波向下，V_5导联主波向上，伴继发性ST-T改变，诊断B型预激综合征（W-P-W）。经舌下含服异山梨酯（消心痛）、硝酸甘油及吸氧治疗胸痛不缓解，急诊心肌酶学：SGOT 2800.6mmol/L，CPK 10588.6mmol/L，LDH 6068mmol/L，按MI治疗后胸痛消失。2周后复查心肌酶学恢复正常，多次复查心电图仍示B型W-P-W（图略）。心电图诊断：W-P-W合并非ST段抬高型心肌梗死。

病例4：患者男性，30岁。因心悸、全身不适来院就诊。既往体健。入院心电图见图4-3-9。

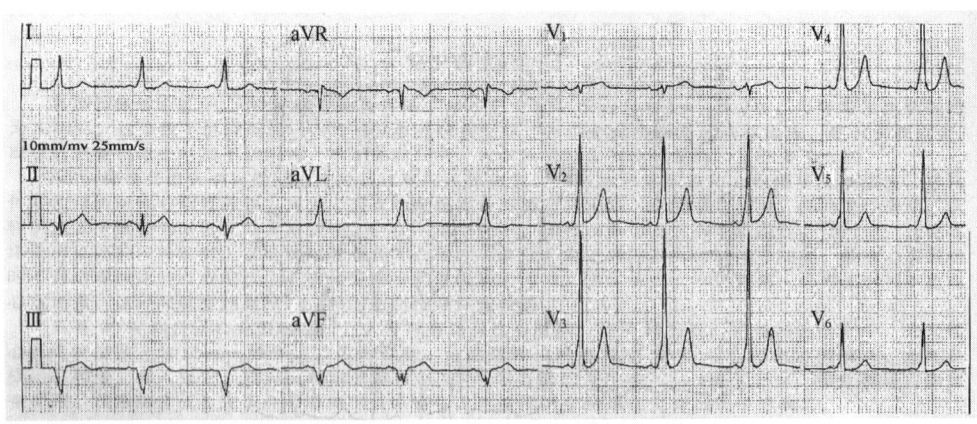

图4-3-9 病例4入院心电图酷似下壁心肌梗死

心电图解读：窦性心律，心率80次/分，P-R间期0.08s，Ⅰ、aVL、V_1～V_6导联可见直立δ波，ST段下移，T波倒置；Ⅱ导联呈qRs型，Ⅲ、aVF导联呈QS型，ST-T无异常改变，酷似下壁MI。实验室检查及各项心肌酶化验指标均正常。心电图诊断：典型预激综合征（B型）。

由于预激综合征心电图的异常复杂，给诊断带来一定的困难。当高度怀疑预激综合征表现掩盖或疑似心肌梗死的心电图表现时，可采用以下方法鉴别（表 4-3-1）。

表 4-3-1 预激综合征与心肌梗死的鉴别要点

	预激综合征	心肌梗死
心电图特点		
P-R 间期	<0.12s	>0.12s
QRS 形态	起始可见 δ 波	无 δ 波
ST-T 改变	Q 波（或 S 波）为主导联 ST 段上升、T 波直立	Q 波（或 S 波）为主导联 T 波倒置
ECG 动态演变	无	有
临床症状	可有心悸	胸痛等

1. P-R 间期有缩短；
2. 某些导联可见到明确 δ 波，QRS 波增宽；
3. 仔细询问病史，有无诊断心肌梗死的确切依据；
4. 仔细观察 ST-T 演变，预激时 ST-T 呈继发性改变，预激程度越大，继发改变越显著；当合并心肌梗死时，ST-T 呈现原发性改变，为损伤性 ST 段抬高及缺血型的 T 波倒置。同时观察其 ST-T 的动态演变并紧密结合临床（症状及心肌酶学变化），较异常 Q 波更有诊断价值。
5. 可用阿托品通过提高房室正向传导而使预激综合征的波形消失以协助判断。

（陈兆龙　李运田）

参考文献

1. 骆合德. 复杂心律失常实例分析. 浙江：浙江大学出版社，1992：200-203.
2. Keating L, Morris FP, Brady WJ. Electrocardiographic feature of Wolff-Parkinson-White syndrome. Emerg Med J, 2003, 20 (5)：491-493.
3. Khani A, Shaw IS. Pseudo myocardial infarction and pseudo ventricular pertrophy ECG patterns in Wolff-Parkinson-White syndrome. Am Emerg Med，2000, 18 (7)：802-806.
4. 卢喜烈. 多导同步心电图分析大全. 北京：科学技术文献出版社，1999：1338-1362.
5. 郭继鸿. 新概念心电图. 第 2 版. 北京：北京医科大学出版社，2002：258-263.
6. 郭继鸿. 心电图学. 北京：人民卫生出版社，2002：710.